AF569294

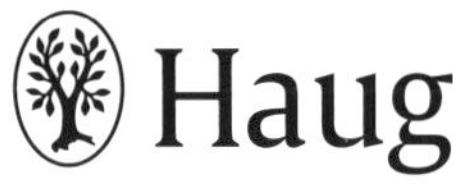
Haug

Psychiatrische Notfälle in der Heilpraxis

Psychopharmakologie und Krisenintervention

Matthias Wendland

51 Abbildungen

Karl F. Haug Verlag · Stuttgart

Bibliografische Information der Deutschen Nationalbibliothek
Die Deutsche Nationalbibliothek verzeichnet diese Publikation in der Deutschen Nationalbibliografie; detaillierte bibliografische Daten sind im Internet über http://dnb.d-nb.de abrufbar.

Dieses und andere Bücher bequem im Thieme Webshop kaufen.

Ihre Meinung ist uns wichtig! Bitte schreiben Sie uns unter:
www.thieme.de/service/feedback.html

© 2024. Thieme. All rights reserved.
Karl F. Haug Verlag in Georg Thieme Verlag KG
Rüdigerstraße 14, 70 469 Stuttgart, Germany
www.thieme.com

Covergestaltung: © Thieme
Bildnachweis Cover: © K. Oborny/Thieme
Satz: L42 GmbH, Berlin
Druck: AZ Druck und Datentechnik GmbH, Kempten

ISBN 978-3-13-243737-1 1 2 3 4 5 6

Auch erhältlich als E-Book:
eISBN (PDF) 978-3-13-245670-9
eISBN (epub) 978-3-13-245671-6

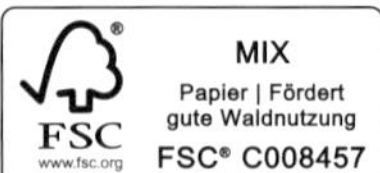

Wichtiger Hinweis: Wie jede Wissenschaft ist die Medizin ständigen Entwicklungen unterworfen. Forschung und klinische Erfahrung erweitern unsere Erkenntnisse, insbesondere was Behandlung und medikamentöse Therapie anbelangt. Soweit in diesem Werk eine Dosierung oder eine Applikation erwähnt wird, dürfen die Lesenden zwar darauf vertrauen, dass Autor*innen, Herausgeber*innen und Verlag große Sorgfalt darauf verwandt haben, dass diese Angabe dem Wissensstand bei Fertigstellung des Werkes entspricht.
Für Angaben über Dosierungsanweisungen und Applikationsformen kann vom Verlag jedoch keine Gewähr übernommen werden. Jede*r Benutzende ist angehalten, durch sorgfältige Prüfung der Beipackzettel der verwendeten Präparate und gegebenenfalls nach Konsultation eines/r Spezialist*in festzustellen, ob die dort gegebene Empfehlung für Dosierungen oder die Beachtung von Kontraindikationen gegenüber der Angabe in diesem Buch abweicht. Eine solche Prüfung ist besonders wichtig bei selten verwendeten Präparaten oder solchen, die neu auf den Markt gebracht worden sind. **Jede Dosierung oder Applikation erfolgt auf eigene Gefahr des Benutzenden.** Autor*innen und Verlag appellieren an alle Benutzenden, ihnen etwa auffallende Ungenauigkeiten dem Verlag mitzuteilen.

Marken, geschäftliche Bezeichnungen oder Handelsnamen werden nicht in jedem Fall besonders kenntlich gemacht. Aus dem Fehlen eines solchen Hinweises kann nicht geschlossen werden, dass es sich um einen freien Handelsnamen handelt.

Das Werk, einschließlich aller seiner Teile, ist urheberrechtlich geschützt. Jede Verwendung außerhalb der engen Grenzen des Urheberrechtsgesetzes ist ohne Zustimmung des Verlages unzulässig und strafbar. Das gilt insbesondere für Vervielfältigung und Verbreitung in gedruckter Form, Übersetzung, Übertragung und Bearbeitung in andere Sprachen oder Fassungen sowie die Einspeicherung und Verbreitung in elektronischen Medienformen (z. B. CD-Rom, DVD, USB-Speicher, Datenbank, cloud-basierter Dienst, e-book und sonstige Formen des electronic publishing) und auch öffentlicher Zugänglichmachung (z. B. Internet, Intranet oder andere leitungsgebundene oder -ungebundene Datennetze), u. a. durch Wiedergabe auf stationären oder mobilen Empfangsgeräten, Monitoren, Smartphones, Tablets oder sonstigen Empfangsgeräten per Download (z. B. PDF, ePub, App) oder Abruf in sonstiger Form etc.

Wo datenschutzrechtlich erforderlich, wurden die Namen und weitere Daten von Personen redaktionell verändert (Tarnnamen). Dies ist grundsätzlich der Fall bei Patient*innen, ihren Angehörigen und Freund*innen, z. T. auch bei weiteren Personen, die z. B. in die Behandlung von Patient*innen eingebunden sind.

Die abgebildeten Personen haben in keiner Weise etwas mit der Krankheit zu tun.

Thieme Publikationen streben nach einer fachlich korrekten und unmissverständlichen Sprache. Dabei lehnt Thieme jeden Sprachgebrauch ab, der Menschen beleidigt oder diskriminiert, beispielsweise aufgrund einer Herkunft, Behinderung oder eines Geschlechts. Thieme wendet sich zudem gleichermaßen an Menschen jeder Geschlechtsidentität. Die Thieme Rechtschreibkonvention nennt Autor*innen mittlerweile konkrete Beispiele, wie sie alle Lesenden gleichberechtigt ansprechen können. Die Ansprache aller Menschen ist ausdrücklich auch dort intendiert, wo im Text (etwa aus Gründen der Leseleichtigkeit, des Text-Umfangs oder des situativen Stil-Empfindens) z. B. nur ein generisches Maskulinum verwendet wird.

Der Autor

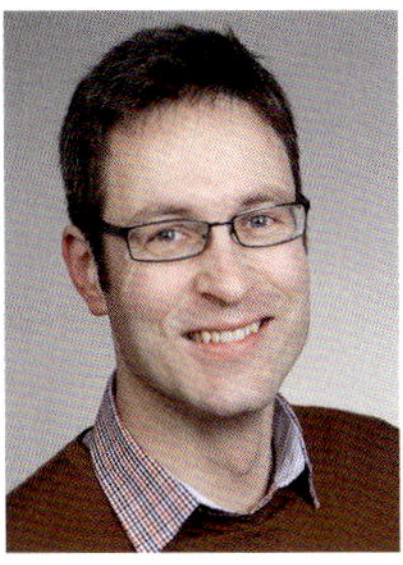

Matthias Wendland

- Jahrgang 1975
- Studium der Pharmazie und Approbation als Apotheker
- Fachweiterbildung auf dem Gebiet der Klinischen Pharmazie
- mehrjährige Tätigkeit als Krankenhausapotheker und Dozent an Krankenpflege- und Hebammenschulen
- zurzeit Lehrkraft an der Berufsfachschule für pharmazeutisch-technische Assistentinnen/Assistenten (PTA) Völker-Schule Osnabrück e. V.
- Heilpraktiker seit 2012
- Autor von zahlreichen Artikeln in der Deutschen Heilpraktiker Zeitschrift zu pharmakologischen Themen
- naturheilkundliche Schwerpunkte: Homöopathie, Phytotherapie

Matthias **Wendland**
Am Lünsebrink 42
49078 Osnabrück
Deutschland

Vorwort

Liebe HP-Anwärterin, lieber HP-Anwärter,

von medizinischen Notfällen wünscht man sich eigentlich nur eins: dass sie niemals eintreten. Glücklicherweise sind Notfälle im heilpraktischen Alltag eher die Ausnahme. Die HP-Praxis ist bekanntermaßen keine Notaufnahme und somit nicht zwangsläufig erster Anlaufpunkt bei akuten medizinischen Problemen. Dennoch wird es früher oder später auch in Ihrer Praxis geschehen: ein plötzlicher Kreislaufzusammenbruch, eine Stoffwechselentgleisung oder akut auftretende stärkste Schmerzen. Zudem: So selten Notfälle sein mögen, so wahrscheinlich ist es, dass Sie bei Ihrer amtsärztlichen Überprüfung zu genau diesem Thema befragt werden. Sie müssen bei der Prüfung zeigen, dass Sie Notfallsituationen gewachsen sind und sowohl für die Patient:innen als auch für sich und Ihre Mitarbeiter:innen in jeder Lage die erforderliche Sicherheit herstellen können.

Nicht immer ist eine Notfallsituation auf den ersten Blick als solche erkennbar. Dies gilt im Besonderen für psychiatrische Notfälle. Im Gegensatz zu rein körperlichen Notfällen, wie beispielsweise Herzinfarkt, Schlaganfall oder Blutdruckkrise gibt es für Prozesse, die auf der psychischen Ebene passieren, kaum objektive Messmethoden. Die Seelenqual, die sich bei einem Patienten mit Selbstmordabsichten akut zuspitzt, kann für Außenstehende zunächst völlig verborgen bleiben. Hinter einem gelassenen Gesichtsausdruck kann ein innerer Gefühlssturm toben, eine positive Stimmung sich als manischen Krise entpuppen. Es ist schwer, hinter die Kulissen zu schauen und zu erkennen, was im Kopf des Menschen vorgeht, der gerade vor einem sitzt. Oft ergeben sich erst durch aufmerksame Beobachtung und gezielte Befragung erste Hinweise auf einen Notfall.

Ein besonderer Aspekt bei psychiatrischen Notfällen ist die Einnahme von Arzneimitteln. Sie kommen prinzipiell immer als Ursache bzw. Auslöser für psychische Krisen infrage. Die Kenntnis über die aktuelle Medikation gibt uns darüber hinaus auch Auskunft, wie es grundsätzlich mit dem Gesundheitszustand des Patienten bestellt ist. Symptome können dadurch besser eingeordnet und die Maßnahmen durch medizinisches Personal zielgerichteter eingeleitet werden.

Ich freue mich, dass ich Sie mit diesem Lernmodul ein Stück auf Ihrem Weg zum Traumberuf begleiten darf und wünsche Ihnen viel Erfolg bei der amtsärztlichen Überprüfung.

Osnabrück, im Mai 2024
Matthias Wendland

Inhaltsverzeichnis

Der Autor 5
Vorwort 5

1 Psychopharmakologische Grundlagen 7
1.1 Einleitung 7
1.2 Grundbegriffe der Pharmakologie 7
1.3 Pharmakologische Wirkmechanismen und Prozesse 20
1.4 Psychopharmaka 32

2 Krisenintervention bei psychiatrischen Notfällen 45
2.1 Grundlagen 45
2.2 Notfalldiagnostik – einen psychiatrischen Notfall erkennen und beurteilen 48
2.3 Sofortmaßnahmen bei Verdacht auf einen psychiatrischen Notfall 52
2.4 Vertiefungsfragen zu notfallpsychiatrischen Grundlagen 59

3 Akute Notfallsituationen 61
3.1 Akute Suizidalität 61
3.2 Angst- und Panikstörungen 73
3.3 Akute Psychosen bei paranoid-halluzinatorischen Symptomen 78
3.4 Manische Zustände 84
3.5 Delirante Zustände (Delir) 88
3.6 Akute Erregungszustände 92
3.7 Bewusstseinsstörungen 96
3.8 Katatone Zustände 101
Sachverzeichnis 107

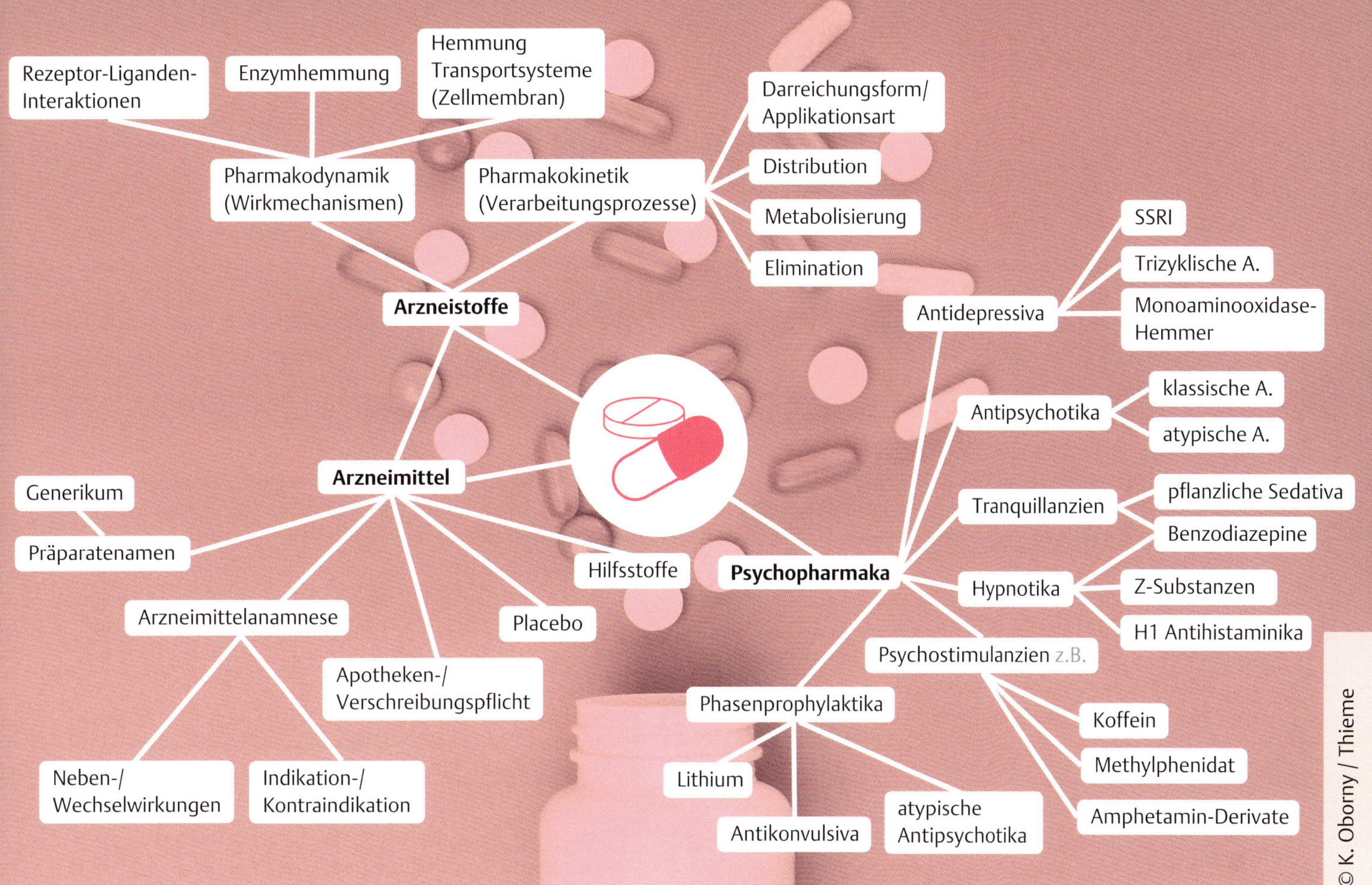

© K. Oborny / Thieme

1 Psychopharmakologische Grundlagen

1.1 Einleitung

Bevor Sie lernen, wie Sie psychiatrische Notfälle schnell erkennen können und was Sie als Heilpraktiker oder Heilpraktikerin (HP) bzw. Heilpraktiker/Heilpraktikerin für Psychotherapie (HPP) in diesen Notfallsituationen **Schritt für Schritt** tun dürfen bzw. müssen, eignen Sie sich in diesem Kapitel 1 zunächst die pharmakologischen Grundlagen an.

Diese Grundlagen sind für Sie unter anderem wichtig, damit Sie wissen, wie und wann medikamentöse (not-)ärztliche Interventionen gezielt die Gefahr von Patienten abwenden können.

Psychopharmakologische Kenntnisse brauchen Sie außerdem für die Anamnese und Arzneimittelanamnese (S. 17) Ihrer künftigen Patienten. So können Sie bereits im Vorfeld einschätzen, ob eine später evtl. eintretende Krisensituation durch verordnete oder missbräuchlich konsumierte Pharmaka verursacht sein könnte.

Tritt eine psychiatrische Notfallsituation ein, ist es wichtig, dass Sie zielgerichtet die akut aufgetretenen (Leit-)Symptome schildern können, damit eintreffende Notärzte möglichst schnell psychiatrische **Notfallbefunde** ermitteln und **syndromale Verdachtsdiagnosen** stellen können. Sofortige **medikamentöse** Interventionen werden dann durch die Ärzte bzw. Notärzte auf der Grundlage einer vorläufigen diagnostischen Einschätzung durchgeführt.

1.2 Grundbegriffe der Pharmakologie

1.2.1 Arzneimittel

Definition

Arzneimittel

Ein Arzneimittel (Synonym: Medikament) ist nach der Definition des Arzneimittelgesetzes (AMG) ein Stoff oder eine Zubereitung aus Stoffen, die beim Menschen und beim Tier angewendet werden zur Heilung von und Vorbeugung gegen Krankheiten, zur Linderung von Leiden und zum Erstellen einer medizinischen Diagnose.

Ein Arzneimittel besteht aus
- einem oder mehreren Wirkstoffen,
- Hilfsstoffen,
- Packmitteln und
- einer Packungsbeilage (Gebrauchsinformation).

Die von der pharmazeutischen Industrie in großen Packungszahlen produzierten Arzneimittel kommen abgabefertig in die Apotheke. Man nennt sie daher **Fertigarzneimittel**. Dem gegenüber stehen die in Apotheken hergestellten Einzelanfertigungen, die man **Rezepturarzneimittel** nennt. Sie werden individuell für einen Patienten hergestellt.

1.2.2 Arzneistoff

Definition

Arzneistoff

Der Arzneistoff (Synonym: Wirkstoff) ist derjenige Bestandteil eines Arzneimittels, der die eigentliche pharmakologische Wirkung am Menschen bzw. am Tier verursacht.

Eine Tablette bzw. eine bestimmte Flüssigkeitsmenge eines Arzneimittels enthält eine exakt definierte **Wirkstoffmenge**. Sie ist auf der Packung des Arzneimittels aufgedruckt. Zum Beispiel: Eine Tablette des Beruhigungsmittels Normoc enthält 6 mg des Arzneistoffes Bromazepam. In 40 Tropfen des Hustenlösers Mucosolvan (entspricht 2 ml) sind 30 mg des Arzneistoffes Ambroxolhydrochlorid enthalten.

Arzneimittel enthalten in der Regel nur einen Arzneistoff (**Monopräparate**). In manchen Indikationsgebieten hat es sich jedoch als vorteilhaft erwiesen, wenn ein Arzneimittel 2 oder 3 verschiedene Arzneistoffe enthält. Die Wirkstoffe liegen in diesen **Kombinationsarzneimitteln** in einem festen („fixen") Mengenverhältnis vor. Man spricht von einer „fixen Kombination".

Transferbeispiel

Beispiele für fixe Kombinationen

Das Antibiotikum Cotrim forte enthält die Arzneistoffe Sulfamethoxazol und Trimethoprim im Verhältnis 5:1 (800 mg Sulfamethoxazol plus 160 mg Trimethoprim). Im Blutdrucksenker Exforge HCT werden mit Amlodipin, Valsartan und Hydrochlorothiazid gleich 3 antihypertensiv wirkende Arzneistoffe kombiniert.

Die Vorteile von fixen Kombinationen liegen auf der Hand: Der Patient muss insgesamt weniger Tabletten schlucken, was die tägliche Einnahme vereinfacht. Dadurch verbessert sich die Compliance des Patienten und in der Folge das Therapieergebnis.

1.2.3 Arzneistoffgruppen

Definition

Arzneistoffgruppen

Arzneistoffe können nach der chemischen Verwandtschaft, dem Wirkmechanismus, der Krankheit, gegen die sie eingesetzt werden, oder nach den Organsystemen, an denen sie wirken, zu Arzneistoffgruppen zusammengefasst werden (▶ **Tab. 1.1**).

Kriterien für die Zugehörigkeit eines Arzneistoffes zu einer Gruppe sind:

- Die **chemische Verwandtschaft** der Arzneistoffmoleküle, d. h., die Mitglieder einer Gruppe verfügen alle über dasselbe chemische Grundgerüst:
  - **Beispiel:** Antidepressiva, die als Grundgerüst 3 (tri) miteinander verbundene Kohlenstoffwasserstoff-Ringe (Zyklen) aufweisen, werden zur Gruppe der „trizyklischen Antidepressiva" zusammengefasst.
- Der **Wirkmechanismus** des Arzneistoffes:
  - **Beispiel:** Arzneistoffe, die den Mechanismus zur Bildung von Salzsäure im Magen blockieren, die sogenannte „Protonenpumpe", gehören zur Gruppe der „Protonenpumpenhemmer".
- **Krankheiten**, gegen die Arzneistoffe eingesetzt werden:
  - **Beispiele:** Die Arzneistoffgruppe der Antidepressiva wird gegen Depressionen eingesetzt, die Gruppe der Antidiabetika gegen Diabetes mellitus.
- **Organsysteme,** an denen die Arzneistoffe wirken:
  - **Beispiele:** Arzneistoffe, die am Auge eingesetzt werden, fasst man zur Gruppe der Ophthalmika zusammen, Kardiaka wirken auf das Herz.

Fazit – Das müssen Sie wissen

Einteilung von Arzneimitteln in Gruppen

Arzneimittel werden sehr häufig nach den Kriterien Indikation bzw. Wirkung oder Zielorgan(-system) gruppiert. Untergruppen werden oft anhand ihrer chemischen Struktur oder ihres Wirkmechanismus voneinander abgegrenzt.

Tab. 1.1 Häufig verwendete Medikamentengruppen mit dem Ursprung ihrer Bezeichnung und ihrer Wirkung bzw. ihrer Indikation.

Medikamentengruppe	Bezeichnungskriterium	Wirkung
Analgetika	Wirkung	Medikamente, die gegen Schmerz wirken (griech. *algos* = „Schmerz"; griech. *an* = „nicht").
ACE-Hemmer	Wirkmechanismus	Medikamente, die das Angiotensin-converting-Enzym (ACE) hemmen (werden primär bei Herz-Kreislauf-Erkrankungen eingesetzt).
Antibiotika	Wirkung	Medikamente, die gegen Bakterien wirken.
Antidepressiva	Indikation	Medikamente gegen Depressionen eingesetzt werden.
Antidiabetika	Indikation	Medikamente, die gegen Diabetes mellitus wirken.
Antihypertonika	Wirkung	Medikamente, die gegen Bluthochdruck (= Hypertonus) wirken.
Antikoagulanzien	Wirkung	Medikamente, die gegen die Koagulation = Blutgerinnung = „Zusammenballung" von Blut wirken.

▸ **Tab. 1.1** Fortsetzung.

Medikamentengruppe	Bezeichnungskriterium	Wirkung
Antikonvulsiva	Indikation	Medikamente, die gegen Krampfanfälle wirken (lat. *convulsio* = „Krampf").
Antimykotika	Wirkung	Medikamente, die gegen Pilze wirken.
Antipyretika	Wirkung	Medikamente, die gegen Fieber (pyrus) wirken.
Anxiolytika	Wirkung	Medikamente, die gegen Angst wirken (lat. *anxietas* = „Angst"; griech. *lysis* = „Auflösung"); eigentlich „Angstauflöser".
AT_1-Rezeptor-Antagonisten (Sartane)	Wirkmechanismus (bzw. chemischer Aufbau)	Antagonist = Gegenspieler; Medikamente, die den sog. AT_1-Rezeptor in Gefäßwänden hemmen. (Losartan war die erste Substanz mit dieser Wirkung; alle nachfolgenden chemisch ähnlich aufgebauten Substanzen wurden auch Sartane genannt; werden primär bei Herz-Kreislauf-Erkrankungen eingesetzt.)
Barbiturate	chemischer Aufbau	Abkömmlinge der sog. Barbitursäure; sie werden vorwiegend in der Anästhesie und bei epileptischen Anfällen eingesetzt.
Benzodiazepine	chemischer Aufbau	Medikamente, die aus 2 organischen Ringkörpern bestehen (werden vorwiegend bei epileptischen Anfällen und zur Beruhigung eingesetzt).
Betablocker	Wirkmechanismus	Medikamente, die sog. β-Rezeptoren an Gefäßen blockieren (werden primär bei Herz-Kreislauf-Erkrankungen eingesetzt).
Bisphosphonate	chemischer Aufbau	Medikamente, die über 2 (= bis) Phosphonatgruppen verfügen (werden bei Osteoporose eingesetzt).
Blutgerinnungshemmer = Antikoagulanzien	Wirkmechanismus	Medikamente, die die Blutgerinnung hemmen.
Bronchodilatatoren	Wirkmechanismus	Medikamente, die die Bronchien weit stellen (lat. dilatare = ausdehnen).
Digitalispräparate = Herzglykoside	chemischer Aufbau	bestimmte chemische Struktur mit glykosidischen Bindungen (werden bei Herzinsuffizienz eingesetzt)
Diuretika	Wirkung	Griech. *diuretikos* bedeutet „den Urin befördern" (griech. *diurein*, „harnen"); Diuretika sind Medikamente, die dafür sorgen, dass vermehrt Urin ausgeschieden wird; dem Körper wird Flüssigkeit entzogen.
Fibrate	chemische Zusammensetzung	Chemisch gesehen sind dies Fibrinsäuren (werden eingesetzt gegen erhöhte Blutfettwerte).
Fibrinolytika	Wirkung	Die sog. Fibrinspaltung im Blut wird gefördert, dadurch lösen sich Thromben auf.
Gestagene	chemischer Aufbau	chemische Substanz (körpereigene Geschlechtshormone)
Glukokortikoide, Kortikoide	chemischer Aufbau	chemische Substanz (körpereigenes Hormon)
H_2-Rezeptor-Antagonisten	Wirkmechanismus	Antagonist = Gegenspieler; H steht für Histamin; Medikamente, die an bestimmten Zellen der Magenschleimhaut die Rezeptoren für Histamin blockieren und dadurch verhindern, dass Histamin die Produktion von Magensäure steigert.
Hypnotika	Wirkung	Griech. *hypnos* = „Schlaf"; Medikamente, die schlaffördernd wirken oder zur Narkose verwendet werden.
Immunmodulatoren	Wirkung	Medikamente, die das Immunsystem beeinflussen.
Immunsuppressiva	Wirkung	Medikamente, die das Immunsystem hemmen.
Kalziumantagonisten	Wirkmechanismus	Medikamente, die als Gegenspieler von Kalzium wirken (werden primär bei Herz-Kreislauf-Erkrankungen eingesetzt).
Katecholamine	chemischer Aufbau	körpereigene Substanzen (v. a. Adrenalin und Noradrenalin)

▸ **Tab. 1.1** Fortsetzung.

Medikamentengruppe	Bezeichnungskriterium	Wirkung
Kontrazeptiva	Wirkung	Medikamente, die gegen (= kontra) die Konzeption (= Empfängnis = Verschmelzung von Eizelle und Samenzelle) wirken und somit die Wahrscheinlichkeit des Eintretens einer Schwangerschaft deutlich senken.
Laxanzien	Wirkung	Medikamente, die abführend wirken (lat. *laxare* = „lockern, lösen").
Lipidsenker	Wirkung	Medikamente, die die Fette (= Lipide) im Blut senken.
Neuroleptika	Wirkung	Medikamente, die das Nervensystem dämpfen (werden vorwiegend bei Erkrankungen mit veränderter Realitätswahrnehmung, z. B. Wahnvorstellungen, Halluzinationen, eingesetzt).
nichtsteroidale Antiphlogistika/Analgetika (NSA)	chemischer Aufbau und Wirkung	Medikamente, die gegen Schmerz wirken (= Analgetika) und gegen Entzündung (= Antiphlogistika), chemisch aber nicht wie Kortikoide aufgebaut sind (nichtsteroidal).
Nitroverbindungen	chemischer Aufbau	Salpetersäureester (werden bei der koronaren Herzerkrankung eingesetzt)
Opioide	chemischer Aufbau	„Dem Opium ähnliche" Substanzen mit Bindung an Opioidrezeptoren; werden meist zur Schmerztherapie verwendet.
Phosphodiesterasehemmer	Wirkmechanismus	Hemmer der Enzymgruppe Phosphodiesterasen
Protonenpumpenhemmer	Wirkmechanismus	Proton = Wasserstoffion H^+ = wichtiger Bestandteil der Magensäure; Protonenpumpenhemmer hemmen den Transport von H^+aus bestimmten Zellen der Magenschleimhaut in das Mageninnere; dadurch entsteht im Mageninneren weniger Säure.
Phytotherapeutika	chemischer Aufbau	Griech. *phyton* = „Pflanze"; therapeutisch eingesetzte Medikamente, bestehend aus pflanzlichen Substanzen.
Sedativa	Wirkung	Lat. *sedare* = „beruhigen"; Medikamente, die dämpfend auf das Nervensystem wirken und daher beruhigen.
Spasmolytika	Wirkung	Griech. *spasmos* = „Krampf"; griech. *lysis* = „Auflösung"; Medikamente, die Krämpfe, z. B. Darmkrämpfe, lösen.
Statine	Wirkmechanismus (bzw. chemischer Aufbau)	Substanzklasse mit hemmender Wirkung auf ein Co-Enzym im Cholesterinstoffwechsel; werden zur Senkung des Cholesterinwertes eingesetzt.
Thrombozyten-aggregationshemmer	Wirkung	Medikamente, die die Verklumpung von Blutplättchen (= Thrombozyten) hemmen.
Thyreostatika	Wirkung	Griech. *statikos* = „zum Stehen bringend"; Glandula thyreoidea = Schilddrüse; Medikamente, die die Überproduktion von Schilddrüsenhormonen hemmen.
Urikostatika	Wirkung	*Statikos* (gr.) = „zum Stehen bringend"; Urate = Salze der Harnsäure; Medikamente, die die Bildung von Harnsäure hemmen.
Urikosurika	Wirkung	Medikamente, die die Ausscheidung von Harnsäure über die Niere steigern.
Virostatika	Wirkung	Medikamente, die die Vervielfältigung von Viren aufhalten.
Zytostatika	Wirkung	Griech. *statikos* = „zum Stehen bringend"; lat. *cytus* = „Zelle" [von griech. *kytos* = „Blase"]; Medikamente, die das Wachstum bzw. die Teilung von Zellen hemmen; werden v. a. in der Tumortherapie eingesetzt.

1.2.4 Hilfsstoffe

Damit ein Arzneistoff anwendbar wird, ist immer der Zusatz von Hilfsstoffen erforderlich. Hilfsstoffe haben, abgesehen von eventuellen Unverträglichkeitsreaktionen, keine Wirkung. Man unterscheidet:

- Füllstoffe, z. B. Stärkepulver, Milchzucker oder Zellulosepulver
- Lösungsmittel, meist Wasser oder Wasser-Alkohol-Mischungen
- Zusätze zur Verbesserung der Löslichkeit des Arzneistoffes (Emulgatoren)
- Geschmacksverbesserer, z. B. Süßungsmittel, Aromen, ätherische Öle
- Farbstoffe
- Konservierungsstoffe

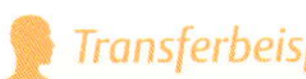

Transferbeispiel

Am Beispiel von Euthyrox

Eine Tablette des Schilddrüsenpräparats Euthyrox enthält in der niedrigsten Dosierung 25 Mikrogramm (µg) des Wirkstoffes Levothyroxin. Diese Wirkstoffmenge ist eine so kleine Pulvermenge, dass man aus ihr allein keine Tablette pressen kann. Deshalb wird Levothyroxin bei der Herstellung mit den Füllstoffen Maisstärke und Mannitol zu einer Pulvermischung verarbeitet, die mehr Volumen hat und sich dadurch einfacher zu Tabletten verarbeiten lässt.

1.2.5 Präparatenamen

Definition

Präparatenamen

Ein Fertigarzneimittel kommt unter einem Präparatenamen (Synonym: Handelsname) in den Handel, der vom Hersteller frei wählbar ist. Präparatenamen sind meist Kunstwörter, die aus Gründen des Marketings so gewählt werden, dass sie für Patient und Arzt leicht zu merken sind und einen hohen Wiedererkennungswert besitzen.

Transferbeispiel

Eingetragene Handelsmarke

Den Präparatenamen eines Arzneimittels erkennt man immer sicher am hochgestellten R (®) hinter dem Namen. Es steht für „Registered Trademark" (eingetragene Handelsmarke) und zeigt, dass der Präparatename Eigentum der herstellenden Firma ist. Kein anderer Hersteller darf seinem Produkt denselben Namen geben.

Dem **Präparatenamen** wird in manchen Fällen noch eine Zusatzbezeichnung beigegeben (▶ **Tab. 1.2**).

Manche Präparatenamen sind bekannter als die Namen der Arzneistoffe, die sie enthalten. Der Arzneistoff **Phenprocoumon** beispielsweise ist allgemein bekannt als Marcumar, **Acetylsalicylsäure** praktisch gleichbedeutend mit dem Namen Aspirin. Beide Arzneistoffe sind auch von anderen Herstellern unter anderen Namen im Handel (s. Kap. 1.2.6).

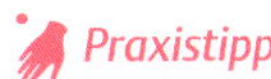

Praxistipp

Arzneistoffnamen

Wichtig für die Praxis sind nur die Arzneistoffnamen. Bei der **Anamnese** empfiehlt es sich immer, die **Arzneistoffe** der Arzneimittel zu **erfassen** und zu **dokumentieren**. Die **Rote Liste** ist eine wertvolle Hilfe beim Übersetzen des Präparatenamens in den Arzneistoffnamen (www.rote-liste.de/).

1.2.6 Generikum

Definition

Generikum

Ein Generikum ist ein „nachgemachter" Arzneistoff, der nach Ablauf des Patentschutzes des originalen Arzneistoffs von anderen Herstellern hergestellt und verkauft werden darf. Ein Generikum (Plural: Generika) enthält den **gleichen Arzneistoff** in der **gleichen Stärke** wie das Originalpräparat. Identisch sind sie auch hinsichtlich der **Indikationen** und der **pharmazeutischen Qualität**. Die Darreichungsformen sind ebenfalls gleich oder zumindest vergleichbar. Unterschiede bestehen im Herstellungsprozess und in der Zusammensetzung der Hilfsstoffe.

Tab. 1.2 Zusatzbezeichnungen zum Präparatenamen und ihre Bedeutung.

Zusatzbezeichnung	Bedeutung
Comp	Das Arzneimittel enthält mehr als einen Arzneistoff (comp = zusammengesetzt; Kombinationspräparat).
Plus	Das Arzneimittel enthält mehr als einen Arzneistoff (Kombinationspräparat).
Mono	Das Arzneimittel enthält nur einen Arzneistoff.
Forte	Das Arzneimittel enthält eine höhere Arzneistoffdosis als die übliche Standarddosis.
Mite	Das Arzneimittel enthält eine geringe Arzneistoffdosis als die übliche Standarddosis.
Retard	Der Arzneistoff wird langsam und über einen längeren Zeitraum aus dem Arzneimittel freigesetzt und hat dadurch eine lange Wirkdauer.
Akut	Es handelt sich um die verschreibungsfreie Version eines Arzneimittels.

Tab. 1.3 Ein Beispiel für ein Generikum.

Präparat	Wirkstoff	Wirkstoffmenge	Indikationen (nur in Auszügen)	Preis/Tablette
Original: Aspirin protect 100 mg (Hersteller: Bayer Vital GmbH)	Acetylsalicylsäure	100 mg pro Tablette	• Reinfarktprophylaxe • Vorbeugung gegen Hirninfarkte	ca. 14 Cent (Stand: 2023)
Generikum: HerzASS-ratiopharm 100-mg-Tabletten	Acetylsalicylsäure	100 mg pro Tablette	• Reinfarktprophylaxe • Vorbeugung gegen Hirninfarkte	ca. 5 Cent (Stand: 2023)

Neuartige Arzneistoffe stehen in der Regel unter einem Patentschutz. Das bedeutet, dass die Firma, die den Arzneistoff entwickelt hat, ihn als erste und für viele Jahre auch als einzige auf den Markt bringen darf (Originalpräparat). Nach Ablauf des Patentschutzes dürfen auch andere Hersteller diesen Arzneistoff für die Herstellung eigener Arzneimittel verwenden. Diese nachgeahmten Arzneimittel nennt man Generika. Der Preis des Generikums liegt oft unter dem des Originals, weshalb Generika eine wichtige Rolle bei der Eindämmung der Arzneimittelkosten im öffentlichen Gesundheitssystem spielen.

Bekannte Herstellerfirmen für Generika sind Ratiopharm, Hexal oder 1A-Pharma (► **Tab. 1.3**).

1.2.7 Apothekenpflicht und Verschreibungspflicht

Im gleichen Maße, wie ein Arzneimittel die Gesundheit schützen oder wiederherstellen kann, besteht immer das Risiko, dass ein Arzneimittel durch Fehlgebrauch, falsche Anwendung oder Nebenwirkungen der Gesundheit schwer schadet. Daher hat der Gesetzgeber den Zugang zu Arzneimitteln streng reguliert. Arzneimittel werden nach ihrem möglichen Gesundheitsrisiko in 3 Kategorien eingeteilt (► **Abb. 1.1**):

- frei verkäufliche Arzneimittel
- apothekenpflichtige Arzneimittel
- verschreibungspflichtige Arzneimittel

Frei verkäufliche Arzneimittel. Von frei verkäuflichen Arzneimitteln geht ein sehr geringes gesundheitliches Risiko aus. Zu ihnen zählen hauptsächlich Teemischungen und Präparate mit pflanzlichen Inhaltsstoffen. Sie dürfen **ohne ärztliche Verordnung** und **ohne Beratung** durch pharmazeutisches Fachpersonal außerhalb von Apotheken in Drogerien, Reformhäusern und Supermärkten verkauft werden.

Apothekenpflichtige Arzneimittel. Apothekenpflichtige Arzneimittel dürfen **nur in Apotheken** verkauft werden. Bei bestimmungsgemäßem Gebrauch haben sie ein geringes Gesundheitsrisiko für Patienten. Allerdings ist gesetzlich vorgeschrieben, dass das pharmazeutische Fachpersonal der Apotheke (Apotheker oder PTA) den Patienten zum Arzneimittel **berät**. Apothekenpflichtige Arzneimittel dürfen **nicht zur Selbstbedienung** angeboten werden, können jedoch für Kunden sichtbar in der Apotheke aufgestellt sein (Sichtwahl).

Abb. 1.1 Verkäuflichkeit von Medikamenten.

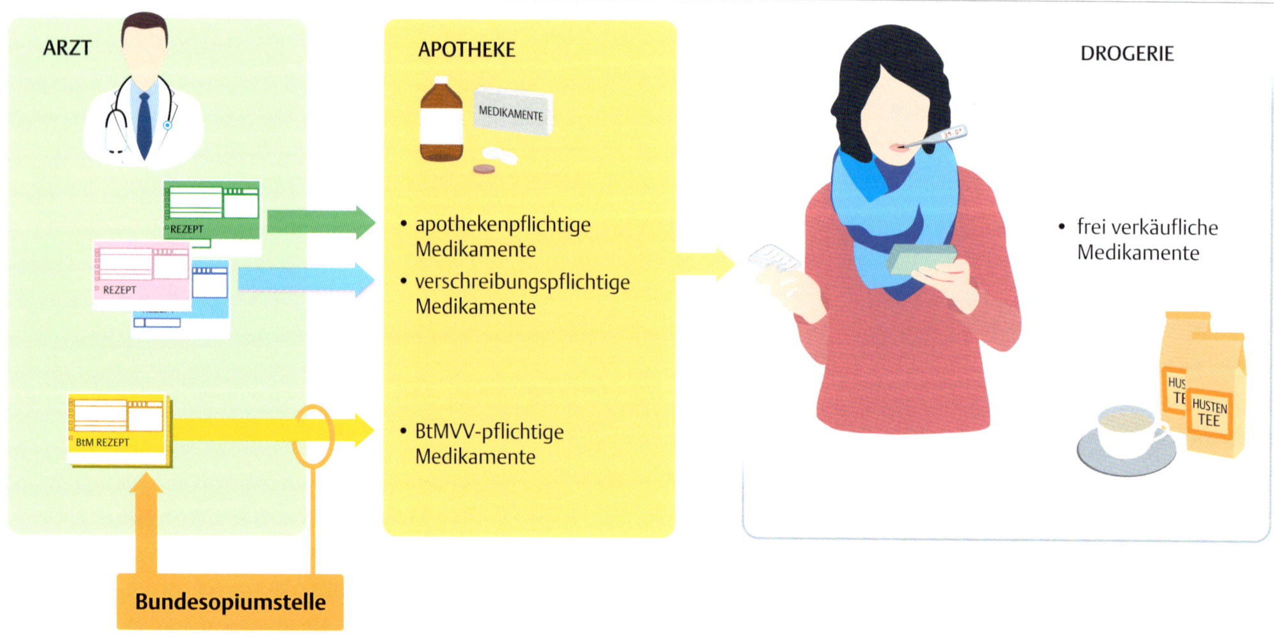

Je nach ihren Eigenschaften und ihrer Wirkungsweise können Medikamente unter mehr oder weniger stark kontrollierten Bedingungen erworben werden. *Quelle: I care Krankheitslehre. 2.Aufl. Stuttgart: Thieme; 2020*

Verschreibungspflichtige Arzneimittel. Verschreibungspflichtige Arzneimittel (rezeptpflichtige Arzneimittel) dürfen ausschließlich in Apotheken nach Vorlage einer **ärztlichen Verordnung** abgegeben werden. Unter die Verschreibungspflicht fallen alle Arzneimittel, die

- einen neuen, in der breiten Anwendung noch **unbekannten Arzneistoff** enthalten,
- aufgrund **starker Nebenwirkung** die Gesundheit des Patienten gefährden oder
- bei **Erkrankungen** eingesetzt werden, die aufgrund ihrer **Schwere** unter ärztlicher Kontrolle behandelt werden müssen.

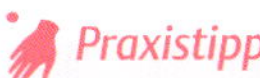

Praxistipp

Grenzen für HP und HPP (Heilpraktiker für Psychotherapie)

Heilpraktiker ohne Beschränkung auf bestimmte Fachgebiete, d. h., mit allgemeiner Heilerlaubnis, dürfen apothekenpflichtige und frei verkäufliche Arzneimittel verordnen.

Den Heilpraktikern für Psychotherapie ist es **untersagt**, Arzneimittel zu verordnen, zu empfehlen oder am Patienten anzuwenden.

Einer besonderen Verschreibungsverordnung unterliegen **Betäubungsmittel**. Sie werden auf **gesonderten Rezeptformularen** verschrieben und unterliegen einer strengen **Dokumentationspflicht.**

Transferbeispiel

Farben der Rezepte und E-Rezept

Ärztliche Verordnungen werden in der Regel auf Rezeptformularen im DIN-A6-Querformat aufgeschrieben. Je nach Rezeptart haben sie unterschiedliche Farben.

Am bekanntesten ist/war das **rosa** Formular, das für Arzneimittelverordnungen zulasten der gesetzlichen Krankenkassen (GKV) verwendet wird (Krankenkassenrezept). Seit dem 01.01.2024 hat das E-Rezept das bisher rosafarbene Rezept abgelöst. Verschreibungspflichtige Arzneimittel werden per E-Rezept verordnet und können von den gesetzlichen Versicherten mit der elektronischen Gesundheitskarte (eGK), per App oder mit einem Papierausdruck eingelöst werden.

Auf dem **grünen** Rezeptformular können nur nicht verschreibungspflichtige Arzneimittel aufgeschrieben werden, die Kosten trägt der Patient selbst. In **Blau** werden Privatrezepte ausgestellt und **gelb** ist die Farbe der Rezeptformulare für Betäubungsmittel.

Fazit – Das müssen Sie wissen

Begriffsdefinitionen Medikamentenlehre

Ein **Arzneimittel** (Medikament) dient der Heilung, Linderung, Prävention oder Erkennung menschlicher oder tierischer Erkrankungen. Der für diesen Effekt verantwortliche **Wirkstoff** wird mit **Hilfsstoffen** kombiniert, die z. B. als Träger des Wirkstoffs dienen oder seine Freisetzung beeinflussen. Das Ergebnis ist ein **Arzneimittelpräparat**; es wird vom Hersteller mit einem **geschützten Handelsnamen** versehen.

Unterschiedliche Präparate mit entsprechend **verschiedenen Handelsnamen** können den **gleichen Wirkstoff** enthalten. Nach Ablauf des Patentschutzes können andere Hersteller dieses Präparat „kopieren“, indem sie den gleichen Wirkstoff mit den gleichen oder anderen Hilfsstoffen kombinieren. Die „Kopie“ heißt **Generikum** und ist meist nach dem Wirkstoff benannt.

Verschreibungspflichtige Arzneimittel müssen von einem **Arzt** verschrieben werden – **BtMVV-pflichtige Arzneimittel** mit einem **speziellen** Rezept – und dürfen nur in der Apotheke verkauft werden. Heilpraktiker mit allgemeiner Heilerlaubnis dürfen apothekenpflichtige und frei verkäufliche Arzneimittel verordnen. Heilpraktiker für Psychotherapie hingegen dürfen keine Arzneimittel verordnen, empfehlen oder am Patienten anwenden.

Zum Kauf **apothekenpflichtiger Arzneimittel** bedarf es keines Rezepts.

1.2.8 Indikation und Kontraindikation

Indikation

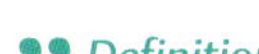

Definition

Indikation

Die Indikation (Synonym: Anwendungsgebiet) benennt die Erkrankung, bei der das Arzneimittel eingesetzt wird.

Die Indikationen des Arzneistoffs Paracetamol sind zum Beispiel Fieber und Schmerzen.

Kontraindikation

Definition

Kontraindikation

Kontraindikationen (Synonym: Gegenanzeigen) definieren, bei welchen Erkrankungen oder in welchen Lebenssituationen (z. B. sehr junges oder sehr hohes Lebensalter, Schwangerschaft, Stillzeit) ein Arzneimittel nicht angewendet werden darf.

Der Wirkstoff Phenprocoumon (Marcumar) kann z. B. beim Fötus eine innere Blutung auslösen, die zum intrauterinen Tod führen kann. Phenprocoumon ist daher während der Schwangerschaft streng kontraindiziert.

In bestimmten Fällen dürfen Arzneimittel nach einer **sorgfältigen Nutzen-Risiko-Abwägung** trotz Kontraindikation angewendet werden. Der Arzneistoff Prednisolon beispielsweise wirkt stark antientzündlich und stoppt während eines Rheumaschubes die irreversible Zerstörung der betroffenen Gelenke. Als Nebenwirkung treibt Prednisolon jedoch den Blutzuckerspiegel in die Höhe und ist daher bei einem Rheumapatienten mit gleichzeitig vorliegendem Diabetes mellitus eigentlich kontraindiziert. Erleidet ein Diabetiker einen akuten Rheumaschub, wird der Arzt trotz der zu erwartenden Hyperglykämie die Anwendung von Prednisolon in Erwägung ziehen. Der Gelenkerhalt durch die antientzündliche Therapie ist hier höher zu bewerten als das Risiko, das durch eine schlechtere Blutzuckereinstellung entsteht (Nutzen-Risiko-Abwägung), zumal man der Hyperglykämie durch Anpassung der Insulindosis entgegenwirken kann.

Off-Label-Use

Off-Label-Use (engl.) bezeichnet den **Einsatz eines Arzneimittels außerhalb der zugelassenen Indikation** durch Ärztinnen oder Ärzte. Dies kann in **Ausnahmefällen** z. B. bei schwerwiegenden Erkrankungen oder nicht zur Verfügung stehenden (zugelassenen) Therapieoptionen gerechtfertigt sein. Allerdings sollten begründete Aussichten auf einen Behandlungserfolg bestehen. Der Patient muss bei der **Aufklärung** darauf hingewiesen werden. Wirkstoffe, die unter bestimmten Voraussetzungen für nicht zugelassene Anwendungsgebiete (also den Off-Label-Use) verordnet werden können, stehen in der **Arzneimittel-Richtlinie** (AM-RL; www.g-ba.de/richtlinien/3/). Ein Beispiel ist das Antiepileptikum Valproinsäure zur Migräneprophylaxe im Erwachsenenalter.

1.2.9 Nebenwirkungen

Definition

Nebenwirkungen

Nebenwirkungen sind unerwünschte Wirkungen, die bei bestimmungsgemäßem Gebrauch des Arzneimittels zusätzlich zur beabsichtigten Wirkung auftreten. Sie werden auch unerwünschte Arzneimittelwirkungen (UAW) genannt.

Nebenwirkungen treten nicht bei jedem Patienten mit derselben Wahrscheinlichkeit auf. Daher werden sie mit Häufigkeitsangaben konkretisiert (▶ **Tab. 1.4**).

Sind keine verlässlichen Daten zur Häufigkeit von Nebenwirkungen verfügbar, finden sich in der Packungsbeilage auch Angaben wie „nicht bekannt“ oder „Häufigkeit auf Grundlage der verfügbaren Daten nicht abschätzbar“.

Lerntipp

HP/HPP: Kenntnisstand der Nebenwirklungen

Es ist kaum möglich und auch nicht unbedingt erforderlich, dass Ihnen alle Nebenwirkungen eines Medikaments bekannt sind. Sie sollten jedoch solche **Nebenwirkungen** kennen, die entweder **typischerweise** bei einem Arzneimittel auftauchen oder **besonders gefährlich** sind (siehe ▶ **Tab. 1.5**). Gerade hinsichtlich der Frage, ob ein **Notfall** durch ein Medikament ausgelöst wurde, ist besonders wichtig, dass solche Wirkungen bekannt sind.

In Tabelle 1.5 (▶ **Tab. 1.5**) finden Sie eine Auswahl von Nebenwirkungen, die Sie **kennen sollten**. Die Nebenwirkungen der Psychopharmaka werden ausführlich im Kapitel „Psychopharmaka“ (siehe Kap. 1.4) erläutert.

Tab. 1.4 Häufigkeitsangaben für Nebenwirkungen.

Häufigkeitsangabe	Zahl der Patienten, die unter der Therapie mit einem Arzneistoff von der Nebenwirkung betroffen sind
sehr häufig	mehr als 1 von 10 behandelten Patienten
Häufig	weniger als 1 von 10, aber mehr als 1 von 100 behandelten Patienten
Gelegentlich	weniger als 1 von 100, aber mehr als 1 von 1000 behandelten Patienten
Selten	weniger als 1 von 1000, aber mehr als 1 von 10 000 behandelten Patienten
sehr selten	weniger als 1 von 10 000 behandelten Patienten

Tab. 1.5 Wichtige Beispiele für Arzneimittelgruppen mit typischen, häufigen und/oder gefährlichen Nebenwirkungen. Diese Nebenwirkungen sollten Sie als HP/HPP kennen.

Arzneimittelgruppen und ggf. Untergruppen	Wirkstoffbeispiele	typische, häufige oder gefährliche Nebenwirkungen
Analgetika		
nichtsteroidale Antirheumatika (NSAR)	• Acetylsalicylsäure (ASS) • Ibuprofen • Diclofenac	• Magenbeschwerden (Magenschmerzen, saures Aufstoßen) • Einschränkung der Nierenfunktion • Senkung der Gerinnungsfähigkeit des Blutes (besonders ASS)
sonstige nicht opioide Analgetika	• Metamizol • Paracetamol	• Agranulozytose (Fieber, Halsschmerzen, schweres Krankheitsgefühl) • Leberschädigung
opioide Analgetika (Opiate)	• Morphin • Fentanyl • Tramadol	• Obstipation • Übelkeit • Müdigkeit • Schwindel

▸ **Tab. 1.5** Fortsetzung.

Arzneimittelgruppen und ggf. Untergruppen	Wirkstoffbeispiele	typische, häufige oder gefährliche Nebenwirkungen
Blutdrucksenker (Antihypertensiva, Antihypertonika)		gemeinsame Nebenwirkung aller Blutdrucksenker als Folge des Blutdruckabfalls: • Schwindel • Müdigkeit • Herzrasen
• ACE-Hemmer	Ramipril (typische Namensendung auf „-pril")	• trockener Reizhusten • angioneurotisches Syndrom (Lebensgefahr durch Ersticken!)
• Betablocker	Metoprolol	• Asthmaanfälle • Bradykardie
• Diuretika	Hydrochlorothiazid (HCT)	Elektrolytverlust, v. a. von Kalium
• Kalziumkanalblocker (Kalziumantagonisten)	Amlodipin	• sehr starke Kopfschmerzen • Flush (Hautrötungen an Hals, Gesicht und Dekolletébereich)
Antibiotika	verschiedene Vertreter aus der Gruppe der Penicilline	• allergische Reaktionen • weicher Stuhlgang • Vorsicht bei Durchfall und gleichzeitig starken Bauchschmerzen und Fieber: pseudomembranöse Colitis
Antidiabetika	Insulin	Hypoglykämie
Antihistaminika zur Behandlung von Allergien	• Demetinden (Fenistil) • Cetirizin	Müdigkeit
Blutgerinnungshemmer (Antikoagulanzien, „Blutverdünner")	• Phenprocoumon (Marcumar) • Acetylsalicylsäure (Aspirin protect)	Blutungsneigung und erhöhte Blutungsgefahr
Digitalispräparate zur Steigerung der Schlagkraft des Herzens bei Herzmuskelschwäche (Herzinsuffizienz)	Digitoxin	• Übelkeit und Erbrechen • Verwirrtheit • Farbsehstörungen („Gelb-Grün-Sehen") • Herzrhythmusstörungen
hormonelle Kontrazeptiva	verschiedene synthetische Gestagene	erhöhtes Risiko für thromboembolische Ereignisse (z. B. tiefe Venenthrombose, Herzinfarkt)
Immunsuppressiva eingesetzt zur Unterdrückung von Abstoßungsreaktionen nach Organtransplantationen	• Glukokortikoide • Ciclosporin (Cyclosporin A, Cyclosporin)	• erhöhte Infektanfälligkeit • opportunistische Infektion
Nitrate (Nitroverbindungen) zur Prophylaxe und Therapie der Angina pectoris	Glyceroltrinitrat (Nitroglycerin)	starke Kopfschmerzen und Schwindel infolge des Blutdruckabfalls
Statine zur Senkung des Cholesterinspiegels	Simvastatin	• Muskelschmerzen • Auflösung der Muskulatur (Rhabdomyolyse), Lebensgefahr!
Zytostatika zur Chemotherapie bei Tumorerkrankungen	• Cisplatin • Etoposid • Lapatinib • 5-Fluoruracil (5-FU)	• Übelkeit und Erbrechen • Mundschleimhautentzündungen • Durchfall • erhöhte Infektanfälligkeit • Haarausfall

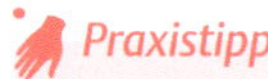

Patienten die Angst nehmen!

Nicht jede Nebenwirkung muss zwingend bei jedem Patienten auftreten. Viele Patienten sind beim Blick in die Packungsbeilage jedoch irritiert von der langen Liste möglicher Nebenwirkungen. In der ängstlichen Erwartung, dass sie auch wirklich eintreten, können sich tatsächlich Symptome einstellen, die man als Nebenwirkungen interpretieren kann. Man spricht von einem **negativen Placebo-Effekt** bzw. **Nocebo**-Effekt.
Ähnlich wie beim Placebo-Effekt liegt dem Nocebo-Effekt wahrscheinlich **eine psychosomatische Reaktion** zugrunde. Die mögliche Folge ist, dass Patienten ihre Arzneimitteltherapie abbrechen, die für sie nachweislich von Nutzen ist.
Ein gemeinsamer Blick in die Packungsbeilage und die Erklärung der **Häufigkeitsangaben** durch den Heilpraktiker bringt dem Patienten Entlastung von seinen Ängsten vor Nebenwirkungen.

1.2.10 Wechselwirkungen

Definition

Wechselwirkungen

Unter Wechselwirkungen versteht man die gegenseitige Beeinflussung zweier oder mehrerer Arzneistoffe im Körper. Ein Synonym ist „Interaktionen".

Prinzipiell gibt es zwischen 2 Arzneistoffen 2 denkbare Wechselwirkungen: Arzneistoff A verstärkt die Wirkung von Arzneistoff B oder er schwächt sie ab. Viele Wechselwirkungen zwischen Arzneistoffen sind darauf zurückzuführen, dass sie sich gegenseitig in ihrem Abbau stören. Dadurch entstehen **höhere Wirkstoffspiegel** im Blut, was einer **Überdosierung** gleichkommt. Die Arzneistoffe wirken dadurch stärker und länger, Nebenwirkungen treten gehäuft auf.

Verstärkung der Wirkung. Acetylsalicylsäure (Aspirin protect) hemmt z. B. die Thrombozytenaggregation, Phenprocoumon (Marcumar) senkt die Bildung von Gerinnungsfaktoren in der Leber. Beide wirken auf unterschiedlichen pharmakologischen Wegen hemmend auf die Blutgerinnung. Zusammen erreichen sie eine sehr starke Absenkung der Gerinnungsfähigkeit des Blutes. Es besteht erhöhte Blutungsgefahr.

Abschwächung der Wirkung. Antazida (die Magensäure bindende Mittel) behindern bei gleichzeitiger Einnahme die Resorption von Schilddrüsenhormonen. Die Blutspiegel der Schilddrüsenhormone sind dadurch zu niedrig und ihre Wirkung deutlich abgeschwächt.

1.2.11 Placebo

Definition

Placebo

Unter einem Placebo versteht man ein wirkstofffreies Arzneimittel.

Obwohl Placebos **keine pharmakologisch wirksamen** Bestandteile enthalten und ausschließlich aus Hilfsstoffen bestehen, entfalten sie bei Patienten zum Teil beeindruckende und messbare Wirkungen. Dieser Placebo-Effekt ist wahrscheinlich **eine psychosomatische Reaktion** und wird v. a. von den Erwartungen des Patienten an das Arzneimittel und die Arzt-/Therapeuten-Patienten-Beziehung gesteuert. Placebos haben große Bedeutung bei Studien zur Wirksamkeit von Arzneimitteln.

Fazit – Das müssen Sie wissen

Indikationen, Kontraindikationen, Nebenwirkungen, Wechselwirkungen und Placebo

Jedes Arzneimittel hat bestimmte Anwendungsgebiete, sog. **Indikationen**. Erkrankungen oder Lebenssituationen, in denen ein Arzneimittel nicht angewendet werden darf, werden durch die **Kontraindikationen** definiert. Jeder Wirkstoff hat zudem **Nebenwirkungen**, von denen viele unerwünscht sind: sog. unerwünschte Arzneimittelwirkungen (UAW). Nicht alle sind gefährlich, viele können jedoch zu lebensgefährlichen Zuständen führen. Prägen Sie sich die gefährlichen (siehe ▶ **Tab. 1.5**) und die besonders häufigen bzw. typischen Nebenwirkungen der verschiedenen Medikamentengruppen ein!
Wechselwirkungen zwischen gleichzeitig verabreichten Medikamenten beruhen häufig auf einem verzögerten Abbau (Achtung: Dosisanpassung!). Auch eine gegenseitige Beeinflussung der Wirkmechanismen ist möglich. **Wechselwirkungen** sind umso häufiger, je mehr Präparate parallel eingenommen werden.
Wirkstofffreie Arzneimittel, die aber dennoch eine Wirkung erzielen, werden **Placebos** genannt. Die Wirkung ist wahrscheinlich psychosomatisch bedingt.

1.2.12 Compliance und Adherence

Definition

Compliance

Die Bereitschaft und die Fähigkeit des Patienten, sich an die Anweisungen des Arztes oder Therapeuten zu halten, nennt man Compliance bzw. Therapietreue.

Nimmt der Patient regelmäßig die verordneten Arzneimittel in der vom Arzt vorgeschriebenen Weise, ist die Compliance hoch und der zu erwartende Therapieerfolg groß. Hält sich ein Patient kaum oder gar nicht an den Therapieplan, ist die Compliance niedrig und die Aussicht auf eine Besserung des krankhaften Zustandes entsprechend gering. Man spricht in diesem Fall von „**Noncompliance**".

Definition

Adherence

Adherence (Adhärenz) bezeichnet die Treue des Patienten zu einer zwischen ihm und dem Arzt oder Therapeuten getroffenen Vereinbarung. Der Patient wird hier als gleichberechtigter Partner des Arztes oder Therapeuten gesehen und in den Entscheidungsprozess miteinbezogen. Da dieser Begriff auf Mitwirkung des Patienten angelegt ist, wird er heutzutage gerne dem Begriff „Compliance“ vorgezogen.

Compliance und Adherence beziehen sich beide sowohl auf die Medikamenteneinnahme als auch auf alle anderen angeordneten (Compliance) bzw. mit dem Patienten vereinbarten (Adherence) Therapieformen und Veränderungen des Lebensstils bzw. der Lebensgewohnheiten. Das bedeutet, dass die beiden Begriffe Compliance und Adherence gleichermaßen die „Kooperation des Pflegeempfängers“ beschreiben, wobei der Begriff „Compliance“ eher negativ behaftet ist, da er den Betroffenen oftmals eine Verweigerung unterstellt. Ggf. fehlen den betroffenen Patienten z. B. die kognitiven Fähigkeiten, um die Notwendigkeit der Vereinbarungen zu erkennen. Die Adherence beschreibt eher die Aktzeptanz, dass die Notwendigkeit der Behandlung akzeptiert wird.

1.2.13 Entwicklung eines Fertigarzneimittels

Neue Arzneimittel müssen ein aufwendiges Prüfverfahren durchlaufen, bevor sie in Deutschland auf den Markt kommen dürfen. Der Hersteller muss nachweisen, dass sein Arzneimittel

- wirksam ist,
- unbedenklich ist (d. h. dem Patienten nicht schadet) und
- die erforderliche pharmazeutische Qualität besitzt.

Stufenplanverfahren. Geprüft wird in einem Stufenplanverfahren. Am Anfang steht die Entwicklung eines Arzneistoffmoleküls, das unter Laborbedingungen an isolierten Zellkulturen und Versuchstieren getestet wird (**präklinische Phase**). Darauf folgen 3 Phasen der **klinischen Prüfung** am Menschen in Form von **klinischen Studien**, in denen der Arzneistoff seine Wirksamkeit und Unbedenklichkeit unter Beweis stellen muss.

Beantragung der Zulassung. Nach Abschluss der klinischen Prüfung beantragt der Hersteller beim **Bundesinstitut für Arzneimittel und Medizinprodukte (BfArM)** die Zulassung für sein Arzneimittel. Zwischen dem Beginn der präklinischen Phase und der Erteilung der Zulassung liegen nicht selten 8 bis 12 Jahre. Die Kosten liegen im Bereich von mehreren hundert Millionen Euro.

Homöopathische und traditionelle pflanzliche Heilmittel. Für Arzneimittel der Homöopathie und für traditionelle pflanzliche Heilmittel ist der Nachweis der Wirksamkeit mittels randomisierter kontrollierter Studien nur selten möglich. Daher erhalten diese Arzneimittel vom BfArM keine Zulassung, sondern werden **lediglich registriert**. Sie müssen als registrierte Arzneimittel gekennzeichnet werden und es dürfen keinen Angaben zum Anwendungsgebiet gemacht werden. Auf registrierten Homöopathika muss die Angabe „registriertes homöopathisches Arzneimittel, daher ohne Angabe einer therapeutischen Indikation“ gemacht werden.

1.2.14 Arzneimittelanamnese

Definition

Arzneimittelanamnese

In der Arzneimittelanamnese werden Patienten zur Einnahme von Arzneimitteln befragt. Heilpraktiker erstellen eine Übersicht über die Medikation des Patienten und nutzen, wenn möglich, die Angaben des aktuellen ärztlichen Medikationsplans eines Patienten.

Aus den daraus gewonnenen Informationen…

- zieht ein Heilpraktiker Rückschlüsse auf **Art und Schweregrad von Grunderkrankungen** des Patienten;
- grenzt er **Krankheitssymptome** des Patienten von möglichen **Nebenwirkungen** der Arzneimittel ab;
- kann er bei einem **Notfall** eintreffenden Rettungsdienstmitarbeitern hilfreiche Auskünfte geben, die diese ggf. bei ihrer Therapie berücksichtigen können, und
- **passt er** die eigenen **Therapieansätze** an Wirkungen und Nebenwirkungen der Arzneimittel **an**.

Vorgehen

In der Arzneimittelanamnese werden folgende Fragen geklärt:

1. **Welche Arzneistoffe** nimmt der Patient ein?
   Arzneistoffe können mit unterschiedlichen Präparatenamen im Handel sein. Daher ist es für die Bestandsaufnahme sehr wichtig, dass vor allem die **Arzneistoffnamen** dokumentiert werden. Die Rote Liste (S. 11) ist eine wertvolle Hilfe beim Übersetzen des Präparatenamens in den Arzneistoffnamen.
2. In **welcher Dosierung** werden Arzneistoffe angewendet?
   Die Dosierung eines Arzneistoffes gibt indirekt **Auskunft über den Krankheitszustand** des Patienten. Eine hochdosierte Therapie spricht i. d. R. für einen schwereren Verlauf der Erkrankung bzw. für ein fortgeschrittenes Krankheitsstadium. Die Frage nach der Dosierung ist nicht nur bei der 1. Konsultation sinnvoll, denn Dosierungen können sich ändern. Die **Dokumentation** von verordneten Wirkstoffstärken bzw. Dosierungen über einen **längeren Zeitraum** ergibt somit eine gute Übersicht über **die Veränderungen des Krankheitsgeschehens**.
3. Werden **weitere Präparate** eingenommen?
   Nach ihren Arzneimitteln gefragt, denken Patienten in erster Linie an die vom Arzt verordneten Präparate. **Rezeptfreie Medikamente, Arzneimittel aus der Drogerie und Nahrungsergänzungsmittel** werden dabei in der Aufzählung häufig vergessen. Es empfiehlt sich, diese Präparategruppen **separat abzufragen**.
4. Gegen **welche Erkrankungen** werden die Arzneistoffe angewendet?
   Bei der überwiegenden Mehrheit der Arzneimittel kann man vom Arzneistoff direkt auf die Erkrankung schließen. Arzneistoffe können aber auch bei **Nebenindikationen** eingesetzt

werden. So entpuppt sich der Betablocker, der vornehmlich bei Bluthochdruck und Herzerkrankungen eingesetzt wird, als Prophylaxemittel bei schwerer Migräne; das Antidepressivum Trimipramin als Mittel zur Behandlung des neuropathischen Schmerzes.

5. **Seit wann** werden die Arzneistoffe eingenommen?
   Eventuell steht das Auftreten eines Symptoms im zeitlichen Zusammenhang mit der Arzneimitteleinnahme; möglicherweise handelt es sich um eine Nebenwirkung des Arzneimittels.
6. Konsumiert der Patient **Suchtmittel**?
   Bei Suchtmitteln bzw. Drogen handelt es sich immer um pharmakologisch hochaktive Substanzen. Die Bandbreite der Suchtmittel reicht von Alkohol- und Nikotinkonsum bis zu Cannabis (Marihuana, „Gras"), Amphetamin (MDMA, Ecstasy) und LSD. Die Frage nach Suchtmitteln erscheint dem Patienten eventuell als sehr weit hergeholt. Daher ist hier Fingerspitzengefühl gefragt.

Nicht rezeptpflichtige Arzneimittel. Bei Arzneimitteln aus dem nicht rezeptpflichtigen Sortiment ist nicht immer eindeutig zu erkennen, ob die Einnahme tatsächlich aufgrund einer Krankheit erfolgt. Es kommt vor, dass Patienten gewohnheitsmäßig Arzneimittel konsumieren, um einer Befindlichkeitsstörung entgegenzuwirken, z. B. einer subjektiv empfundenen Darmträgheit oder einer vermeintlichen Schlafstörung.

Arzneimittelkonsum kann aber auch die Folge einer dauerhaften Überlastung im Berufsleben sein, die beispielsweise zur regelmäßigen Einnahme von Mitteln gegen Müdigkeit, Kopfschmerzen oder Magenbeschwerden führt. Viele Patienten konsumieren Arzneimittel in der falschen Annahme, Krankheiten damit vorzubeugen.

Arzneimittelmissbrauch. Der **Dauereinsatz** von Arzneimitteln **ohne echte medizinische Indikation** stellt einen **Arzneimittelfehlgebrauch** bzw. **Arzneimittelmissbrauch** dar (▸ **Tab. 1.6**). Er führt zum einen zu einer Dauerbeanspruchung der Organe, insbesondere der Leber und der Nieren. Zum anderen gewöhnt sich der Körper an die Einnahme und es entsteht eine Form der **Arzneimittelabhängigkeit**. Bei plötzlichem Absetzen der Medikation treten dann Entzugserscheinungen auf.

Rezeptpflichtige Arzneimittel. Auch im rezeptpflichtigen Bereich werden Arzneimittel hin und wieder ohne echten Krankheitsbezug eingenommen. Sie dienen als „kleine Helfer" im Alltag oder zur Steigerung der körperlichen und psychischen Belastbarkeit (▸ **Tab. 1.7**). Die Grenzen zum Doping sind dabei fließend. Neben dem Risiko für die Entstehung einer Abhängigkeit stellt die **Abgabe** und das **Handeltreiben mit rezeptpflichtigen Arzneimitteln außerhalb von Apotheken,** mit wenigen Ausnahmen, einen **Straftatbestand** dar (§§ 43, 95 Arzneimittelgesetz).

Fazit – Das müssen Sie wissen

Arzneimittelanamnese

In der Arzneimittelanamnese erstellt der Heilpraktiker eine Übersicht über die Arzneimitteleinnahme des Patienten. Er berücksichtigt dabei sowohl die vom Arzt **verordneten Arzneimittel** als auch alle **rezeptfreien Präparate** aus der Apotheke und der Drogerie samt Nahrungsergänzungsmitteln. Ein besonderes Augenmerk liegt auf dem gewohnheitsmäßigen Arzneimittelkonsum ohne Vorliegen eines Krankheitsbildes (Arzneimittelmissbrauch). Bei **psychischen Notfällen** ist die Arzneimittelanamnese (ggf. als Fremdanamnese) ein wichtiger Baustein bei der Suche nach evtl. Ursachen.

Tab. 1.6 Beispiele für den Fehlgebrauch von *nicht rezeptpflichtigen* Arzneimitteln.

Arzneimittelgruppen	Wirkstoff- und Präparatebeispiele	Folge des Fehlgebrauchs
Abführmittel	• anthranoidhaltige pflanzliche Abführmittel, z. B. Sennesblätter und -früchte, Aloe, Rhabarberwurzel (z. B. Neda Früchtewürfel, Midro- Abführtee) • chemische Laxanzien, z. B. Bisacodyl (z. B. Dulcolax) und • Natriumpicosulfat (z. B. Laxoberal)	• chronische Darmträgheit • Kaliummangel, der zu Parästhesien und Herzrythmusstörungen führen kann.
abschwellende Nasensprays	Xylometazolin (z. B. nasic, Otriven)	• dauerhaft angeschwollene Nasenschleimhäute („trockener Dauerschnupfen", • Rhinitis medicamentosa), gestörte Atmung durch die Nase
Schmerzmittel	alle NSAR und Paracetamol, vor allem in Kombination mit Koffein	Analgetika-induzierter Kopfschmerz
Schlafmittel	Diphenhydramin (z. B. Vivinox-Sleep-Schlafdragees) Doxylamin (z. B. Hoggar Night)	• Tagesmüdigkeit • Unkonzentriertheit

Tab. 1.7 Beispiele für den Fehlgebrauch von *rezeptpflichtigen* Arzneimitteln.

Arzneimittelgruppen	Wirkstoff- und Präparatebeispiele	Absicht des Fehlgebrauchs
Beruhigungsmittel	Benzodiazepine, z. B. Diazepam (z. B. Valium)	• Sedierung („zum Runterkommen“) • Schlafanbahnung
Schmerzmittel	Opioide, z. B. Morphin, Buprenorphin	• Herbeiführen eines Rauschzustandes • Ersatz für Heroin • trainingsbedingte Schmerzen im Hochleistungssport
Psychostimulanzien	amphetaminartig wirkende Substanzen, z. B. Methylphenidat (z. B. Ritalin)	Steigerung der Konzentrationsfähigkeit und des Lernvermögens („Gehirndoping“)
Betablocker	Metoprolol	Unterdrückung von Erregungssymptomatik in Prüfungs- und Wettkampfsituationen (die zittrige Stimme in der mündlichen Prüfung, „die ruhige Hand“ bei Sportschützen)
Anabolika	• männliche Sexualhormone • Insulin	Aufbau von Muskelmasse im Kraftsport bzw. Bodybuilding

1.2.15 Vertiefungsfragen zu Grundlagen der Medikamentenlehre

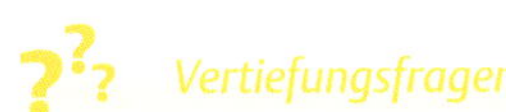

Frage 1:

Wie unterscheiden sich die Begriffe „Arzneimittel“ und „Arzneistoff“?

Musterlösung:

Ein Arzneimittel enthält einen oder mehrere Wirkstoffe, Hilfsstoffe, Packmittel und eine Packungsbeilage. Der Arzneistoff ist derjenige Bestandteil eines Arzneimittels, der die eigentliche pharmakologische Wirkung im Menschen bzw. am Tier verursacht. Das bedeutet, dass ein Arzneistoff (= Wirkstoff) der essenzielle Bestandteil eines Arzneimittels ist.

Frage 2

Nach welchen Kriterien werden Arzneistoffe zu Arzneistoffgruppen zugeordnet?

Musterlösung:

Nach der chemischen Verwandtschaft der Arzneistoffmoleküle, dem Wirkmechanismus des Arzneistoffes, den Krankheiten, gegen die Arzneistoffe eingesetzt werden, und den Organsystemen, an denen die Arzneistoffe wirken.

Frage 3

Was versteht man unter einem Fertigarzneimittel?

Musterlösung:

Fertigarzneimittel werden von der pharmazeutischen Industrie in großen Packungszahlen produziert und kommen abgabefertig in den Handel.

Frage 4

Woran erkennen Sie einen Präparatenamen und was bedeutet der Zusatz „comp“ in einem Präparatenamen?

Musterlösung:

Präparatenamen erkennt man an dem hochgestellten „R“ (®) am Ende des Namens. Ist der Zusatz „comp“ im Präparatenamen enthalten, bedeutet dies, dass das Arzneimittel mehr als einen Arzneistoff enthält.

Frage 5

Erläutern Sie, was man unter einem Generikum versteht.

Musterlösung:

Generika sind Nachahmerprodukte eines ehemals patentgeschützten Originalpräparates. Identisch sind Generikum und Original hinsichtlich des Arzneistoffes, der Arzneistoffstärke und der Indikation, die Darreichungsform kann vergleichbar sein. Unterschiede: Herstellungsprozess, Zusammensetzung der Hilfsstoffe, Preis (meist niedriger als der des Originals).

Frage 6

Was versteht man unter Indikationen und Kontraindikationen?

Musterlösung:

Die Indikation ist das Anwendungsgebiet eines Arzneimittels. Eine Kontraindikation ist eine Gegenanzeige, d. h., es liegt eine Krankheit oder eine Situation vor, bei der ein Arzneimittel nicht angewendet werden darf.

Frage 7

Wie kann man die Begriffe „UAW" und „Interaktion" in wenigen Sätzen erklären?

Musterlösung:

Eine „UAW" ist die Abkürzung für eine unerwünschte Arzneimittelwirkung und beschreibt die Nebenwirkungen eines Arzneimittels. Nebenwirkungen treten mit unterschiedlicher Häufigkeit auf.

Eine Interaktion ist die Wechselwirkungen zweier Arzneistoffe im Körper. Dabei kommt es entweder zur Verstärkung oder Abschwächung der Wirkung eines der beiden Arzneimittel.

Frage 8

a) Worauf sollten Sie achten, wenn Ihr Patient Sie nach möglichen Unverträglichkeiten eines Arzneimittels fragt?

b) Was bedeutet die Aussage: „Bei diesem Patienten liegt leider eine Noncompliance vor."

Musterlösung:

a) Neben den unerwünschten Nebenwirkungen, die Sie auf dem Beipackzettel finden können, sollten Sie Ihren Patienten auch nach anderen verschreibungspflichtigen und apothekenpflichtigen Arzneimitteln fragen, die er einnimmt, da es zu Wechselwirkungen kommen könnte. Die Angaben zur Häufigkeit der im Beipackzettel aufgeführten Nebenwirkungen sollten dem Patienten erläutert werden. Tritt eine Nebenwirkung beispielsweise „sehr selten" auf, kann diese Information den Patienten beruhigen und die Compliance verbessern.

b) „Noncompliance" bezeichnet die mangelnde Bereitschaft oder Fähigkeit des Patienten, sich an die Vorgaben des Arztes zu halten und seine Arzneimittel nach Vorschrift einzunehmen. Folge der Noncompliance ist ein ausbleibender Therapieerfolg.

Frage 9

In welche Kategorien teilt man Arzneimittel hinsichtlich der Zugangsbeschränkungen für den Verbraucher ein?

Musterlösung:

Je nach dem Grad des Gesundheitsrisikos für Verbraucher werden Arzneimittel eingeteilt in die Kategorien: „frei verkäuflich", „apothekenpflichtig" und „verschreibungspflichtig". Heilpraktiker dürfen keine verschreibungspflichtigen Arzneimittel verordnen oder am Patienten anwenden!

Frage 10

Unter welchen Voraussetzungen darf ein Arzneimittel auf den deutschen Markt kommen? Welche Behörde erteilt die Zulassung für ein Arzneimittel?

Musterlösung:

Der Hersteller muss in klinischen Studien nachweisen, dass sein Arzneimittel wirksam ist, dem Patienten nicht Schaden zufügt (unbedenklich ist) und die erforderliche pharmazeutische Qualität besitzt. Die Zulassung wird durch das Bundesinstitut für Arzneimittel und Medizinprodukte (BfArM) erteilt.

1.3 Pharmakologische Wirkmechanismen und Prozesse

Definition

Pharmakologie

Die Pharmakologie beschreibt sowohl die Wirkung eines Arzneistoffes auf den Körper (Pharmakodynamik) als auch den Umgang des Körpers mit dem Arzneistoff (Pharmakokinetik).

1.3.1 Pharmakodynamik

Definition

Pharmakodynamik

Die Pharmakodynamik eines Arzneistoffes beschreibt den biochemischen Mechanismus, durch den ein Arzneistoff seine Wirkung auf den Körper entfaltet.

Die Mehrzahl aller Arzneistoffwirkungen kann man auf 3 Arten von Wirkmechanismen zurückführen (▶ **Abb. 1.2**):

- Interaktionen mit einem Rezeptor (**Rezeptor-Liganden-Interaktion**)
- Hemmung von Enzymen
- **Beeinflussung von Transportmechanismen** in den Zellmembranen.

Arzneistoffe mit Rezeptor-Liganden-Interaktionen

Rezeptoren. Auf der Oberfläche einer jeden Zelle befinden sich **Rezeptoren**. Es handelt sich dabei um komplexe Proteine. Botenstoffe binden an die Rezeptoren und lösen eine Reaktion der Zelle aus. Je nach Zellart und Zellfunktion unterscheiden sich Rezeptoren in ihrem Aufbau und ihren Bindungsstellen, sodass Botenstoffe bevorzugt nur an bestimmte Rezeptoren binden.

Beispielsweise befinden sich auf der Oberfläche der Belegzellen des Magens Histamin-Rezeptoren. Die Bezeichnung des Rezeptors leitet sich vom Botenstoff Histamin ab, der bevorzugt an diesen bindet. Die Belegzelle reagiert auf diese Bindung mit einer Steigerung der Magensäureproduktion. Der Patient merkt dies leidvoll durch saures Aufstoßen und Magenschmerzen.

Liganden. Stoffe, die an Rezeptoren binden, nennt man **Liganden**. Botenstoffe, die im Körper natürlicherweise vorkommen, heißen natürliche Liganden. Zum Beispiel ist Histamin der natürliche Ligand am Histamin-Rezeptor. Die Namen der Rezeptortypen leiten sich meist von den Namen der Botenstoffe ab, die als natürliche Liganden an sie binden. Abkürzungen sind üblich, z. B. H-Rezeptor für Histamin-Rezeptor, D-Rezeptor für Dopamin-Rezeptor. In manchen Fällen hat sich die Forschung allerdings auch auf Buchstaben des griechischen Alphabets geeinigt, z. B. Alpha-Rezeptor (α-Rezeptor), Beta-Rezeptor (β-Rezeptor), Mü-Rezeptor (μ-Rezeptor). Gegebenenfalls tragen die Rezeptornamen kleine Indexzahlen. Sie geben an, welcher Subtyp des Rezeptors gemeint ist.

Abb. 1.2 Wirkorte von Pharmaka.

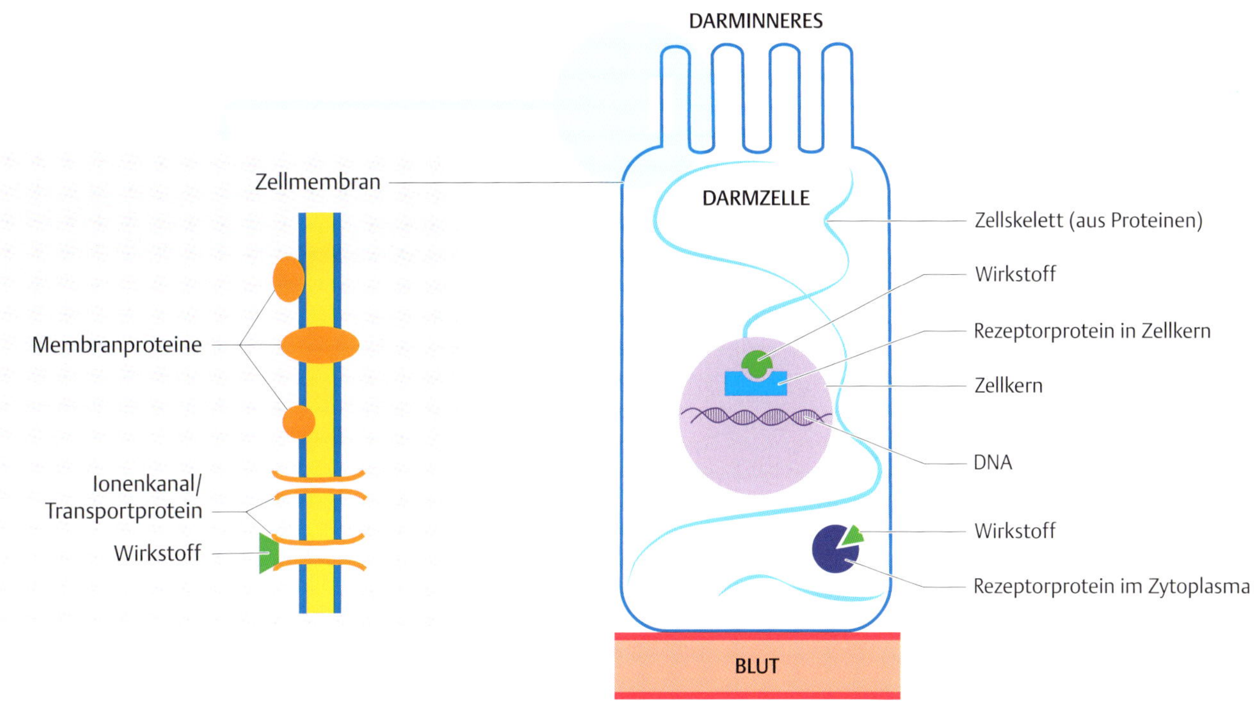

Wirkstoffe können an verschiedenen Stellen der Zelle wirken: an Proteinen in der Zellmembran, im Zytoplasma oder im Zellkern. Der Wirkstoff passt jeweils genau zu dem Rezeptorprotein. Die Wirkungen sind vielfältig, je nachdem, ob es sich bei den Rezeptorproteinen um Kanal- oder Transportproteine, Enzyme oder andere Regulationsproteine handelt. *Quelle: I care Krankheitslehre. 2.Aufl. Stuttgart: Thieme; 2020*

Agonist und Antagonist. Verursacht ein Ligand eine Reaktion der Zelle, bekommt er die Bezeichnung **Agonist**. Bindet ein Ligand an einen Rezeptor, ohne eine Reaktion der Zelle auszulösen, nennt man ihn **Antagonist**. Antagonisten sind Gegenspieler der Agonisten. Sie besetzten nur den Rezeptor und blockieren ihn für den natürlichen Liganden. Antagonisten nennt man auch „Rezeptorblocker“. Antagonisten blockieren nicht nur die Rezeptoren, sie haben auch eine höhere Bindungsstärke gegenüber dem Rezeptor. Dadurch sind sie in der Lage, natürliche Liganden, die bereits mit ihrem Rezeptor eine Bindung eingegangen sind, wieder vom Rezeptor zu verdrängen.

Mimetika. Viele Arzneistoffe sind **künstlich** geschaffene Liganden, die als Agonisten oder Antagonisten fungieren. Künstlich geschaffene Agonisten binden an die Rezeptoren und führen eine Reaktion der Zelle herbei. Sie ahmen somit die natürlichen Liganden nach. Man bezeichnet sie auch als „Mimetika“ (z. B. Sympathomimetika = Nachahmer des Sympathikus).

Zusatzinfo

Beispiele von Agonisten und Antagonisten

Noradrenalin ist der natürliche Ligand an den Betarezeptoren vom Subtyp 2 (β_2-Rezeptoren) der glatten Bronchialmuskelzellen. Bindet Noradrenalin an diese Rezeptoren, kommt es zur Erschlaffung der Bronchialmuskulatur mit nachfolgender Weitstellung der Bronchien. Der Patient bekommt genug Luft in die Lungen. Der Arzneistoff **Salbutamol** ist ein künstlicher **Agonist** am β_2-Rezeptor. Er ahmt sehr effektiv die Wirkung von Noradrenalin nach und weitet krankhaft verengte Bronchien. Salbutamol gehört zur Standardtherapie von Asthma.
Der Arzneistoff **Ranitidin** ist ein künstlicher Ligand am **Histamin-Rezeptor**. Er besetzt die Histamin-Rezeptoren der Belegzellen, ohne eine Reaktion der Belegzellen auszulösen. Die Folge ist eine stark reduzierte Magensäureproduktion. Das saure Aufstoßen und die Magenschmerzen lassen nach. Ranitidin ist somit der Antagonist des Agonisten Histamin. Die rezeptorblockierende Wirkung gibt der Arzneistoffgruppe, zu der Ranitidin gehört, auch den Namen „H_2-Blocker“ bzw. „H_2-Antagonisten“ (siehe auch ▶ **Tab. 1.8**).

Tab. 1.8 Beispiele für Botenstoffe, ihre Rezeptoren und ihre Antagonisten.

Botenstoff (natürlicher Agonist)	Rezeptor-Typ	Antagonist (Arzneistoff)
Histamin	Histamin-Rezeptor (H_2-Rezeptor)	Ranitidin
Noradrenalin	Betarezeptor	Bisoprolol
Dopamin	Dopamin-Rezeptor	Metoclopramid (MCP)
Acetylcholin	Acetylcholin-Rezeptor	Atropin

Arzneistoffe mit hemmender Wirkung auf Enzyme

Sowohl die Verstoffwechselung körperfremder Substanzen als auch die Bildung körpereigener Stoffe erfolgt durch **Enzyme**. Bei zahlreichen pathophysiologischen Vorgängen bilden Enzyme Stoffe, die eine zentrale Rolle bei der Krankheitsentstehung spielen. Die Hemmung dieser Enzyme ist daher ein häufig genutzter Ansatzpunkt bei der Behandlung dieser Krankheiten. Arzneistoffgruppen, deren Pharmakodynamik auf **Enzymhemmung** beruht, werden häufig mit dem Wort „-hemmer" bzw. „-inhibitor" benannt. Beispiele dafür sind ACE-Hemmer, CSE-Hemmer, Tyrosinkinasehemmer.

 *Transferbeispiel*

Acetylsalicylsäure (Aspirin)

Bei einer Gewebeverletzung (z. B. Quetschung, Schnitt, Stich in Haut oder Muskeln) wird das Enzym Cyclooxygenase (COX) im geschädigten Gebiet aktiv und bildet hier den Stoff Prostaglandin E_2. Bei diesem Stoff handelt es sich um einen Mediator, der Schmerzen und Entzündungsreaktionen verursacht. Der Arzneistoff Acetylsalicylsäure (Aspirin) hemmt das Enzym Cyclooxygenase, wodurch weniger Prostaglandin E_2 gebildet wird. Weniger Prostaglandin E_2 bedeutet weniger Entzündung und Schmerz.

Arzneistoffe mit hemmender Wirkung auf Transportsysteme in der Zellmembran

Natrium für das Aktionspotenzial, Kalzium für die Muskelkontraktion, Glukose für die Energiegewinnung – Zellen müssen eine Vielzahl von Stoffen von außen aufnehmen, um ihre Funktionen zu erfüllen. Damit ein organisierter Stoffaustausch zwischen Zellinnerem und Zelläußerem stattfinden kann, sind **Transportstrukturen in der Zellmembran** erforderlich. Elektrolyte wandern über Ionenkanäle in die Zelle ein, für andere Stoffe stehen Transportproteine zur Verfügung. Mit Arzneistoffen, die diese Transportstrukturen gezielt hemmen, lässt sich eine krankhaft übersteigerte Zellaktivität bremsen.

Zusatzinfo

Lidocain

Während einer Zahnwurzelbehandlung werden in den sensiblen Nervenzellen pausenlos Aktionspotenziale ausgelöst, die ins Gehirn geleitet und als intensive Schmerzen empfunden werden. Möglich wird ein Aktionspotenzial erst durch den schnellen Einstrom von Natrium in die Nervenfaser. Natrium gelangt dabei über Natriumkanäle, die sich in der Membran des Neurons befinden, ins Zellinnere. Der Zahnarzt umspritzt bei einem Eingriff die sensiblen Nervenfasern mit einer Lidocain-Lösung. Der Arzneistoff Lidocain blockiert die Natriumkanäle und verhindert den schnellen Einstrom von Natrium. Das Aktionspotenzial bleibt aus, die Schmerzleitung ist unterbrochen.

Fazit – Das müssen Sie wissen

Pharmakodynamik

Die Pharmakodynamik beschreibt, was der Wirkstoff (Arzneistoff) mit dem Körper macht: Wo und wie wirkt er? Die meisten Medikamente wirken innerhalb der menschlichen Zelle auf Membranproteine, Enzyme oder die DNA. Die häufigsten **Wirkmechanismen** von Arzneistoffen bestehen in

- Interaktionen mit einem Rezeptor (**Rezeptor-Liganden-Interaktion**),
- der **Hemmung von Enzymen** und
- der Beeinflussung von **Transportmechanismen** in den **Zellmembranen**.

1.3.2 Pharmakokinetik

Definition

Pharmakokinetik

Die Pharmakokinetik beschreibt, welche biochemischen Prozesse auf den Arzneistoff während seines Weges durch den Körper wirken, beginnend von seiner Applikation bis hin zur Ausscheidung (► **Abb. 1.3**).

Pharmakokinetik beschreibt die Prozesse der

- Freisetzung des Arzneistoffes (**Liberation**),
- Stoffaufnahme (**Resorption**),
- Verteilung (**Distribution**),
- Verstoffwechselung (**Metabolisierung**) und
- Ausscheidung (**Elimination**).

Freisetzung und Resorption eines Arzneistoffes sind abhängig von

- der **Darreichungsform** und
- der **Applikationsart** des Arzneimittels.

Fazit – Das müssen Sie wissen

Pharmakokinetik

Die Pharmakokinetik beschreibt, was der Körper in einer bestimmten Zeit mit dem Wirkstoff macht, und umfasst die Schritte der Liberation, Resorption, Distribution, Metabolisierung und der Elimination. Die Geschwindigkeit der Freisetzung hängt von der Applikationsart und der Darreichungsform ab.

Abb. 1.3 Der Weg des Wirkstoffs durch den Körper.

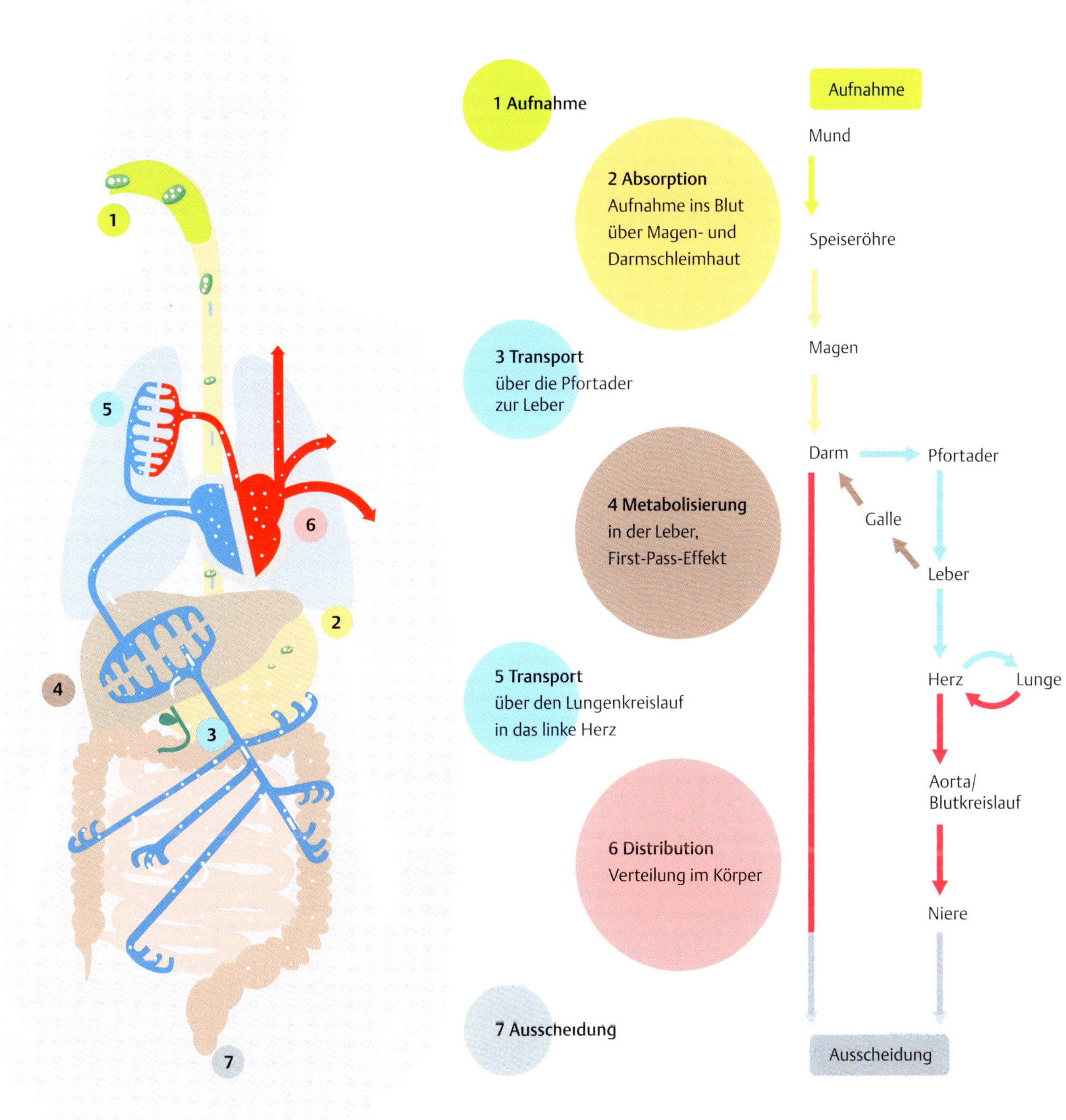

Aufnahme, Absorption, Verstoffwechselung und Verteilung eines oral aufgenommenen Medikaments im Überblick. *Quelle: I care Krankheitslehre. 2.Aufl. Stuttgart: Thieme; 2020*

Darreichungsformen und Applikationsarten

Darreichungsform

Die Darreichungsform, die oft auch als Arzneiform bezeichnet wird, ist die Form, in der dem Patienten das Arzneimittel dargereicht, d. h. zur Anwendung übergeben wird. Man unterscheidet feste, halbfeste und flüssige Darreichungsformen (▸ **Tab. 1.9**; ▸ **Abb. 1.4**).

Tab. 1.9 Darreichungsformen von Arzneimitteln mit Beispielen.

Form	
Fest	Tabletten, Kapseln, Dragees
Halbfest	Salben, Cremes, Gele, Suppositorien (rektale oder vaginale Gabe)
Flüssig	Lösungen zur oralen Applikation, Injektions- und Infusionslösungen, Säfte, Tinkturen, Öle

Abb. 1.4 Merkmale eines Wirkstoffs.

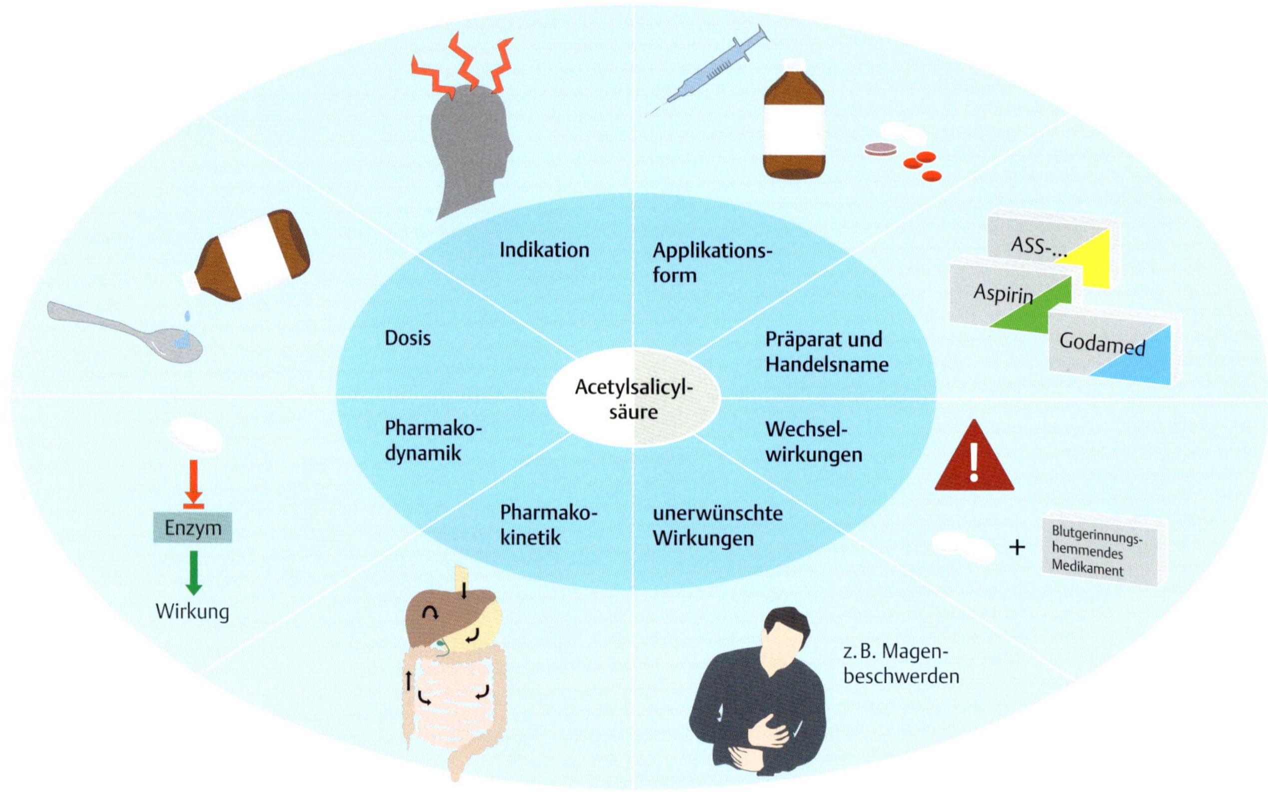

Die verschiedenen Merkmale sind am Beispiel der Acetylsalicylsäure dargestellt. *Quelle: I care Krankheitslehre. 2.Aufl. Stuttgart: Thieme; 2020*

Applikationsarten

Die **Applikation** beschreibt die Art und Weise, in der dem Körper ein Arzneimittel zugeführt wird. Sie erfolgt entweder **lokal** oder **systemisch**.

Lokale Applikation. Bei der lokalen Applikation wird das Arzneimittel an einer lokal begrenzten Körperstelle (z. B. auf der Haut) auf- bzw. eingebracht (▸ **Tab. 1.10**). Der Arzneistoff liegt an dieser Stelle in seiner höchsten Konzentration vor, kann aber von der Applikationsstelle weiter in die Blutbahn wandern, sich über das Blut weiterverteilen und seine Wirkung im ganzen Körpersystem entfalten (systemische Wirkung).

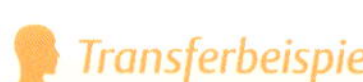
Transferbeispiel

Lokale Applikation

Eine Creme gegen Fußpilz wird lokal auf die vom Pilz befallenen Hautstellen und die unmittelbare Umgebung aufgetragen. Der antimykotisch wirksame Arzneistoff gelangt aus der Creme in die befallenen Hautschichten und tötet dort den Pilz ab. Eine weitere Verteilung in die Blutbahn ist denkbar, erfolgt bei den heutigen Fußpilzmitteln aber, wenn überhaupt, nur geringfügig.

Systemische Applikation. Bei der systemischen Applikation wird ein Arzneimittel so appliziert, dass der Arzneistoff in die Blutbahn gelangt und sich über das Blut im ganzen Körper verteilt.

Der systemisch applizierte Arzneistoff gelangt in viele Bereiche des Körpers, wo seine Anwesenheit nicht erforderlich ist, und sorgt hier für Nebenwirkungen. Daher ist die lokale Applikation in der Regel die verträglichere Variante.

Transferbeispiel

Beispiel für systemische Applikation

Eine ausgedehnte und schwer behandelbare Form des Fußpilzes wird systemisch in Form von Tabletten therapiert. Der antimykotisch wirksame Arzneistoff wird im Darm resorbiert, gelangt über die Blutbahn in die Hautgefäße der Füße und verteilt sich von dort aus in die Hautbereiche des infizierten Gebietes.

Enterale Applikation. Die enterale Applikation bezeichnet alle Applikationsformen, die über den **Magen-Darm-Trakt** erfolgen (▸ **Tab. 1.11**). Arzneistoffe, die über die Schleimhaut des Magen-Darm-Traktes resorbiert werden, wirken systemisch.

Parentale Applikation. Bei der parenteralen Applikation (▸ **Tab. 1.12**) wird der Arzneistoff unter Umgehung des Magen-Darm-Traktes appliziert, d. h. entweder direkt **in die Blutbahn** gespritzt (z. B. i. v. Infusionen) oder, meist per Injektion, **ins Gewebe** eingebracht, von wo aus er sich in der Blutbahn verteilt (z. B. subkutane oder intramuskuläre Injektionen).

Sublinguale, bukkale und nasale Applikationen gehören ebenfalls zu den parenteralen Applikationsformen, sofern der Arzneistoff direkt **über die Schleimhäute** von Mund- oder Nasenraum resorbiert werden. Da der Weg des Arzneistoffes nicht erst durch den Magen-Darm-Trakt führt, tritt die Wirkung bei diesen Applikationsformen mit 3 bis 5 Minuten sehr schnell ein.

Tab. 1.10 Formen der lokalen Applikation mit Beispielen.

Applikationsart	Ort der Anwendung	Beispiele Darreichungsform
kutan (epikutan)	auf der Haut	Salbe, Creme
perkutan (transdermal)	Durch die Haut: Der Arzneistoff durchwandert die Haut in die Blutbahn.	wirkstoffhaltige Pflaster, z. B. Fentanyl-Pflaster zur Therapie schwerer Schmerzen
Konjunktival	auf die Bindehaut des Auges	Augentropfen
Nasal	auf die Nasenschleimhaut	Nasentropfen
Otal	im/am Ohr	Ohrentropfen
Lingual	auf die Zunge	Schmelztabletten
Sublingual	unter die Zunge	Sublingualtabletten
Bukkal	auf die Schleimhaut der Wangentasche	Halsschmerztabletten
Rektal	auf die Mastdarmschleimhaut	Hämorrhoidalsalbe
Vaginal	auf die Vaginalschleimhaut	Creme gegen Scheidenpilz
Pulmonal	auf die Schleimhaut der Bronchien und der Lunge	Asthmasprays

Tab. 1.11 Formen der enteralen Applikation mit Beispielen.

Applikationsart	Ort der Anwendung	Beispiele Darreichungsform
oral (per os)	Durch den Mund: Der Arzneistoff gelangt in den Dünndarm und wird dort über die Schleimhaut resorbiert.	Tabletten, Kapseln, Lösung zum Einnehmen
Rektal	Auf die Mastdarmschleimhaut: Der Arzneistoff gelangt in den Mastdarm und wird dort über die Schleimhaut resorbiert.	Fieberzäpfchen

Tab. 1.12 Formen der parenteralen Applikation mit Beispielen.

Applikationsart	Ort der Anwendung	Beispiele Darreichungsform
intravenös (i. v.)	in die Vene	Injektionslösungen
subkutan (s. c.)	ins Unterhautgewebe	Insulinlösungen, Heparinlösungen
intrakutan (i. c.)	in die oberste Hautschicht	kutaner Allergietest
intramuskulär (i. m.)	in die Muskulatur	Impfungen
Peridural	in den Rückenmarkkanal	Periduralanästhesie im Rahmen der Entbindung
Transdermal	Durch die Haut: Der Arzneistoff durchwandert die Haut in die Blutbahn.	wirkstoffhaltige Pflaster: z. B. Fentanyl-Pflaster zur Therapie schwerer Schmerzen

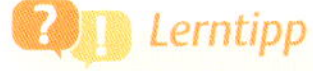
Lerntipp

Topisch oder lokal?

Synonym zum Begriff „lokal" wird häufig der Begriff „topisch" verwendet. Topisch bedeutet, dass der Ort der Applikation tatsächlich ausschließlich der Ort der Wirkung ist. Der Arzneistoff wandert nicht weiter in die Blutbahn. Der Begriff „lokal" sagt nur aus, dass der Arzneistoff ursprünglich auf einem lokal begrenzten Bereich des Körpers angewendet wurde, sich später jedoch systemisch verteilen kann.

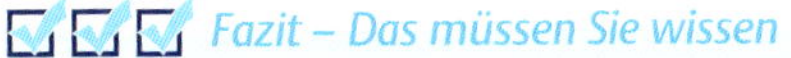
Fazit – Das müssen Sie wissen

Darreichungsformen und Applikationsarten

Wirkstoffe gibt es in verschiedenen **Darreichungsformen** (z. B. Tablette, Kapsel, Saft, Spray). Welche Form auf dem ärztlichen Rezept steht, hängt u. a. davon ab, welche **Patientengruppe** der Arzt vor sich hat (Erwachsene, Kinder) und wie der Wirkstoff verabreicht werden soll.

Häufig sollen Wirkstoffe ihre **Wirkung** nicht **lokal**, also an einem Ort, entfalten (z. B. auf der Haut, in einem Gelenkspalt), sondern an Wirkorten im gesamten Körper, d. h., **systemisch**. Hierzu müssen sie systemisch appliziert werden – enteral oder parenteral.

- **Enterale Applikation:** Der Wirkstoff gelangt über den Magen-Darm-Trakt ins Blutgefäßsystem; am häufigsten ist die orale Applikation (Schlucken).
- Bei der **parenteralen Applikation** wird der Magen-Darm-Trakt umgangen; die Wirkung tritt deshalb i. d. R. schneller ein als bei oraler Applikation. Der Wirkstoff gelangt über das Blutgefäß schnell ins Blutgefäßsystem.

Freisetzung des Arzneistoffes aus der Darreichungsform (Liberation)

Ein Arzneistoff kann nur dann wirksam werden, wenn er das Arzneimittel verlässt und sich in Körperflüssigkeiten löst (z. B. im Magensaft, Blut, Urin, Tränenflüssigkeit).

Tabletten. Bei einfachen Tabletten (▸ **Abb. 1.5a**) handelt es sich um Arzneistoff-Hilfsstoff-Pulver-Gemische, die durch einen Pressvorgang in eine feste Form gebracht wurden. Im Magensaft löst sich die Tablette auf und gibt den Arzneistoff frei. In der gelösten Form gelangt der Arzneistoff anschließend in den Dünndarm, wird hier resorbiert und steht im Blutkreislauf für die Wirkung zur Verfügung. Vom Zeitpunkt der Einnahme bis zur Resorption des Arzneistoffes vergehen i. d. R. 20–30 Minuten. Die Wirkung eines Arzneistoffes tritt also nach etwa ½ Stunde ein. Ist der Magen mit Nahrung gefüllt, verzögert sich die Resorption und die Wirkung beginnt deutlich später.

Retard-Tablette. Eine Sonderform der Tablette ist die Retard-Tablette (▸ **Abb. 1.5b**). Sie löst sich langsamer als einfache Tabletten auf und setzt ihren Arzneistoff verzögert („retardiert") über einen längeren Zeitraum relativ gleichmäßig frei. Retardtabletten haben dadurch eine lange Wirkdauer und decken mit nur einer Einnahme den Arzneistoffbedarf des Patienten für 12–24 Stunden ab. Dadurch reduziert sich die Zahl der Tabletten, die ein Patient täglich schlucken muss, und die Wirkung ist gleichmäßig über den Tag verteilt.

Kapseln. Kapseln bestehen aus Gelatinehüllen, die mit einem Arzneistoff-Hilfsstoff-Pulvergemisch oder einer arzneistoffhaltigen Flüssigkeit befüllt sind. Die Kapselhülle löst sich im Magen-Darm-Trakt auf und gibt ihren Inhalt frei. Wie bei den Tabletten gibt es auch bei Kapseln die Möglichkeit der retardierten Arzneistofffreisetzung.

Flüssige Arzneimittel. Bei **klaren** Arzneistofflösungen (z. B. Tropfen oder Infusionen) erfolgt kein Freisetzungsvorgang, weil der Arzneistoff hier bereits gelöst vorliegt. Die Wirkung tritt schnell ein. Viele flüssige Arzneimittel sind allerdings keine klaren Lösungen, sondern enthalten den Arzneistoff in Form vieler kleiner unlöslicher Feststoffpartikel, die sich beim Stehen am Gefäßboden absetzen. Durch Schütteln wird die Flüssigkeit milchig trüb. Diese Arzneiform nennt man eine **Suspension**. Die Partikel lösen sich erst nach der Applikation auf und setzen den Arzneistoff frei.

Salben, Cremes und Gele. Salben, Cremes und Gele gehören zu den streichfähigen, halbfesten Darreichungsformen. Arzneistoffe werden in sie eingearbeitet. Somit dienen sie als Träger für Arzneistoffe und werden auf die Haut bzw. Schleimhaut appliziert. Salben haben einen hohen Fettanteil, Cremes enthalten sowohl fette Bestandteile als auch Wasser. Gele sind fettfrei (seltene Ausnahmen sind „Lipogele") und bestehen aus einem quellfähigen Strukturbildner und einem sehr hohen Wasseranteil. Der Arzneistoff wandert an der Kontaktfläche aus der Salbe in die Haut.

Wirkstoffhaltige Pflaster (transdermale therapeutische Systeme TTS). Eine wachsende Bedeutung haben wirkstoffhaltige Pflaster. Der Arzneistoff wandert über die Klebefläche des Pflasters in die Haut ein und verteilt sich von dort in das Blutsystem. Einmal aufgeklebt, geben sie den Arzneistoff gleichmäßig und kontinuierlich über die Haut an den Körper ab und gewährleisten so ein gleichbleibendes Wirkprofil über längere Zeiträume. Nikotinpflaster zur Raucherentwöhnung decken 24 Stunden ab, Schmerzpflaster mit dem Arzneistoff Fentanyl 72 Stunden und Hormonpflaster zur Verhütung 7 Tage.

Abb. 1.5 Tablettenpräparate.

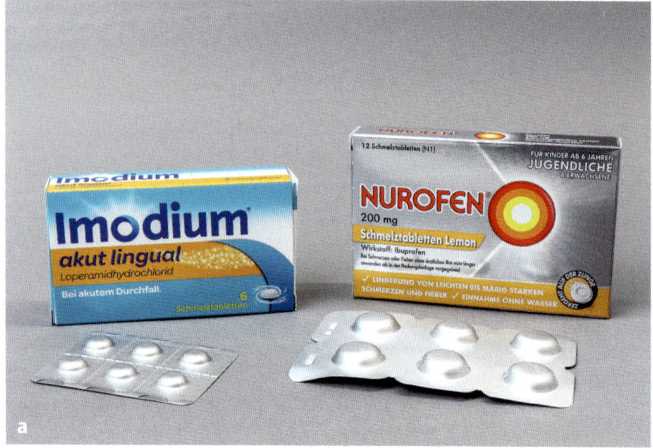

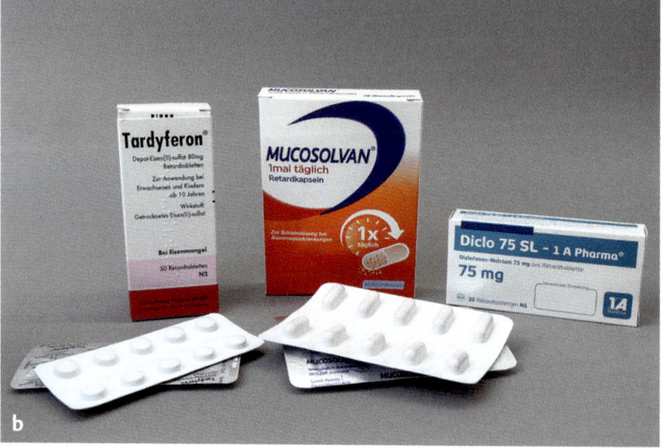

a Schmelztabletten dienen einer schnellen Freisetzung des Wirkstoffs. *Quelle: © K.Oborny/Thieme*
b Retardtabletten setzen den Wirkstoff verzögert frei. *Quelle: © K.Oborny/Thieme*

Resorption (Absorption)

Definition

Resorption

Die Resorption beschreibt den Übergang des Arzneistoffes von außen in die Blutbahn. Dabei muss der Arzneistoff immer eine natürliche Barriere, z. B. eine Zellmembran oder mehrere Zellschichten, überwinden.

Resorption findet bevorzugt an den **Schleimhäuten** des Körpers (Mund, Magen-Darm-Trakt, Nasenhöhle, Alveolen) oder an der **Haut** statt. Arzneistoffe werden entweder **passiv** resorbiert („passiver Stofftransport") oder nutzen natürliche Transportmechanismen zur Resorption („**aktiver** Stofftransport").

Je besser ein Arzneistoff resorbiert wird, desto schneller und stärker ist seine Wirkung.

Verteilung (Distribution)

Viele Arzneistoffe verbleiben nicht an der Stelle, wo sie aufgetragen oder eingebracht wurden, sondern wandern in unterschiedlichem Ausmaß in andere Gewebe- bzw. Flüssigkeitsräume ein. In bestimmten Bereichen des Körpers reichern sich Arzneistoffe besonders stark an und erreichen dort hohe Konzentrationen.

Transferbeispiel

Stoffverteilung

- Das **Antibiotikum Cotrimoxazol** (Cotrim) verteilt sich aus der Blutbahn bevorzugt in den Urin und erreicht hier Spitzenkonzentrationen, mit denen Erreger bakterieller Harnwegsinfekte behandelt werden können.
- **Betacarotin** verteilt sich aus der Blutbahn in die Haut und verursacht einen bräunlich-orangenen Hautton.

Einen großen „Verteilungsraum" stellen die **Plasmaproteine** dar. Arzneistoffe liegen im Blut gelöst in freier Form vor, können sich aber auch an die Oberfläche der Plasmaproteine binden (Plasmaproteinbindung). Manche Arzneistoffe liegen zu 99 % plasmaproteingebunden vor. Wichtig zu wissen ist, dass **nur der im Blut frei gelöste Arzneistoff wirksam ist**. In der Bindung mit einem Plasmaprotein ist der Arzneistoff unwirksam. Zwischen dem freien, also gelösten Anteil des Arzneistoffes, und dem plasmaproteingebundenen herrscht ein Gleichgewicht.

Verteilungsschranken. Einige Bereiche des Körpers sind durch „Verteilungsschranken" vor dem Einwandern von Stoffen besonders geschützt, z. B. das Gehirn durch die **Blut-Hirn-Schranke** und der Embryo durch die **Plazentaschranke**. „Schrankengängige" Stoffe können die Blut-Hirn- oder die Plazentaschranke überwinden. Arzneimittel, die die Plazentaschranke überwinden können, stellen eine potenzielle Gefahr für den Embryo dar und sind in der Schwangerschaft kontraindiziert. Verteilungsschranken können auch ein Hindernis für Arzneistoffe darstellen. So können Arzneistoffe, die zur Behandlung hirnorganischer Erkrankungen eingesetzt werden (z. B. Dopamin bei Parkinson, Antibiotika bei Hirninfektionen, Zytostatika bei Hirntumoren) oft nur mithilfe von chemischen Vorstufen des Arzneistoffes (Prodrugs) oder durch den gezielten Eingriff in den Membrantransport aus dem Blut ins Hirngewebe einwandern.

Metabolisierung

Definition

Metabolisierung

Als Metabolisierung bezeichnet man die biochemische Umwandlung eines Stoffes durch körpereigene Enzyme. Das Hauptorgan der Metabolisierung ist die Leber. Ein alternativer Name ist Biotransformation.

Die Enzyme, die maßgeblich an der Metabolisierung von Arzneistoffen beteiligt sind, gehören zur Gruppe der Cytochrom-P450-Enzyme, kurz: CYP450-Enzyme. Man unterscheidet verschiedene Formen von CYP450-Enzymen, sogenannte Isoformen. Ihr Name setzt sich zusammen aus der Abkürzung „CYP" und einer Ziffern-Buchstaben-Folge (z. B. CYP3A4, CYP2D6).

Aus einem Arzneistoff entsteht durch die Metabolisierung ein **Arzneistoffmetabolit**. Dieser ist ein chemisch verändertes Arzneistoffmolekül, das besser wasserlöslich und somit leichter ausscheidbar ist. In vielen Fällen verlieren Arzneistoffe durch die Metabolisierung ihre Wirksamkeit. Es gibt aber auch Arzneistoffe, deren Metaboliten die Wirksamkeit behalten oder durch die Metabolisierung erst in ihre wirksame Form überführt werden. Solche Arzneistoffe nennt man „Prodrug".

Transferbeispiel

Prodrug

Der gerinnungshemmende Arzneistoff Clopidogrel (Iscover) ist zunächst eine unwirksame Substanz. Erst durch die Metabolisierung in der Leber durch CYP450-Enzyme wird aus dem unwirksamen Clopidogrel ein aktiver Metabolit, der in der Lage ist, die Blutgerinnung effektiv zu hemmen.

Enzymhemmung. Arzneistoffe können erheblichen Einfluss auf die Aktivität von CYP450-Enzymen nehmen. Sie können diese Enzyme blockieren und somit die Metabolisierung anderer Arzneistoffe verlangsamen oder ganz verhindern. Man spricht von einer Enzymhemmung (Enzyminhibition).

Transferbeispiel

Enzymhemmung

Der cholesterinsenkende Arzneistoff **Simvastatin** wird durch CYP3A4 in einen unwirksamen Metaboliten umgewandelt. Das Antibiotikum **Erythromycin** hemmt die Aktivität von CYP3A4 sehr stark. Nimmt ein Patient beide Arzneistoffe gleichzeitig ein, wird die Metabolisierung von Simvastatin gehemmt. Simvastatin verbleibt nun deutlich länger in seiner wirksamen Form im Blut.

Problematisch ist die Enzymhemmung, da der Patient dauerhaft zu viel Arzneistoff im Blut hat. Mit jeder folgenden Dosis steigt der Blutspiegel weiter in die Höhe. Es droht eine Überdosierung mit deutlich ausgeprägten Nebenwirkungen. Im Fall des Beispiels mit Simvastatin treten starke Muskelschmerzen auf. Das Risiko einer Rhabdomyolyse (Muskelzerfall, Muskelfaserzerfall) ist erhöht.

Enzyminduktion. Arzneistoffe können die Aktivität von CYP450-Enzymen auch deutlich steigern (Enzyminduktion). Durch Enzyminduktion wird mehr Arzneistoff in kürzerer Zeit im Körper metabolisiert. Die Menge des im Blut zirkulierenden Arzneistoffes kann durch die beschleunigte Metabolisierung so stark abgesenkt sein, dass die Wirkung des Arzneistoffes verloren geht.

Transferbeispiel

Enzyminduktion

Das Antiepileptikum **Carbamazepin** steigert die Aktivität von CYP450-Enzymen. Die in der **Antibabypille** enthaltenen Hormone werden durch CYP450-Enzyme in unwirksame Metaboliten umgewandelt. Bei gleichzeitiger Einnahme von Carbamazepin und der Pille ist die Metabolisierung der Hormone beschleunigt. Der für die kontrazeptive Wirkung erforderliche Hormonspiegel im Blut wird nicht mehr erreicht, die Pille wirkt nicht mehr. Es kann nun zu einer ungewollten Schwangerschaft kommen.

Lerntipp

Wechselwirkung

Viele Wechselwirkungen (Interaktionen) zwischen Arzneistoffen sind auf Enzymhemmung oder Enzyminduktion zurückzuführen.

Alter und Grunderkrankungen. Im **Säuglingsalter** ist die Enzymaktivität noch nicht vollständig entwickelt und die **Stoffwechselleistung** der Leber entsprechend **geringer** als beim Erwachsenen. Für Kleinkinder und Grundschulkinder liegt die Metabolisierungsleistung in der Regel höher als beim Erwachsenen (Arzneimittel werden aber für Kinder nicht höher dosiert!). Auch im **höheren Lebensalter** und **bei Lebererkrankungen** verändert sich die Metabolisierungsleistung: Beim alten Menschen liegt die die Enzymaktivität **niedriger** als beim Menschen mittleren Lebensalters. Der Arzt muss dies bei der verordneten **Dosis** berücksichtigen, sonst drohen Über- oder Unterdosierungen des Arzneistoffes.

First-Pass-Effekt. Eine besondere Form der Metabolisierung stellt der First-Pass-Effekt dar. Der im Darm resorbierte Arzneistoff wird mit dem Blut über die Pfortader direkt in die **Leber** transportiert (= erster Durchfluss des Arzneistoffes durch die Leber = First Pass). Hier kommt es zum ersten Mal zur Metabolisierung des Arzneistoffes. Den prozentualen Anteil der im **Dünndarm** resorbierten Arzneistoffmenge, der bei dieser ersten Leberpassage in unwirksame Arzneistoffmetaboliten umgewandelt wird, nennt man First-Pass-Effekt (▸ **Abb. 1.3**).

Transferbeispiel

First-Pass-Effekt

Der First-Pass-Effekt des Schmerzmittels **Diclofenac** (Voltaren) liegt bei bis zu 65 %. Das bedeutet, dass aus einer Tablette mit 100 mg Diclofenac bis zu 65 mg des Arzneistoffes beim ersten Leberdurchfluss enzymatisch unwirksam gemacht werden. Nur 35 mg gelangen unverändert in den großen Blutkreislauf und können ihre Wirkung entfalten.

Der First-Pass-Effekt kann umgangen werden durch die:

- parenterale Applikation (z. B. Injektion, Infusion),
- transdermale Applikation (wirkstoffhaltige Pflaster),
- sublinguale oder
- rektale Gabe.
- Ein **rektal applizierter Arzneistoff** wird über die **Schleimhaut des Mastdarms** resorbiert. Die venösen Gefäße, die das Blut vom Mastdarm abführen, leiten das Blut, anders als die übrigen Abschnitte des Darms, nicht in die Pfortader, sondern in die untere Hohlvene. Auf diese Weise **umgeht** der Arzneistoff **die Leber** und befindet sich direkt im großen Blutkreislauf.

Elimination

Die Elimination bezeichnet die Ausscheidung eines Arzneistoffes aus dem Körper. Sie erfolgt über

- die Nieren (renale Elimination) oder
- die Leber (biliäre Elimination).

Bei der **renalen Elimination** gelangt der im Blut gelöste Arzneistoff (bzw. der Arzneistoffmetabolit) über die Nieren in den Urin und wird auf diesem Weg ausgeschieden.

Bei der **biliären Elimination** wird der Arzneistoff von der Leber in die Gallenflüssigkeit abgegeben. Zusammen mit den anderen Bestandteilen der Gallenflüssigkeit gelangt er ins Duodenum und wird mit den Fäzes ausgeschieden.

Die Elimination von Arzneistoffen über die Atemluft (pulmonal) und über die Haut (transdermal) erfolgt in sehr geringem Umfang und kann vernachlässigt werden.

! Cave

Arzneimittel bei Leber- und Niereninsuffizienz

Bei einer Nieren- oder Leberinsuffizienz muss damit gerechnet werden, dass ein Arzneistoff verzögert ausgeschieden wird. Es besteht die Gefahr, dass sich der Arzneistoff dadurch zu stark im Blut anreichert und es zu starken Nebenwirkungen kommt.

Halbwertszeit. Ein wichtiges Maß für die Geschwindigkeit, mit der ein Arzneistoff eliminiert wird, ist die Eliminationshalbwertszeit, kurz: Halbwertszeit.

Definition

Eliminationshalbwertszeit

Die Halbwertszeit bezeichnet die Zeitspanne, die vergehen muss, bis die Hälfte einer ursprünglich im Blut vorhandenen Arzneistoffmenge ausgeschieden wurde.

Transferbeispiel

Halbwertszeit

Der Arzneistoff Diclofenac (Voltaren) hat eine Eliminationshalbwertszeit von 2 Stunden. Nach einer Halbwertszeit, also nach Ablauf von 2 Stunden, ist die Menge des im Blut nachweisbaren Arzneistoffes auf 50 % des Spitzenblutspiegels gesunken. Nach einer weiteren Halbwertszeit, nunmehr insgesamt 4 Stunden, liegt der Blutspiegel bei nur noch 25 %. Nach Ablauf von 7 Halbwertszeiten, also 7 mal 2 Stunden (14 Stunden), liegt der Blutspiegelwert von Diclofenac unter 1 %.

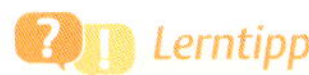

Wirkdauer

Die Dauer der Wirkung eines Arzneistoffes hängt, von Ausnahmen abgesehen, von seiner Halbwertszeit ab. Es gilt die **Faustregel**: je länger die Halbwertszeit, desto länger die Wirkung.

Enterohepatischer Kreislauf. Die biliäre Elimination ist direkt verschaltet mit einem Kreislauf, den der Körper nutzt, um Stoffe wiederzuverwerten: Die Leber gibt Stoffe aus dem Blut in die Gallenflüssigkeit ab (biliäre Elimination). Mit der Gallenflüssigkeit gelangen sie ins Duodenum. Hier werden bestimmte Stoffe aus der Gallenflüssigkeit, darunter auch etlichen Arzneistoffe, erneut resorbiert, gelangen über die Pfortader zurück zur Leber und weiter in den Blutkreislauf, wo sie für die systemische Wirkung wieder zur Verfügung stehen. Später werden sie wieder in die Gallenflüssigkeit ausgeschieden und der Prozess beginnt von vorn. Den Kreislauf zwischen Dünndarm, Blut und Leber nennt man „enterohepatischer Kreislauf". Manche Arzneistoffe zirkulieren so bis zu 12-mal im Körper, bis sie endgültig ausgeschieden werden.

 *Transferbeispiel*

Enterohepatischer Kreislauf

Beispiele für Arzneistoffe mit ausgeprägtem enterohepatischem Kreislauf sind Östrogene (z. B. hormonelle Kontrazeptiva) und Digitalisglykoside.

Durch den enterohepatischen Kreislauf verbleiben Arzneistoffe länger im Körper und wirken entsprechend lange. Wird der Kreislauf unterbrochen, z. B. durch eine Störung bei der Rückresorption aus dem Dünndarm, verkürzen sich die Verweildauer und die Wirkung des Arzneistoffes.

Bioverfügbarkeit

Die Bioverfügbarkeit beschreibt, mit welcher Geschwindigkeit und in welcher Menge ein Arzneistoff in den Blutkreislauf gelangt und zur Wirkung kommt. Die Angabe der Bioverfügbarkeit erfolgt in Prozent. Es gilt: Je höher die Bioverfügbarkeit, desto stärker ist seine Wirkung.

 *Transferbeispiel*

Bioverfügbarkeit von Arzneistoffen

Die Bioverfügbarkeit des Blutdrucksenkers Amlodipin (Norvasc) liegt nach oraler Applikation bei bis zu 80 %. Das bedeutet, dass von einer Dosis von 5 mg Amlodipin letztlich 4 mg ins Blut gelangen und wirken.
Zum Vergleich: Die Bioverfügbarkeit des Osteoporosemittels Alendronat (Fosamax) liegt bei oraler Applikation nur bei 0,64 %.
Die Bioverfügbarkeit von i. v. Applikationen beträgt definitionsgemäß 100 %.

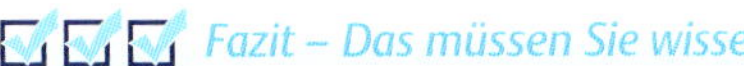

Absorption, Distribution, Metabolisierung und Elimination

Zunächst wird der Wirkstoff im Körper aus dem Arzneimittel freigesetzt. Die Geschwindigkeit der Freisetzung hängt von der **Applikationsart** und der **Darreichungsform** ab. Schmelztabletten z. B. setzen den Wirkstoff schnell frei, Retardpräparate verzögert. Wie viel von dem Wirkstoff ins Blut des Körperkreislaufs aufgenommen wird, hängt u. a. davon ab, in welchem Umfang der Arzneistoff resorbiert wird und ob der Wirkstoff nach Aufnahme durch die Darmschleimhaut in der Leber chemisch verändert und dadurch seine Wirkung vermindert wird (**First-Pass-Effekt**). Wirkstoffe mit geringer Resorption im Magen-Darm-Trakt und einem hohem First-Pass-Effekt haben eine geringe orale **Bioverfügbarkeit**, können also nicht oral verabreicht werden. Die Verteilung des Wirkstoffs im Körper hängt von Eigenschaften wie Wasser- bzw. Fettlöslichkeit, Ladung oder Molekülgröße ab. Die **Metabolisierung**, also der Umbau des Wirkstoffs in eine ausscheidungsfähige Form, findet meist in der Leber statt. Daher muss bei Leberfunktionsstörungen ggf. die Dosis angepasst werden. Die meisten Wirkstoffe werden **über die Nieren ausgeschieden**; bei Nierenfunktionsstörungen muss ggf. die Dosis angepasst werden.

Dosis-Wirkung-Beziehungen

Die Dosis bezeichnet die definierte Menge eines Arzneistoffes, die ein Patient einnimmt. Bei einer systemischen Applikation ist der Arzneistoff ab einem bestimmten Zeitpunkt im Blut messbar und verbleibt dort so lange, bis er metabolisiert und ausgeschieden ist. Die Arzneistoffkonzentration im Blut kann man in Abhängigkeit von der Zeit als Blutspiegelkurve darstellen (▶ **Abb. 1.6**).

Der Arzneistoff muss eine Mindestkonzentration im Blut überschreiten, damit es zu einer Wirkung kommt. Unterhalb dieses als **minimale effektive Konzentration (MEK)** bezeichneten Schwellenwertes bleibt die Wirkung aus. Überschreitet hingegen der Blutspiegel eines Arzneistoffes einen bestimmten Grenzwert, kommt es zu unerwünschten Wirkungen. Diesen oberen Schwellenwert nennt man **minimale toxische Konzentration (MTK)**. Der Blutspiegelbereich zwischen der minimalen effektiven und der minimalen toxischen Konzentration wird als **„therapeutische Breite"** bzw. „therapeutisches Fenster" bezeichnet.

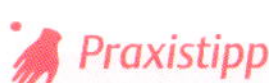

Sicherheit in der Arzneimitteltherapie

Arzneistoffe, die eine große therapeutische Breite haben (bei denen die MEK und MTK also weit auseinanderliegen) sind relativ sicher in der Anwendung, da die Arzneistoffkonzentration erst bei massiver Überdosierung die minimale toxische Konzentration überschreitet.
Eine enge therapeutische Breite bedeutet, dass schon eine geringe Überdosierung zu Blutspiegeln führt, die oberhalb der minimalen toxischen Konzentration liegen und es rasch zu Nebenwirkungen kommt.

Abb. 1.6 Zusammenhang von Plasmakonzentration und Wirkungsstärke.

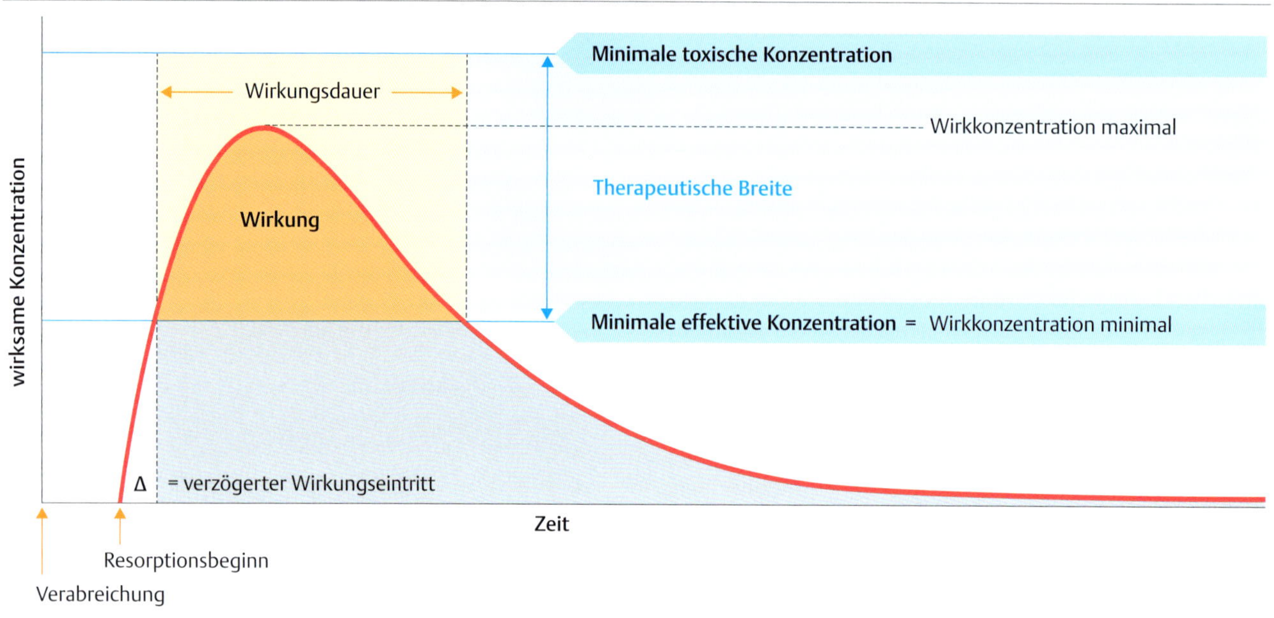

Quelle: Eisoldt S, Wendland M. Allopathische Verfahren. In: Thieme (Hrsg.): Heilpraktiker-Kolleg. Stuttgart: Haug; 2022

Je höher die verabreichte Dosis eines Arzneistoffes, desto höher sind Blutspiegel und Wirkstärke des Arzneistoffes. Bei der dauerhaften Einnahme einer gleichbleibenden Dosis pendelt sich der Blutspiegel auf einen konstanten Wert, auf den sogenannten „**Steady State**", ein. Optimalerweise befindet sich die Kurve des Steady States in der therapeutischen Breite.

Bis der Blutspiegel eines Arzneistoffes seinen Steady State erreicht hat und sich dauerhaft in der therapeutischen Breite befindet, vergehen, je nach Halbwertszeit des Arzneistoffes, unter Umständen mehrere Tage. Lebensbedrohliche Situationen (schwere Infektionen, starke Schmerzen) machen ein schnelleres Erreichen des Steady States in der therapeutischen Breite erforderlich. Dazu erhält der Patient mit der ersten Gabe eine Initialdosis, die doppelt so hoch ist wie die Dosis, die unter normalen Umständen appliziert wird. Die anfänglich hohe Dosis bezeichnet man als **„Loading dose"**. Jede nachfolgende, niedrigere Dosis dient dem Erhalt des Steady States. Man nennt sie daher **Erhaltungsdosis**.

Chronopharmakologie

Ein Arzneistoff wirkt nicht zu jeder Tageszeit gleich stark. In vielen Fällen hängt die Wirkung vom zirkadianen Rhythmusder biochemischen Vorgänge im Körper ab. Arzneimittel sollten tageszeitlich so appliziert werden, dass sie optimal wirken und die Nebenwirkungen möglichst gering sind.

Transferbeispiel

Beispiele für den Einfluss der Tageszeit auf die Wirkung von Arzneistoffen

- Systemische Kortisongaben sollen morgens erfolgen, weil dann auch die körpereigene Kortisonproduktion am höchsten ist. Abends und nachts hingegen ist sie vergleichsweise gering. Man ahmt auf diese Weise das physiologische Kortisonprofil nach und verringert dadurch das Auftreten der für Kortison typischen Nebenwirkungen.
- Statine sind Cholesterinsenker. Sie drosseln die körpereigene Cholesterolbiosynthese, die besonders nachts sehr hoch ist. Statine werden daher zum Abend eingenommen.

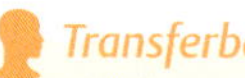
Fazit – Das müssen Sie wissen

Dosis-Wirkung-Beziehung und Chronopharmakologie

Um bei einer systemischen Applikation die **gewünschte Wirkung** zu erzielen, muss der Arzneistoff in einer bestimmten **Dosis** verabreicht werden. Dazu muss er eine Mindestkonzentration im Blut erreichen. Unterhalb dieser **minimalen effektiven Konzentration (MEK)** bleibt die Wirkung aus. Bei einer zu hohen Dosis wird dagegen die **minimale toxische Konzentration (MTK)** überschritten und es kommt zu unerwünschten Wirkungen. Der Blutspiegelbereich zwischen der MEK und der MTK ist die **„therapeutische Breite"** bzw. das „therapeutische Fenster". Bei der dauerhaften Einnahme einer gleichbleibenden Dosis pendelt sich der Blutspiegel auf einen konstanten Wert (**steady state**) innerhalb der therapeutischen Breite ein.
Die Wirkung eines Arzneistoffes ist zudem abhängig von **zirkadianen Rhythmen** der biochemischen Vorgänge im Körper.

1.3.3 Vertiefungsfragen zu pharmakologischen Wirkmechanismen

Vertiefungsfragen

Frage 1

Was bezeichnet „Pharmakodynamik", was „Pharmakokinetik"?

Musterlösung:

Bei der Pharmakodynamik geht es um die Frage: Wie wirkt das Arzneimittel auf den Körper? Betrachtet wird der biochemische Wirkmechanismus.

Die Pharmakokinetik dreht die Frage um: Wie wirkt der Körper auf das Arzneimittel? Dabei geht es um die Resorption, Verteilung, Metabolisierung, Elimination des Arzneistoffes.

Frage 2

Was versteht man unter „Rezeptorblocker"?

Musterlösung:

„Rezeptorenblocker" sind Antagonisten eines Botenstoffes an dessen Rezeptor. Sie binden an den Rezeptor und blockieren ihn für den Botenstoff. „Rezeptorenblocker" lösen im Gegensatz zum Botenstoff keine Reaktion der Zelle aus.

Frage 3

Welchen Zusammenhang gibt es zwischen der Enzymhemmung und der Wirkung eines Arzneistoffes?

Musterlösung:

Enzyme spielen bei vielen Krankheiten eine entscheidende Rolle. Sie bilden Mediatorstoffe, welche pathologische Prozesse starten bzw. in Gang halten. Gelingt es, mit einem Arzneistoff die Enzymaktivität zu hemmen, werden die Mediatorstoffe nicht mehr gebildet und das Krankheitsgeschehen wird gestoppt.

Frage 4

In der Packungsbeilage eines Arzneimittels steht, dass der Arzneistoff ein „Dopamin- Antagonist" ist. Was bedeutet das?

Musterlösung:

Ein Dopamin-Antagonist ist ein Dopamin-Rezeptor-Blocker. Er verhindert, dass der natürliche Ligand Dopamin an den Dopaminrezeptor bindet. Bereits an den Rezeptor gebundenes Dopamin wird wieder verdrängt. Auf diese Weise verhindert der Dopamin-Antagonist die Dopaminwirkung.

Frage 5

Ein Patient bekommt einen Arzneistoff aus der Gruppe der Xanthinoxidase-Inhibitoren. Welche Rückschlüsse auf den Wirkmechanismus können Sie aus dem Namen der Arzneistoffgruppe ziehen?

Musterlösung:

Inhibitoren bzw. Hemmer sind Arzneistoffe, die ein Enzym hemmen. In diesem Fall nimmt der Patient einen Wirkstoff, der das Enzym Xanthinoxidase hemmt.

Frage 6

Auf welchen Wirkmechanismus lässt die Bezeichnung Kalziumkanalblocker schließen?

Musterlösung:

Ein Kalziumkanalblocker blockiert den Einstrom von Kalziumionen über einen Kalziumkanal in der Zellmembran, z. B. bei Nerven- und Muskelzellen.

Frage 7

Was bedeutet „parenteral"?

Musterlösung:

Parenteral bedeutet, dass ein Arzneistoff unter Umgehung des Magen-Darm-Traktes ins Blut gelangt. Zu den parenteralen Darreichungsformen gehören Injektionen, Infusionen und transdermale therapeutische Systeme (TTS, wirkstoffhaltige Pflaster).

Frage 8

a) Bei welchen Arzneimitteln erfolgt eine systemische Applikation: Halsschmerztabletten, Nikotinpflaster, Wundheilsalbe, Heparinspritzen?
b) Was bedeutet der Begriff „Retard" im pharmakologischen Zusammenhang?

Musterlösung:

a) Halsschmerztabletten und Wundheilsalben sind lokale Applikationen. Beide Arzneimittel wirken nur an der Stelle, an sie aufgebracht werden (oberflächlich betäubend bzw. wundheilungsfördernd). Nikotinpflaster und Heparinspritzen sind systemische Applikationen. Aus dem Nikotinpflaster wandert der Wirkstoff Nikotin in die Haut und von dort direkt in die Blutbahn. Heparin wird mit der Spritze ins Gewebe unter der Haut gespritzt. Von hier wandert Heparin in die Blutbahn.

b) „Retard" bedeutet, dass ein Arzneimittel seinen Wirkstoff langsam, in gleichmäßigen Raten freisetzt. Dadurch ist eine lange Wirkdauer des Arzneimittels gewährleistet und die Einnahmehäufigkeit verringert sich.

Frage 9

In der Packungsbeilage eines Arzneimittels steht der Satz: „Vorsichtig anwenden bei Leber- und Niereninsuffizienz." Erläutern Sie diesen Hinweis.

Musterlösung:

Die Leber leistet den Hauptteil des enzymatischen Abbaus von Arzneistoffen. Zusammen mit den Nieren stellt die Leber zugleich das wichtigste Organ für die Ausscheidung von Arzneistoffen dar. Wenn Leber und Nieren nicht richtig arbeiten, bleiben Arzneistoffe zu lange im Blutkreislauf und wirken entsprechend länger. Bei wiederholter Gabe kumuliert der Arzneistoff zusätzlich und der Blutspiegel überschreitet schnell die minimale toxische Konzentration. Es kommt zu Nebenwirkungen.

Frage 10

„Die Bioverfügbarkeit des Arzneistoffes nach oraler Gabe liegt bei ca. 10 %." Erklären Sie diese Angabe.

Musterlösung:

Die Bioverfügbarkeit gibt an, welche Menge eines applizierten Arzneistoffes im Blutkreislauf in welcher Geschwindigkeit ankommt. In diesem Fall werden nur 10 % eines Arzneistoffes aus einer oralen Arzneiform (z. B. Tablette, Kapsel) den Blutkreislauf erreichen.

1.4 Psychopharmaka

Psychische Erkrankungen sind in ihrer Art und Ausprägung vielfältig und reichen von Depressionen über Psychosen bis hin zu Aufmerksamkeitsstörungen. Biochemisch sind sie häufig mit einer Veränderung der verfügbaren Menge an Neurotransmittern im Gehirn assoziiert. **Psychopharmaka** greifen in diesen veränderten **Neurotransmitterhaushalt** ein und stellen das **Gleichgewicht** der **Botenstoffe** wieder her. Zur Arzneimittelgruppe der Psychopharmaka gehören (▶ **Abb. 1.7**):

- Antidepressiva und Phasenprophylaktika
- Antipsychotika
- Tranquillanzien
- Hypnotika
- Psychostimulanzien

1.4.1 Antidepressiva

Definition

Antidepressiva

Antidepressiva sind Arzneimittel zur Behandlung von Depressionen. Sie werden zudem bei Angst- und Zwangserkrankungen, depressionsbedingten Schlafstörungen und chronischen Schmerzsyndromen eingesetzt.

Die **kurzfristigen Ziele** der Therapie mit Antidepressiva sind:

- Die Beseitigung der depressiven Stimmungslage und der Niedergeschlagenheit (▶ **Abb. 1.8**).
- Die Dämpfung von innerer Unruhe und Ängstlichkeit bei ängstlich-agitierten Patienten bzw.
- Die Steigerung des Antriebs bei gehemmt-depressiven Patienten.

Die **langfristigen Ziele** bestehen in der:

- Unterstützung von psychotherapeutischen Maßnahmen
- Wiederherstellung der Fähigkeit, am Alltag und am gesellschaftlichen Leben teilzunehmen
- Senkung der der Suizidgefahr

Abb. 1.7 Psychopharmaka.

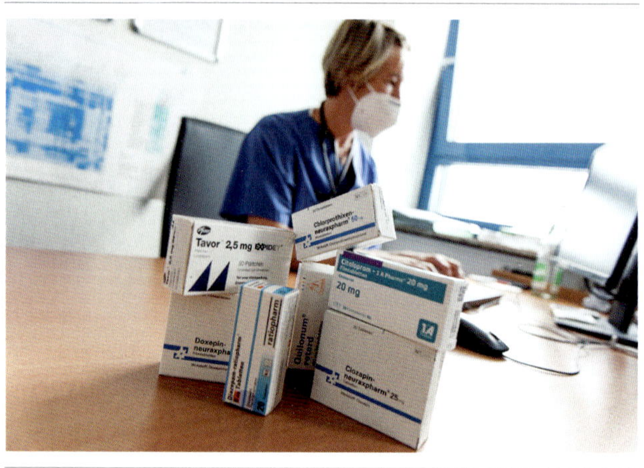

Quelle: © KH Krauskopf/Thieme

Abb. 1.8 Depression.

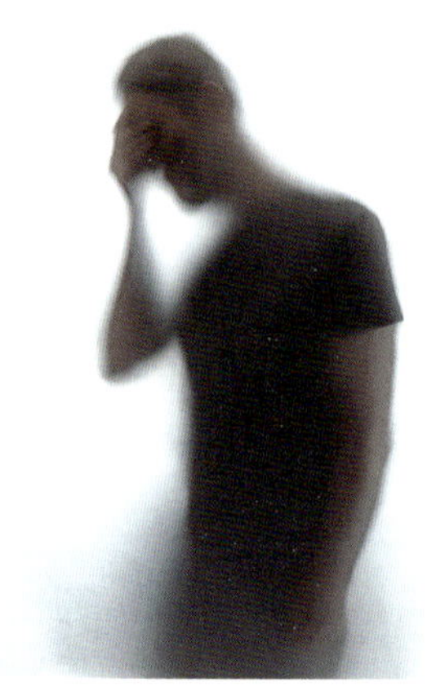

Zu den Symptomen einer Depression können eine niedergeschlagene und gedrückte Stimmung sowie Antriebslosigkeit und eine innere Leere gehören. (nachgestellte Situation) Quelle: © K. Oborny/Thieme

Praxistipp

„Ich bin doch nicht depressiv!" – Antidepressiva bei anderen Indikationen

Antidepressiva haben mittlerweile ihren festen Platz bei nicht psychiatrischen Erkrankungen gefunden. Besonders die älteren Wirkstoffe findet man als Co-Analgetika in der **Prophylaxe von Migräne** (z. B. Amitriptylin), des **Spannungskopfschmerzes** (z. B. Amitriptylin) und in der Therapie von **neuropathischen Schmerzen** (z. B. Amitriptylin, Trimipramin) wieder. Leider führt die Kennzeichnung der Arzneimittelpackung als Antidepressivum bei vielen nicht depressiven Patienten zu Irritationen. Heilpraktiker können hier wertvolle Aufklärungsarbeit leisten, indem sie Patienten darauf hinweisen, dass das verordnete Antidepressivum im Rahmen eines schmerztherapeutischen Gesamtkonzeptes angewendet wird.

! Cave

Vorsicht: Antidepressiva können kurzfristig das Risiko eines Suizids erhöhen!

Je nach Präparat enthalten Antidepressiva (S. 70) verschiedene Wirkstoffe. Werden suizidalen Patienten Antidepressiva mit **antriebssteigernden** Wirkstoffeigenschaften verabreicht, ist vor allem im **frühen** Einnahmestadium äußerste Vorsicht geboten, da Antidepressiva häufig die Aktivität steigern, bevor sie die Depression lösen.

Die antriebssteigernde Wirkung setzt recht schnell in den ersten Tagen der Therapie ein, die eigentlich gewünschte depressionslösende Wirkung setzt jedoch frühestens ab der zweiten Therapiewoche ein. Haben Patienten nach wie vor Suizidgedanken, kann der gesteigerte Antrieb v. a. bei **ängstlich-agitiert depressiven** Patienten das Risiko erhöhen, dass der **Suizid** ausgeführt wird.

Wirkmechanismus

Pathophysiologisch wird eine Depression auf einen **Mangel** an den Neurotransmittern **Serotonin** und **Noradrenalin** in den Synapsen der Hirnneurone zurückgeführt. Viele Antidepressiva wirken, indem sie den Abbau oder die Wiederaufnahme der Neurotransmitter Serotonin und Noradrenalin im synaptischen Spalt verringern. Beide Neurotransmitter verbleiben dadurch länger im synaptischen Spalt und interagieren häufiger mit ihren Rezeptoren auf der postsynaptischen Nervenzellenmembran (▶ **Abb. 1.9**).

Über ihren Einfluss auf die Wiederaufnahme von Neurotransmittern hinaus **interagieren** Antidepressiva mit einer Vielzahl **unterschiedlicher Rezeptoren**, woraus sich die unterschiedlichen Wirkungs- und Nebenwirkungsprofile der Substanzen ableiten.

Praxistipp

Gut Ding will Weile haben

Die depressionslösende Wirkung der Antidepressiva setzt nicht mit der ersten Einnahme ein. Oft vergehen **2–3 Wochen**, bevor sich eine **spürbare Besserung** der Erkrankung einstellt. Die Nebenwirkungen treten hingegen sofort auf. Vielen Patienten fällt es daher schwer, die Therapie fortzuführen. Erst nach 4 Wochen kontinuierlicher Einnahme lässt sich endgültig sagen, ob ein Antidepressivum bei einem Patienten wirkt oder nicht. Hier sind also Geduld und Durchhaltevermögen erforderlich.

Wirkstoffgruppen

Wichtige Antidepressiva-Gruppen sind:

- trizyklische Antidepressiva
- selektive Serotonin-Wiederaufnahme-Hemmer (SSRI)
- Monoaminooxidase-Hemmer

Daneben existieren mehrere kleine Wirkstoffgruppen, von denen in diesem Kapitel ausgewählte Wirkstoffe vorgestellt werden (siehe Kap. Sonstige Antidepressiva.)

Abb. 1.9 Wirkweise der Serotonin-Wiederaufnahmehemmer (SSRI).

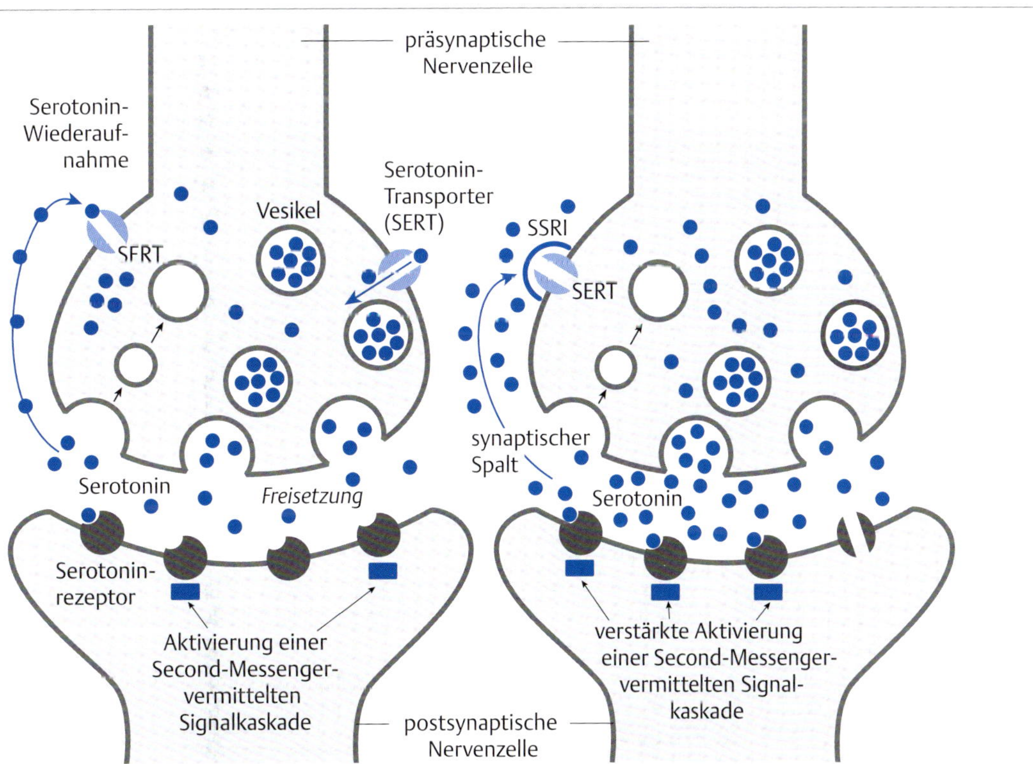

Serotonin-Wiederaufnahmehemmer wirken sich auf den Serotoninspiegel im synaptischen Spalt (bzw. im Gehirn) aus. Die Abbildung illustriert den synaptischen Spalt vor der Einnahme (linker Teil) und nach der Einnahme (rechter Teil) von SSRI. *Quelle: Dreher J. Wirkprinzipien. In: Dreher J (Hrsg.): Psychopharmakotherapie griffbereit. 6., aktualisierte und erweiterte Aufl. Stuttgart: Thieme; 2024*

Trizyklische Antidepressiva

Trizyklische Antidepressiva (Synonyme: TZA, Trizyklika) sind seit Jahrzehnten im klinischen Einsatz und gehören somit zur **alten Generation** der Antidepressiva. Aufgrund der umfangreichen Erfahrung mit dieser Substanzgruppe bezüglich ihrer Wirksamkeit und Verträglichkeit werden sie noch heute angewendet. Die Bezeichnung „trizyklisch" bezieht sich auf die chemische Grundstruktur der Moleküle, die aus 3 miteinander verknüpften Kohlenstoffringen besteht.

Mit wenigen Ausnahmen wirken trizyklische Antidepressiva tendenziell sedierend und schlafanbahnend. Sie sind daher für die Behandlung von ängstlich-agitierten Formen der Depression geeignet.

Wirkstoffbeispiele

▶ **Tab. 1.13** zeigt häufige trizyklische Antidepressiva.

Nebenwirkungen

Zu den häufigsten Nebenwirkungen zählen:

- anticholinerge Wirkungen (siehe folgende Box)
- Herzrasen und Herzrhythmusstörungen
- Hypotonie
- Gewichtszunahme
- Unruhezustände
- Müdigkeit

Zusatzinfo

Anticholinerge Nebenwirkungen

Bei anticholinergen Nebenwirkungen handelt es sich um einen Symptomenkomplex, der auf der Hemmung des parasympathischen Nervensystems beruht (parasympatholytische Wirkungen). Anticholinerg wirkende Arzneistoffe sind Gegenspieler (Antagonisten) des Botenstoffes Acetylcholin und blockieren dessen Rezeptoren. Typische anticholinerge Nebenwirkungen sind:

- verstopfte, trockene Nase
- Akkommodationsstörungen und Mydriasis: Die Beeinträchtigung des Sehens führt zusammen mit der auftretenden Müdigkeit dazu, dass Patienten, besonders in der Anfangsphase der Therapie, nur eingeschränkt zur Teilnahme am Straßenverkehr fähig sind.
- Erhöhung des Augeninnendrucks mit Gefahr eines akuten Glaukoms
- Demenz (reversibel)
- Miktionsstörungen
- Obstipation

Anticholinerge Wirkungen treten nicht nur bei trizyklischen Antidepressiva auf. Sie sind auch bei vielen Arzneistoffen unterschiedlicher Wirkstoffgruppen und Indikationsgebiete zu finden, u. a. bei Allergiemitteln (H_1-Antihistaminika), opioiden Analgetika, Parkinson-Mitteln, Tranquillanzien und Arzneimitteln gegen Übelkeit und Erbrechen.

Tab. 1.13 Beispiele für trizyklische Antidepressiva.

Wirkstoff	Präparatename (Beispiele)
Amitriptylin	Saroten
Trimipramin	Stangyl
Doxepin	Aponal

Selektive Serotonin-Wiederaufnahmehemmer

Wirkmechanismus

Selektive Serotonin-Wiederaufnahmehemmer (Synonym: Selective Serotonin Reuptake Inhibitors [SSRIs]) hemmen gezielt die Wiederaufnahme von Serotonin aus dem synaptischen Spalt in die Präsynapse (= präsynaptische Nervenzelle) (▶ **Abb. 1.9**). Sie haben keinen Einfluss auf Noradrenalin.

SSRI wirken tendenziell antriebssteigernd und haben kaum sedierende Eigenschaften. Sie sind daher für die Behandlung von gehemmt-depressiven Patienten geeignet.

Wirkstoffbeispiele

Selektive Serotonin-Wiederaufnahmehemmer werden anhand ihrer Wirkstoffe unterteilt (▶ **Tab. 1.14**).

Nebenwirkungen

Im Unterschied zu den älteren trizyklischen Antidepressiva zeigen sie deutlich seltener anticholinerge Nebenwirkungen. Eine Gewichtszunahme ist möglich. Häufiger treten jedoch ein **verminderter Appetit** und eine **Gewichtsabnahme** auf. Weitere typische Nebenwirkungen der SSRI sind:

- Schlaflosigkeit in der Nacht, in deren Folge Müdigkeit und Schläfrigkeit am Tag auftreten können.
- Störungen der Sexualfunktion, z. B. Ejakulationsverzögerung und verringerte Libido
- starkes Schwitzen

Serotonin-Syndrom. Wird ein SSRI zu hoch dosiert oder mit einem anderen Arzneimittel kombiniert, das ebenfalls die Serotoninmenge erhöht, kann es zum Serotonin-Syndrom kommen. Innerhalb von 6 Stunden nach Einnahme der serotoninsteigernden Arzneimittel entwickeln sich typische Symptome, z. B.:

- starke Unruhezustände, Desorientierung, Verwirrtheit
- Halluzinationen
- Störungen der Motorik, z. B. Tremor und Rigor, gesteigerte Reflexe, Krämpfe
- Durchfall
- Hypertonie und Tachykardie
- Schüttelfrost
- Hyperthermie und starkes Schwitzen

Im weiteren Verlauf wird der Patient **komatös**.

Tab. 1.14 Beispiele für selektive Serotonin-Wiederaufnahmehemmer (SSRI).

Wirkstoff	Präparatename (Beispiele)
Fluoxetin	Fluctin
Citalopram	Cipramil
Escitalopram	Cipralex
Paroxetin	Seroxat

! Cave

Serotonin-Syndrom

Ein Serotonin-Syndrom ist lebensgefährlich! Es handelt sich immer um einen Notfall, daher muss sofort ein **Notarzt** alarmiert werden.

Monoaminooxidase-Hemmer

Monoaminooxidase-Hemmer (Synonym: MAO-Hemmer) sind indiziert bei **schweren Formen** der Depression bzw. bei Patienten, bei denen Antidepressiva aus anderen Wirkstoffgruppen keine ausreichende Wirksamkeit gezeigt haben. Sie gelten daher als **Reserve-Antidepressiva**.

Wirkmechanismus

Monoaminooxidase-Hemmer hemmen den Abbau von Serotonin und Noradrenalin. Dadurch steigt die verfügbare Menge dieser beiden Botenstoffe in den Synapsen des Gehirns an.

Wirkstoffbeispiele

Monoaminooxidase-Hemmer werden anhand ihrer verschiedenen Wirkstoffe unterteilt (▶ **Tab. 1.15**).

Nebenwirkungen

Häufig auftretende Nebenwirkungen sind u. a.:

- Unruhezustände und Schlaflosigkeit
- Mundtrockenheit
- Veränderungen des Körpergewichtes (Zu- und Abnahme möglich)

Zusatzinfo

Tagesmüdigkeit und Hangover

Tagesmüdigkeit ist bei Antidepressiva eine häufig auftretende Nebenwirkung. Da die Müdigkeit bildlich gesprochen aus der vergangenen Nacht bis in den nächsten Tag „hinüberhängt", hat sich für dieses Phänomen der Begriff „Hangover" etabliert. Ein Hangover ist für die Patienten nicht nur sehr belastend, sondern stellt eine echte Gefahr bei der Teilnahme im Straßenverkehr oder beim Bedienen von Maschinen dar. In den meisten Fällen schwächt sich diese Nebenwirkung nach den ersten Wochen der Therapie ab. Sollte der Hangover anhalten, muss die Dosis des abendlich eingenommenen Antidepressivums entweder gesenkt oder der Einnahmezeitpunkt der Dosis vorverlegt werden.

Tab. 1.15 Beispiele für Monoaminooxidase-Hemmer.

Wirkstoff	Präparatename (Beispiele)
Moclobemid	Aurorix
Tranylcypromin	Jatrosom

Sonstige Antidepressiva

Mirtazapin. Mirtazapin (Handelsname z. B. Remergil) hat neben der antidepressiven Wirkung eine ausgeprägt dämpfende und müde machende Wirkung. Es ist daher indiziert bei ängstlich-agitierten Depressionen. Das Nebenwirkungsprofil von Mirtazapin ist vergleichbar mit dem der trizyklischen Antidepressiva.

Venlafaxin. Venlafaxin (Handelsname z. B. Trevilor) wird bei Depressionen, Angststörungen, Panikstörungen und Platzangst (Agoraphobie) angewendet.

Johanniskrautextrakt

Die antidepressive Wirkung von Johanniskrautextrakt (Handelsnamen z. B. Laif, Jarsin) ist für leichte bis mittelschwere Depressionen gut belegt. Durch ein technisches Verfahren werden die Inhaltsstoffe aus dem Pflanzenmaterial (▶ **Abb. 1.10**) extrahiert und anschließend zu Tabletten bzw. Kapseln verarbeitet.

Praxistipp

Rezeptfrei oder rezeptpflichtig?

Johanniskrautextrakte gibt es sowohl rezeptfrei als auch rezeptpflichtig. Mit der Indikation „zur Behandlung leichter depressiver Störungen" ist ein Arzneimittel mit Johanniskrautextrakt apothekenpflichtig und kann daher vom Patienten rezeptfrei erworben werden. Mit der Indikation „leichte bis mittelschwere depressive Episoden gemäß ICD-10" ist es rezeptpflichtig und muss vom Arzt verordnet werden.

Nebenwirkungen. Trotz seiner natürlichen Herkunft ist Johanniskraut nicht nebenwirkungsfrei. Bei Personen mit hellem Hauttyp nimmt die Empfindlichkeit gegen UV-Bestrahlung zu (Photosensibilisierung der Haut). Sonnenbäder im Freien oder Besuche im Solarium sind daher zu unterlassen.

Wechselwirkung. Johanniskrautextrakt enthält Stoffe, die den Abbau anderer Arzneistoffe im Körper beschleunigen und deren Wirkung auf diese Weise deutlich abschwächen. Die Anwendung von Johanniskraut ist daher kontraindiziert bei

Abb. 1.10 **Johanniskraut (Hypericum perforatum).**

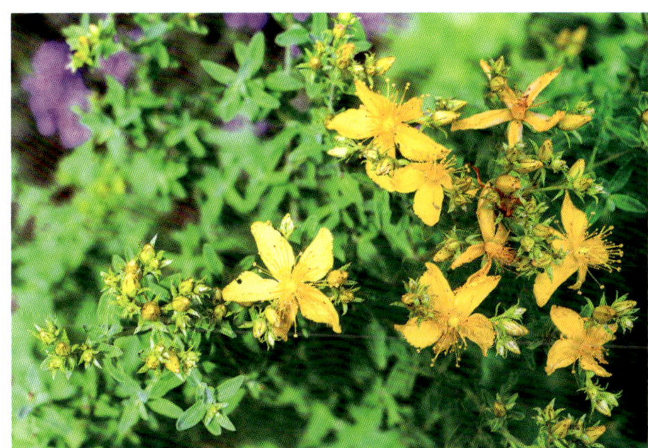

Quelle: © K. Oborny/Thieme

Tab. 1.16 Arzneimitteleinnahme als Kontraindikationen für Johanniskrautextrakt (Beispiele).

Arzneistoff bzw. Arzneimittelgruppe	Art der Wechselwirkung	mögliche Folge der gleichzeitigen Anwendung
Phenprocoumon (z. B. Marcumar)	beschleunigter Abbau von Phenprocoumon	erhöhtes Risiko für Thromboembolien
Zytostatika	beschleunigter Abbau einiger Vertreter der Zytostatika	Wirkungsverlust der Chemotherapie: Fortschreiten der Erkrankung und Resistenzbildung der Tumorzellen
Immunsuppressiva (bei Organtransplantationen)	beschleunigter Abbau der Immunsuppressiva	Abstoßung und Verlust von transplantierten Organen
antiretrovirale Arzneimittel	beschleunigter Abbau der antiretroviralen Arzneimittel	erneutes Aufflammen der Infektionskrankheiten (HIV, Hepatitis)
hormonelle Kontrazeptiva	beschleunigter Abbau der oralen Kontrazeptiva	ungewollte Schwangerschaft
andere Antidepressiva	Verstärkung der Freisetzung von Serotonin in den synaptischen Spalt	Serotonin-Syndrom

gleichzeitiger Anwendung der in ▶ **Tab. 1.16** beispielhaft aufgeführten Arzneimittelgruppen.

! Cave

Serotonin-Syndrom

Johanniskraut darf trotz seiner natürlichen Herkunft **nicht** mit **chemischen Antidepressiva kombiniert** werden, da es ebenfalls die Serotoninmenge erhöht und ein potenziell lebensgefährliches Serotonin-Syndrom (S. 35) verursachen kann.

! Cave

Gerinnungshemmer

Es kann nicht ausgeschlossen werden, dass Johanniskrautextrakt auch die **Wirkung von Gerinnungshemmern** vom Cumarin-Typ (z. B. **Marcumar**) und von oralen hormonellen Kontrazeptiva **abschwächt**. Der Patient sollte Johanniskrautpräparate aus dem rezeptfreien Sortiment der Apotheke bzw. Drogerie erst nach Rücksprache mit dem Arzt und einer sorgfältigen Nutzen-Risiko-Abwägung anwenden.

Fazit – Das müssen Sie wissen

Antidepressiva

Antidepressiva werden zur Therapie von Depressionen eingesetzt. Sie verbessern die Stimmung und steigern den Antrieb, indem sie die **Konzentration** von **Serotonin** und **Noradrenalin** im synaptischen Spalt **erhöhen**. Zu den gängigsten Medikamenten gehören:

- **Trizyklische Antidepressiva** zählen zur älteren Wirkstoffgeneration. Mit ihrer Wirksamkeit und Verträglichkeit gibt es große Erfahrung. Nebenwirkungen sind u. a.: anticholinerge Nebenwirkungen, Herzrasen, Herzrhythmusstörungen, Hypotonie, Gewichtszunahme, Unruhe, Müdigkeit.
- **Selektive Serotonin-Wiederaufnahme-Hemmer** (SSRI) gehören zur neueren Generation und hemmen die Wiederaufnahme von Serotonin aus dem synaptischen Spalt. Häufige Nebenwirkungen sind **verminderter Appetit**, **Gewichtsabnahme**. Selten sind anticholinerge Nebenwirkungen.
- **Monoaminooxidase-Hemmer** (MAO-Hemmer) hemmen den Abbau von Serotonin und Nordadrenalin, gehören zu den Reserve-Antidepressiva und werden u. a. bei schweren Formen der Depression eingesetzt. Nebenwirkungen u. a.: Unruhezustände, Schlaflosigkeit, Mundtrockenheit.
- Zu den weiteren Antidepressiva bei leichten bis mittelschweren Depressionen gehört u. a. **Johanniskraut**. **Vorsicht:** es kann die Wirkung anderer Arzneistoffe im Körper abschwächen.

1.4.2 Mittel zur Augmentation von Antidepressiva

Die klinische Praxis zeigt, dass die Therapie mit einem einzigen Antidepressivum nicht immer zum gewünschten Erfolg führt. In solchen Fällen wird zunächst geklärt, ob der Patient das Arzneimittel auch tatsächlich regelmäßig in der vorgeschriebenen Dosis einnimmt (Überprüfung der Compliance). Ist dies der Fall, kann im nächsten Schritt eine Blutuntersuchung darüber Aufschluss geben, ob mit der gewählten Dosis überhaupt ein ausreichend hoher **Arzneistoffspiegel** aufgebaut wird. Das wichtigste Organ für die Verstoffwechselung von Arzneistoffen ist die Leber. Ihre Leistung ist von Mensch zu Mensch zum Teil sehr verschieden. Bei manchen Patienten ist die Geschwindigkeit der Verstoffwechselung so stark erhöht, dass Antidepressiva zu schnell abgebaut werden und bei regelgerechter Dosierung kein ausreichend hoher Wirkstoffspiegel dauerhaft erreicht wird.

Bleibt die gewünschte Wirkung trotz vorhandener Compliance und ausreichend hohem Wirkstoffspiegel im Blut aus, kann der Arzt als nächste Maßnahme einen **Wechsel** auf ein anderes **Antidepressivum** erwägen. Führt auch dies nicht zum Erfolg, bleibt noch die kombinierte Anwendung von 2 Antidepressiva. Für diese Option stehen allerdings nur wenige Wirkstoffe mit ausreichender Datenlage zu Wirksamkeit und Sicherheit zur Verfügung.

Eine weitere Therapiemöglichkeit bietet die **Augmentation**. Darunter versteht man allgemein die Verstärkung der Wirkung eines Arzneimittels durch die **Zugabe** einer anderen **Substanz**; in diesem Fall die Kombination eines Antidepressivums mit einem Arzneimittel, das nicht unbedingt aus dem Bereich der Antidepressiva stammt, aber dennoch die Wirkung des Antidepressivums steigert. Die Ursache für diesen Effekt ist wissenschaftlich nicht abschließend geklärt. Zu den Mitteln, die zur Augmentation verwendet werden, zählen **Lithium** und Wirkstoffe aus den Gruppen der **Antiepileptika** und **Antipsychotika**.

Lithium

Lithium (Handelsnamen z. B.: Hypnorex, Quilonum) wird bereits aufgrund seiner antidepressiven Wirkung genutzt zur

- Phasenprophylaxe bei bipolaren Störungen (Stimmungsstabilisierer) (▶ **Abb. 1.12**) und zur
- Behandlung von manischen Phasen.

Darüber hinaus wirkt Lithium antisuizidal und wird eingesetzt, wenn sich eine Depression mit anderen Antidepressiva (SSRI, TZA) nicht zufriedenstellend behandeln lässt.

Die therapeutische Breite von Lithium ist sehr klein, sodass schon eine geringe Anhebung des Blutspiegels zu unerwünschten Wirkungen führt. Auf Wechselwirkungen mit anderen Arzneimitteln, die den Lithiumspiegel erhöhen können, ist bei diesen Patienten zu achten.

Nebenwirkungen

Typische Nebenwirkungen einer Lithiumtherapie sind u. a.:

- feinschlägiger Tremor
- Zunahme des Körpergewichtes
- Durchfall
- Übelkeit
- Polydipsie
- Polyurie

Sonstige Arzneimittel zur Augmentation

Zu den sonstigen Arzneimitteln, die zur Augmentation verwendet werden, zählen Wirkstoffvertreter aus den Gruppen der:

- **Antiepileptika** (z. B. Carbamazepin, Lamotrigin, Valproinsäure)
- **Antipsychotika** (z. B. Quetiapin, Olanzapin, Risperidon)

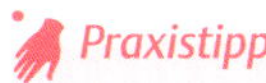

Praxistipp

„Macht das süchtig?" – Angst vor Antidepressiva

Als Heilpraktiker werden Sie mit Sicherheit einmal mit dieser Frage konfrontiert. Die Angst, von Antidepressiva abhängig zu werden, ist weit verbreitet. Hierzu können Sie wertvolle Aufklärungsarbeit leisten.

Die gute Nachricht lautet: Antidepressiva machen **nicht** abhängig. Die typischen Merkmale einer Sucht, wie z. B. ein fortschreitender Wirkungsverlust und eine kontinuierliche Dosissteigerung, gibt es bei Antidepressiva nicht.

Häufig treten bei Patienten, die über einen langen Zeitraum ein Antidepressivum eingenommen haben und die Einnahme beenden, sogenannte Absetzsymptome auf, z. B. ein Wiederaufflammen von Ängstlichkeit, Schlaflosigkeit und Unruhe. Diese Erscheinungen erinnern an „Entzugssymptome", wie sie beim Drogenentzug auftreten. Absetzsymptome sind jedoch milder ausgeprägt und können zusätzlich abgeschwächt werden, wenn die Einnahme des Antidepressivums nicht abrupt beendet wird, sondern die Dosis über mehrere Tage bzw. Wochen stufenweise reduziert wird („ausschleichende" Dosierung).

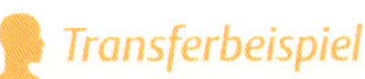

Transferbeispiel

Patientin mit starker Müdigkeit*

Eine Patientin Ihrer Praxis, 22 Jahre, klagt über anhaltende Müdigkeit am Tag. Seit sie vor einer Woche auf ihrer Arbeitsstelle von der Frühschicht in die Spätschicht gewechselt ist, kommt sie morgens kaum aus dem Bett, hat schon mehrfach verschlafen und wird erst zur Mittagszeit wieder klar im Kopf. Ansonsten ist das Gesamtbild der Patientin unauffällig.
Die Medikationsliste der Patientin:

- Remergil SolTab 15 mg (Einnahme abends)
- Cipramil 10-mg-Tabletten (Einnahme morgens)

Auf Nachfrage erfahren Sie, dass die Patientin mit der Einnahme beider Arzneimittel vor 10 Monaten begonnen hat.

Erläuterung der Medikation

- Remergil SolTab 15 mg
  - Aus der Roten Liste entnehmen Sie, dass es sich hier um den Wirkstoff Mirtazapin handelt. Mirtazapin wirkt dämpfend und macht besonders in der Anfangsphase der Therapie stark müde. Die Verordnung dieses Mittels ist ein Hinweis darauf, dass die Patientin an **depressionsbedingten Schlafstörungen** und **innerer Unruhe** leidet. Denkbar ist auch eine **Angst- bzw. Panikstörung**.
  - Die von morgens bis mittags andauernde Müdigkeit wird als **Hangover** bezeichnet. Durch den Wechsel von der Frühschicht in die Spätschicht hat sich auch der Einnahmezeitpunkt von Mirtazapin nach hinten verschoben. Die müde machende Wirkung des Antidepressivums hat sich daher bis in den folgenden Tag verlagert.
- Cipramil 10 mg enthält als Wirkstoff den selektiven Serotonin-Wiederaufnahmehemmer (SSRI) Citalopram. Er wird in diesem Fallbeispiel von der Patientin gut vertragen.
- Die Kombination von **2 Antidepressiva** ist bereits eine Eskalation der antidepressiven Therapie und weist auf eine **schwerere Form der Depression** hin.

**Eventuelle personenbezogene Daten fiktiv, Fallbeispiel frei erfunden.*

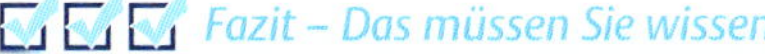

Augmentation von Antidepressiva

Antidepressiva können zur Verstärkung ihrer Wirkung mit einem anderen Arzneimittel kombiniert werden. Zu den **verstärkenden Arzneimitteln** gehören u. a. **Lithium**, **Antiepileptika** und **Antipsychotika**.
Lithium wird auch als Phasenprophylaktikum eingesetzt. Nebenwirkungen sind u. a.: feinschlägiger Tremor, Gewichtszunahme, Durchfall und Übelkeit.

1.4.3 Antipsychotika

Definition

Antipsychotika

Antipsychotika (Synonym: Neuroleptika) sind Arzneimittel zur Behandlung von Psychosen, paranoiden Zuständen und Schizophrenie.

Die **kurzfristigen Ziele** der Therapie mit Antipsychotika sind:

- Aufhebung von akuten Wahnvorstellungen und Halluzinationen
- Dämpfung von innerer Unruhe
- Distanzierung von psychotischen Denkinhalten
- Erkennen des eigenen Zustandes als krankhaft (Krankheitseinsicht)
- Senkung der Suizidgefahr

Die **langfristigen Ziele** bestehen in der

- Unterstützung von psychotherapeutischen Maßnahmen und der
- Wiederherstellung der Fähigkeit, am Alltag und am gesellschaftlichen Leben teilzunehmen.

Wirkmechanismus

Pathophysiologisch wird eine Psychose auf einen **Überschuss** an **Dopamin** im mesolimbischen System des Gehirns zurückgeführt. Die in diesem Hirnareal befindlichen Dopaminrezeptoren vom Typ 2 (D 2-Rezeptoren) werden durch die große Menge an freiem Dopamin sehr stark stimuliert. Es kommt dadurch zu den typischen Symptomen einer Psychose, wie Trugwahrnehmungen, Wahn und starker Unruhe. Antipsychotika **blockieren** die **Dopaminrezeptoren** und schwächen die Überstimulation durch Dopamin ab. Darüber hinaus interagieren Antipsychotika in unterschiedlichem Ausmaß mit einer Vielzahl anderer Rezeptoren.

Wirkstoffgruppen. Antipsychotika können in 2 Gruppen unterteilt werden:

- klassische Antipsychotika (alte Wirkstoffgeneration)
- atypische Antipsychotika (moderne Wirkstoffgeneration)

Klassische Antipsychotika

Definition

Klassische Antipsychotika

Die Gruppe der klassischen Antipsychotika (Synonym: typische Neuroleptika) umfasst Substanzen, die seit Jahrzehnten im klinischen Einsatz sind. Sie stellen die alte Wirkstoffgeneration der Antipsychotika dar.

Wirkmechanismus

Die wichtigsten Merkmale ihres **Wirkprofils** sind:

- Abmilderung bzw. Beseitigung der Plussymptomatik (Wahn, Halluzinationen)
- Sedierung und vegetative Dämpfung

Die Minussymptomatik einer Psychose (Gefühlsverflachung, Veränderungen der Sprache und des Denkens) wird von klassischen Antipsychotika hingegen kaum beeinflusst. Sowohl die antipsychotische Wirkpotenz als auch die sedierende Wirkung sind von Wirkstoff zu Wirkstoff unterschiedlich stark ausgeprägt. Es gilt dabei die Faustregel, dass mit abnehmender antipsychotischer Wirkpotenz die sedierende bzw. vegetativ-dämpfende Wirkung zunimmt.

Wirkstoffbeispiele. Klassische Antipsychotika werden anhand ihrer Wirkstoffe unterteilt (▶ **Tab. 1.17**).

Nebenwirkungen

Häufige Nebenwirkungen sind u. a.:

- Müdigkeit, besonders zu Beginn der Therapie
- Hypotonie und orthostatische Dysfunktion
- Mundtrockenheit
- Veränderungen des Körpergewichtes (Zu- und Abnahme möglich)
- Hyperprolaktinämie

Eine besondere Herausforderung unter den Nebenwirkungen stellen die **extrapyramidalen Störungen (EPMS)** dar. Zu diesem Symptomenkomplex zählen:

- **parkinsonartige motorische Störungen** wie z. B. Tremor und Muskelsteifigkeit
- quälende Sitzunruhe (**Akathisie**)
- Fehlbewegungen (**Dyskinesien**) der Muskulatur, vor allem im Hals- und Gesichtsbereich (Grimassenschneiden, ruckartiges Herausstrecken der Zunge)

Tab. 1.17 Klassische Antipsychotika (Beispiele).

Wirkstoff	Handelsname	antipsychotische Potenz	sedierende Potenz
Haloperidol	Haldol	stark	mittel
Levomepromazin	Neurocil	schwach	stark
Promethazin	Atosil	schwach	stark

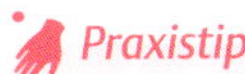

Malignes neuroleptisches Syndrom

Sehr selten, aber lebensgefährlich ist das maligne neuroleptische Syndrom (S. 102), das mit hohem Fieber, Bewusstseinsstörungen und ausgeprägtem Rigor bzw. Stupor einhergeht.

Praxistipp

„Ich bin doch nicht schizophren!" – Klassische Antipsychotika bei anderen Indikationen

Klassische Antipsychotika mit einer niedrigen antipsychotischen Wirkpotenz werden heutzutage kaum noch gegen Psychosen verwendet. Aufgrund ihrer ausgeprägt sedierenden und dämpfenden Wirkung finden sie ihren Einsatz schwerpunktmäßig bei Unruhezuständen und Schlafstörungen. Auch bei allergischen Reaktionen, bei Übelkeit und Erbrechen sind sie gut wirksam. Wie bei den Antidepressiva führt die Deklaration des Arzneimittels als „Mittel gegen Schizophrenie" bei vielen nicht psychiatrischen Patienten zu Verunsicherungen. Hier helfen erklärende Worte des Heilpraktikers weiter.

Atypische Antipsychotika

Definition

Atypische Antipsychotika

Atypische Antipsychotika (Synonym: Atypika) stellen die neue Generation von Antipsychotika dar. Im Unterschied zu den älteren, klassischen Antipsychotika treten **extrapyramidal-motorische Störungen** (**EPMS**) seltener auf und die Minussymptomatik bessert sich.

Pharmakologisch beruht die Wirkung der atypischen Antipsychotika nicht allein auf der Blockade von Dopaminrezeptoren. Zusätzlich interagieren sie mit Serotoninrezeptoren und wirkstoffspezifisch mit einer Vielzahl anderer Rezeptortypen.

Wirkstoffbeispiele. Atypische Antipsychotika werden anhand ihrer Wirkstoffe unterteilt (▶ **Tab. 1.18**).

Tab. 1.18 Atypische Antipsychotika (Beispiele).

Wirkstoff	Handelsname
Olanzapin	Zyprexa
Clozapin	Leponex
Aripiprazol	Abilify
Quetiapin	Seroquel
Risperidon	Risperdal

Nebenwirkungen

Trotz ihrer besseren Verträglichkeit hinsichtlich EPMS haben atypische Antipsychotika eine Reihe von Nebenwirkungen:

- starke **Gewichtszunahme**, häufig im Rahmen eines metabolischen Syndroms
- **Neutropenie** bis hin zur Agranulozytose v. a. bei Clozapin (**Cave:** Fieber, Schüttelfrost, schweres Krankheitsgefühl, Nekrosen der Schleimhäute in Mund- und Genitalbereich!). Da durch die Neutropenie ein hohes Risiko einer lebensbedrohlichen Infektion besteht, muss der Patient sich unverzüglich einem Arzt vorstellen.
- **Schläfrigkeit,** substanzabhängig treten EPMS und eine Hyperprolaktinämie selten oder gar nicht auf.

Fazit – Das müssen Sie wissen

Antipsychotika

Antipsychotika (Neuroleptika) werden in 2 Gruppen unterteilt: **klassische (typische)** und **atypische** Antipsychotika. Sie wirken antipsychotisch, indem sie die **Dopaminrezeptoren** im Gehirn **blockieren**; atypische Antipsychotika blockieren zusätzlich noch **Serotoninrezeptoren**.

Indikationen sind in erster Linie akute schwere Psychosen (wie die Schizophrenie) und manische Störungen, aber auch Alkoholdelir und Angstzustände. Antipsychotika haben **viele Nebenwirkungen**, weswegen während der Behandlung regelmäßige Kontrolluntersuchungen notwendig sind.

Eine wesentliche Nebenwirkung, die v. a. bei den typischen Antipsychotika vorkommt, sind **extrapyramidal-motorische Bewegungsstörungen**. Typisch sind Dyskinesien, in erster Linie handelt es sich dabei um unkontrollierte Muskelbewegungen im Gesicht und an der Zunge. Viele atypische Antipsychotika führen zu einer unerwünschten Gewichtszunahme.

1.4.4 Tranquillanzien

Definition

Tranquillanzien

Tranquillanzien (Synonym: Sedativa, Tranquilizer) sind Beruhigungsmittel, deren beabsichtigte Hauptwirkung die Ruhigstellung des Patienten ist.

Sie wirken

- emotional dämpfend (**sedierend**),
- angstlösend (**anxiolytisch**) und
- schlafanstoßend (**hypnotisch**).

Für Tranquillanzien können nur **kurzfristige Ziele** definiert werden, da ihr Einsatz im Gegensatz zu den Antidepressiva und Antipsychotika nur über einen eng begrenzten Zeitraum (wenige Tage) erfolgen sollte. Bei **dauerhafter** Einnahme besteht die **Gefahr** einer schnellen **Gewöhnung** und **Abhängigkeit**. Therapieziele sind:

- Dämpfung akuter Unruhezustände aufgrund starker emotionaler Belastung
- Beseitigung akuter Angst- und Panikzustände
- Verbesserung des Einschlafens

Wirkstoffgruppen. Die mit Abstand größte Bedeutung in der klinischen Praxis hat die Gruppe der **Benzodiazepine**. Darüber hinaus stehen noch

- chemische Einzelstoffe, wie Buspiron (Anxut) und Hydroxyzin (ATARAX-Tabletten), und
- pflanzliche Sedativa zur Verfügung.

Benzodiazepine

Definition

Benzodiazepine

Die Gruppenbezeichnung leitet sich von der chemischen Molekülstruktur dieser Stoffe ab. Das kleine ringförmige Molekül Benzol („Benzo-") ist an ein größeres Ringmolekül, bestehend aus 7 Ringgliedern (-„epin"), gebunden, in das 2 („-di-„) Stickstoffatome („-az-") integriert wurden.

Wirkstoffbeispiele. Benzodiazepine werden anhand ihrer Wirkstoffe unterteilt (▸ **Tab. 1.19**).

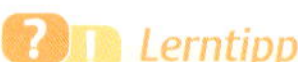

Lerntipp

Endung auf „-azepam"/„-azolam"

Die charakteristischen Namensendungen „-azepam" und „-azolam" sind Hinweise darauf, dass es sich bei einem Arzneistoff um einen Vertreter der Benzodiazepine handelt.

Indikationen. Wie bei anderen Tranquillanzien sind die typischen Indikationsgebiete der Benzodiazepine:

- akute Unruhe- und Spannungszustände
- akute Angst- und Panikzustände
- Schlafstörungen (▸ **Abb. 1.11**)

Die **sedierende** Wirkung macht man sich auch in der Prämedikation vor diagnostischen oder operativen Eingriffen zunutze. Benzodiazepine besitzen darüber hinaus **muskelrelaxierende** und **antikonvulsive Wirkung**. Sie sind daher auch indiziert bei

- Formen der Epilepsie und
- Muskelspasmen, z. B. infolge einer Multiplen Sklerose.

Abb. 1.11 Schlafstörungen.

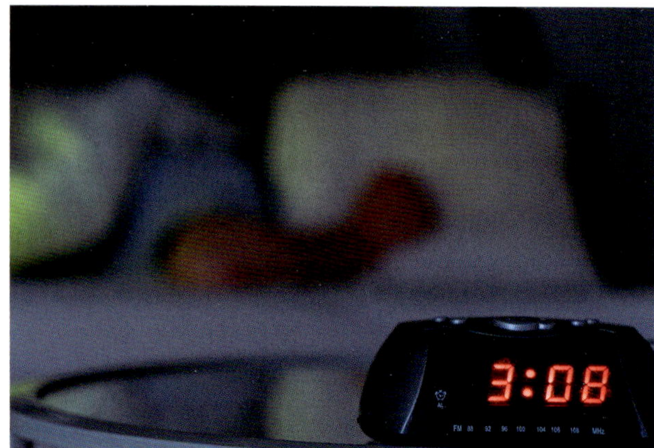

Quelle: © K. Oborny/Thieme

Tab. 1.19 Beispiele für Benzodiazepine.

Wirkstoff	Präparatename (Beispiele)
Diazepam	Valium
Oxazepam	Adumbran
Lorazepam	Tavor
Midazolam	Dormicum

Wirkmechanismus. Der Neurotransmitter Gamma-Aminobuttersäure (GABA) hemmt die Erregbarkeit von Neuronen im limbischen System. Benzodiazepine verstärken diesen hemmenden Effekt.

Nebenwirkungen. Zu den Nebenwirkungen der Benzodiazepine zählen u. a.:

- Tagesmüdigkeit und „Hangover"
- Erhöhte Sturzgefahr infolge der muskelrelaxierenden Wirkung; besonders bei Älteren ist die Gefahr eines Sturzes und einer damit verbundenen Fraktur erhöht.
- „paradoxe" Reaktionen: Unruhe, Reizbarkeit, Angst, Schlaflosigkeit, Muskelspasmen
- Entwicklung einer Abhängigkeit
- anticholinerge Wirkungen

Benzodiazepine verändern das natürliche Schlafprofil. Der Anteil der Tiefschlafphasen nimmt zu, während sich die REM-Phasen verkürzen. Der Schlaf ist dadurch wenig erholsam, weil Tiefschlafphasen zwar die wichtigste Schlafphase für die körperliche Regegeneration sind, jedoch die REM-Phasen wichtiger für die mentale Regeneration.

! Cave

Abhängigkeit und Rebound-Effekt

Benzodiazepine führen bei täglicher Einnahme rasch zu einer Gewöhnung. Erfolgt die Einnahme über mehr als **2 Wochen**, treten spürbare Entzugserscheinungen auf, wenn der Patient die Einnahme abrupt beendet. Die unterdrückten Angst- und Unruhezustände kehren nun verstärkt zurück. Dieses Wiederaufflammen der Symptome in stärkerer Intensität bezeichnet man als „Rebound-Effekt". Um den Rebound abzumildern, sollte die Dosis in mehreren Schritten langsam reduziert werden („ausschleichende Dosierung").

Pflanzliche Sedativa

In Apotheken und Drogeriemärkten steht eine große Auswahl an pflanzlichen Fertigarzneimitteln zur Verfügung, die in Form von Tabletten, Kapseln, Tinkturen und Lösungen angeboten werden (▸ **Tab. 1.20**).

Tab. 1.20 Auswahl an pflanzlichen Sedativa aus der Apotheke.

verwendete Arzneipflanze	Präparatename (Beispiele)
Baldrianwurzel	Sedonium
Lavendelblütenöl	Lasea
Passionsblumenkraut	Passidon

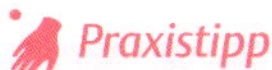

Praxistipp

Wechselwirkungen im Blick behalten

Die meisten pflanzlichen Sedativa sind allgemein gut verträglich. Überempfindlichkeits-reaktionen und allergische Reaktionen sind dennoch zu beachten. Bei Kombinationsmitteln, die Johanniskraut enthalten, muss man die möglichen Nebenwirkungen und Wechselwirkungen im Auge haben (S. 35).
Pflanzliche Sedativa sind **rezeptfrei** in der Apotheke erhältlich.

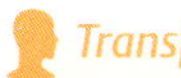

Transferbeispiel

Patient mit Bluterguss im Gesicht*

Ein Patient, 77 Jahre, kommt zu Ihnen in die Praxis. Seine linke Gesichtshälfte ist von einem großen Bluterguss gezeichnet. Er berichtet, dass er beim Aufhängen einer Deckenlampe auf der Leiter abgerutscht sei. Obwohl er in guter körperlicher Verfassung ist, konnte er sich beim Fallen nicht richtig abfangen und schlug mit dem Gesicht gegen die oberste Leitersprosse. Die Medikationsliste des Patienten:

- Planum-Weichkapseln (Einnahme abends)
- ASS-300-mg-Tabletten (Einnahme morgens)

In der Roten Liste finden Sie zu Planum folgende Angaben: 1 Weichkapsel enthält: Temazepam 20 mg.

Erläuterung der Medikation

- Planum-Weichkapseln
  - Die Namensendung des Wirkstoffes „-azepam" weist auf ein Benzodiazepin hin.
  - Die abendliche Einnahme zeigt, dass Temazepam als Schlafmittel eingenommen wird.
  - Der Unfall auf der Leiter und die Unfähigkeit, sich abzufangen, kann im Zusammenhang mit der muskelrelaxierenden Wirkung von Temazepam stehen.
- ASS-300-mg-Tabletten
  - Der Wirkstoff ist Acetylsalicylsäure (ASS). In der Dosierung bis 300 mg wird ASS als blutgerinnungshemmendes Mittel eingesetzt. Daraus kann man schließen, dass der Patient ein erhöhtes Thromboembolierisiko hat oder ein thromboembolisches Ereignis in der Vergangenheit bereits stattgefunden hat (Herzinfarkt, Schlaganfall).
  - Die herabgesetzte Gerinnungsfähigkeit führt zu einer längeren Blutungszeit. Bereits kleinere Prellungen führen zu größeren Blutergüssen.

Heilpraktiker berücksichtigen bei ihren Überlegungen, dass Patienten, die gerinnungs-hemmende Arzneimittel einnehmen, ein deutlich erhöhtes Risiko für innere Blutungen haben. Beim Patienten im Fallbeispiel sollten eine Hirnblutung infolge der Kopfverletzung ausgeschlossen und eine ärztliche Überweisung zügig in die Wege geleitet werden.

**Eventuelle personenbezogene Daten fiktiv, Fallbeispiel frei erfunden.*

Fazit – Das müssen Sie wissen

Tranquillanzien

Tranquillanzien (Sedativa) wirken emotional **sedierend** (dämpfend), **anxiolytisch** (angstlösend) und **hypnotisch** (schlafanstoßend).
Am häufigsten verwendet werden die **Benzodiazepine**. Sie **verstärken** die hemmende Wirkung des **Neurotransmitters GABA** und wirken dadurch angstlösend, beruhigend, krampflösend und schlaffördernd. Sie werden krankheitsübergreifend in erster Linie symptomorientiert eingesetzt, vor allem bei ausgeprägten Ängsten und Erregungszuständen. Zu beachten ist, dass Benzodiazepine **schnell abhängig** machen.
Daneben gibt es noch **pflanzliche Sedativa**. Bei Kombinationen mit Johanniskraut muss auf Wechselwirkungen mit anderen Arzneistoffen geachtet werden.

1.4.5 Hypnotika

Definition

Hypnotika (Synonym: Schlafmittel) sind Arzneimittel zur Behandlung von Schlafstörungen. Sie verkürzen die Einschlafzeit und gewährleisten eine ausreichend lange Schlafdauer.

Hypnotika sollen dem Organismus **kurzfristig** die Möglichkeit zur Erholung und Regeneration geben, wenn der natürliche Schlafprozess durch körperliche Beschwerden (z. B. Schmerzen) oder seelische Leiden (z. B. Angst und Panik) gestört ist.

Wirkstoffgruppen. Hypnotika unterteilt man in 3 Wirkstoffgruppen:

- Benzodiazepine
- Z-Substanzen
- H_1-Antihistaminika (der ersten Generation)

Benzodiazepine

Durch ihre sedative Wirkung erhöhen Benzodiazepine (S. 40) die Schlafbereitschaft.

Z-Substanzen

Z-Substanzen wirken ähnlich wie Benzodiazepine, aber deutlich stärker hypnotisch und weniger anxiolytisch. Das Z im Gruppennamen steht für die Anfangsbuchstaben der Wirkstoffnamen dieser Gruppe (▶ **Tab. 1.21**).

Tab. 1.21 Z-Substanzen.

Wirkstoff	Handelsname (Beispiele)
Zopiclon	Ximovan
Zolpidem	Stilnox
Zaleplon	Sonata

Nebenwirkungen. Das Nebenwirkungsspektrum ist vergleichbar mit dem der Benzodiazepine (S. 40). In höherer Dosierung können sie die physiologische Schlafstruktur stören. Beim abrupten Absetzen kommt es auch hier zu einem Rebound-Effekt (= dem verstärkten Auftreten der Symptome, gegen die das Medikament ursprünglich eingenommen wurde).

H_1-Antihistaminika

H_1-Antihistaminika blockieren den Histamin-H_1-Rezeptor und heben so die Wirkung von Histamin auf. Sie wurden ursprünglich zur Behandlung von Allergien entwickelt. Die alten Vertreter dieser Gruppe (Wirkstoffe der ersten Generation) haben allerdings eine stark müde machende Wirkung. Diese Nebenwirkung macht man sich heutzutage als Hauptwirkung zunutze und setzt sie nur noch als Schlafmittel ein.

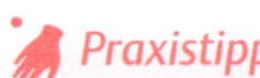

Rezeptfrei

H_1-Antihistaminika können ohne Rezept in der Apotheke zur Selbstmedikation gekauft werden.

Wirkstoffbeispiele. H_1-Antihistaminika werden anhand ihrer Wirkstoffe unterteilt (▶ **Tab. 1.22**).

Nebenwirkungen. H_1-Antihistaminika beeinflussen ähnlich wie Benzodiazepine die Abfolge von Tiefschlaf- und REM-Phasen. Bei längerer Einnahme ist die **Schlafqualität** dadurch deutlich **reduziert**. Darüber hinaus verursachen sie

- anticholinerge Nebenwirkungen,
- Tagesmüdigkeit und Hangover.

Das Sturzrisiko wird kontrovers diskutiert, scheint jedoch geringer zu sein als bei Benzodiazepinen. Das Abhängigkeitspotenzial ist bei H_1-Antihistaminika **gering**.

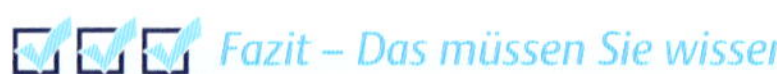

Hypnotika

Hypnotika (Schlafmittel) werden zur Therapie von Schlafstörungen eingesetzt. Zu den 3 Wirkstoffgruppen zählen: Benzodiazepine, Z-Substanzen und H_1-Antihistaminika (der ersten Generation).

Benzodiazepine und **Z-Substanzen** erhöhen die Schlafbereitschaft, **H_1-Antihistaminika** blockieren den Histamin-H_1-Rezeptor und machen stark müde. Benzodiazepine und Z-Substanzen können bei hoher Dosis die physiologische Schlafstruktur stören, H1-Antihistaminika bei längerer Einnahme die Schlafqualität reduzieren.

Tab. 1.22 H_1-Antihistaminika der alten Generation (Beispiele).

Wirkstoff	Handelsname (Beispiele)
Diphenhydramin	Betadorm-D 50 mg Vivinox Sleep Schlaftabletten
Doxylamin	Hoggar Night

1.4.6 Psychostimulanzien

Definition

Psychostimulanzien

Psychostimulanzien (Synonyme: Wachmacher, Aufputschmittel) wirken stark wach machend und antriebssteigend. Sie verbessern die Aufmerksamkeit und Konzentrationsfähigkeit. Gleichzeitig senken sie das Schlafbedürfnis und hemmen das Hunger- und Durstgefühl.

Psychostimulanzien werden u. a. eingesetzt als **Wirkverstärker** von:

- **Analgetika**: Koffein wird häufig als Co-Analgetikum in Schmerzmitteln verwendet (z. B. Thomapyrin). Es hat selbst keine analgetische Wirkung, verstärkt jedoch die Wirkung von Analgetika.
- **Erkältungsmittel**: Ephedrin und Pseudoephedrin sind Bestandteile vieler Erkältungsmittel (▶ **Tab. 1.23**). Sie lassen die Nasenschleimhäute abschwellen und verbessern dadurch die Nasenatmung bei Schnupfen. Beide Mittel steigern die körperliche und geistige Leistungsfähigkeit.

Wirkstoffbeispiele. Zu den Psychostimulanzien zählen:

- Koffein
- Amphetamin-Derivate, z. B. Ephedrin und Pseudoephedrin
- Methylphenidat

Zusatzinfo

Therapie von Aufmerksamkeitsdefizit-Hyperaktivitätsstörungen (ADHS)

Methylphenidat, bekannt unter dem Handelsnamen **Ritalin**, ist ein Abkömmling des Amphetamins. Es steigert Aufmerksamkeit und Konzentrationsfähigkeit. ADHS-Patienten fällt es dadurch leichter, sich auf ihre Aufgaben zu fokussieren.

Als unerwünschte Wirkung tritt in vielen Fällen Appetitverlust auf, was zum Rückgang des Körpergewichts führen kann. Bei Kindern und Jugendlichen ist dies besonders problematisch, da sie sich in dieser Lebensphase noch in der körperlichen Entwicklung befinden. Weitere Nebenwirkungen sind starkes Schwitzen, Schlafstörungen, Blutdruckanstieg, Zunahme der Herzfrequenz und Herzrhythmusstörungen.

Methylphenidat unterliegt dem **Betäubungsmittelrecht**!

Tab. 1.23 Beispiele für Kombinationsarzneimittel mit Psychostimulanzien.

Handelsname (Beispiele)	Wirkstoffe
Aspirin complex Granulat	• Acetylsalicylsäure (Analgetikum) • **Pseudoephedrin**
BoxaGrippal Erkältungstabletten	• Ibuprofen (Analgetikum) • **Pseudoephedrin**
WICK MediNait Erkältungssirup für die Nacht	• Paracetamol (Analgetikum) • Dextromethorphan (Hustenstiller) • Doxylamin (Schlafmittel) • **Ephedrin**

Fazit – Das müssen Sie wissen

Psychostimulanzien

Psychostimulanzien **erhöhen den Antrieb**, die **Aufmerksamkeit** und die **Konzentrationsfähigkeit**. Sie mindern das Schlafbedürfnis, das Hunger- und Durstgefühl. Sie werden häufig als **Wirkverstärker** von Analgetika und Erkältungsmitteln eingesetzt. Typische Psychostimulanzien sind **Koffein**, **Amphetamin-Derivate** (z. B. Ephedrin, Pseudoephedrin) und **Methylphenidat**.

Methylphenidat wird bei Patienten mit ADHS eingesetzt, wenn die Psychotherapie allein nicht ausreichend wirksam ist. Der Wirkstoff unterliegt dem **Betäubungsmittelgesetz**. Nebenwirkungen sind Schlafstörungen, verminderter Appetit (regelmäßig das Körpergewicht kontrollieren!), Kopfschmerzen, gastrointestinale Störungen und Tachykardie.

1.4.7 Phasenprophylaktika

Definition

Phasenprophylaktika

Phasenprophylaktika (Synonyme: Stimmungsstabilisierer, Mood stabilizer) sind Arzneimittel zum Ausgleich depressiver und/oder manischer Stimmungsschwankungen. Sie werden u. a. in depressionsfreien Phasen eingenommen und sollen einem erneuten Aufflammen der Depression vorbeugen. Außerdem werden sie zur Therapie von Manien eingesetzt.

Als Phasenprophylaktika eingesetzt werden u. a.:

- Lithium (S. 37) (▶ **Abb. 1.12**)
- Antikonvulsiva (Carbamazepin, Lamotrigin, Valproat)
- (atypische) Antipsychotika (S. 39) (Olanzapin, Quetiapin)

Abb. 1.12 Wirkung einer Lithium-Prophylaxe bei bipolarer affektiver Störung.

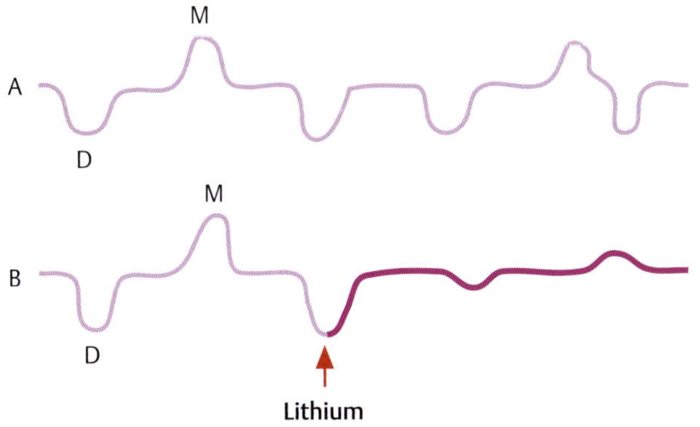

A = vor Lithium-Behandlung. B = unter Lithium. D = depressive Phase. M = manische Phase. *Quelle: Laux G. Praktische Anwendung. In: Falkai P, Laux G, Deister A, Möller H (Hrsg.): Duale Reihe Psychiatrie, Psychosomatik und Psychotherapie. 7., vollständig überarbeitete Aufl. Stuttgart: Thieme; 2021*

Fazit – Das müssen Sie wissen

Phasenprophylaktika

Phasenprophylaktika werden vorbeugend während der depressionsfreien Zeit eingesetzt.

1.4.8 Vertiefungsfragen zu Psychopharmaka

Vertiefungsfragen

Frage 1*

Ein Patient nimmt einmal täglich abends Amitriptylin 10 mg ein. Interpretieren Sie diese Medikation.

Musterlösung:

Als mögliches Krankheitsbild liegt eine Depression mit ängstlich-agitierter Ausprägung vor. Möglicherweise wird es aber auch als Co-Analgetikum in der Prophylaxe von Migräne und des Spannungskopfschmerzes und zur Therapie von neuropathischen Schmerzen verwendet. Es ist damit zu rechnen, dass sich Müdigkeit und anticholinerge Nebenwirkungen beim Patienten einstellen.

Frage 2*

Eine Patientin berichtet, dass ihr das Antidepressivum Citalopram nicht hilft und sie nur die Nebenwirkungen spürt. Sie möchte zusätzlich noch Johanniskraut einnehmen. Wie beurteilen Sie die Situation?

Musterlösung:

Die depressionslösende Wirkung des SSRI Citalopram setzt wie bei allen anderen Antidepressiva frühestens nach 2 Wochen ein. Daher ist zunächst zu fragen, wie lange die Patientin dieses Mittel bereits einnimmt. Die gleichzeitige Einnahme von Johanniskraut muss abgelehnt werden wegen der Gefahr eines möglichen Serotonin-Syndroms.

Frage 3*

Im Medikationsplan eines Patienten stehen der MAO-Hemmer Tranylcypromin und Lithium. Was sagt diese Medikation über das Krankheitsbild des Patienten?

Musterlösung:

Tranylcypromin gilt als Reservemittel bei der Therapie von Depressionen. Der Patient leidet an einer schweren bzw. schlecht therapierbaren Form der Depression. Die zusätzliche Einnahme von Lithium untermauert diese Annahme und ist ein Hinweis darauf, dass es sich um eine bipolare Störung handelt, bei der sowohl ausgeprägt manische als auch depressive Phasen auftreten. Bei diesem Patienten besteht ein hohes suizidales Risiko!

Frage 4*

Einer Patientin wurde vom Hausarzt das Antipsychotikum Levomepromazin (Neurocil) verordnet. Sie ist verunsichert und beteuert, dass sie nicht schizophren sei. Welche Absicht vermuten Sie hinter dieser Verordnung?

Musterlösung:

Levomepromazin gehört zu den klassischen Antipsychotika mit niedrigem antipsychotischem Wirkpotenzial. Es wurde der Patienten hier wegen der sedierenden Wirkung als Beruhigungsmittel verordnet.

Frage 5*

Ein Patient nimmt das Antipsychotikum Olanzapin (Zyprexa) ein. Er klagt über Fieber (39,7 °C) und schwitzt stark. Die Bewegungen des Patienten wirken steif und ruckartig. Beurteilen Sie die Situation.

Musterlösung:

Die geschilderte Symptomatik kann auf ein beginnendes malignes neuroleptisches Syndrom hinweisen. Als Auslöser kommt das atypische Antipsychotikum Olanzapin in Betracht.

Frage 6*

Eine Patientin leidet an Schlafstörungen. Sie hat gehört, dass es gut wirksame Präparate auf pflanzlicher Basis, z. B. mit Baldrianwurzel, gibt. Welches können Sie ihr empfehlen?

Musterlösung:

HPP ist es untersagt, verschreibungspflichtige Arzneimittel zu verordnen oder zu empfehlen. Sie dürfen sich daher zu dieser Frage nicht äußern und sollten die Patientin zum Heilpraktiker, Arzt oder in die Apotheke verweisen.
HP dürfen nicht verschreibungspflichte Arzneimittel verordnen. Pflanzliche Sedativa, die in Apotheken und Drogeriemärkten erhältlich sind, kommen in Frage, z. B. Präparate, die aus den Arzneipflanzen Baldrianwurzel, Lavendelblütenöl oder Passionsblumenkraut hergestellt werden. Allerdings müssen HP abklären, ob bei den Patientinnen und Patienten die Gefahr von Überempfindlichkeitsreaktionen oder allergischen Reaktionen besteht. Vor allem ist bei Kombinationsmitteln zu prüfen, ob Johanniskraut enthalten ist, da die möglichen Nebenwirkungen und Wechselwirkungen gravierende Folgen haben können.

Frage 7*

Sie behandeln einen Patienten, der wegen einer Schizophrenie seit Längerem das Antipsychotikum Clozapin einnimmt. Der Patient ist damit gut eingestellt und hatte seit nunmehr drei Jahren keine psychiatrischen Auffälligkeiten mehr. In der heutigen Sitzung fällt ihm das Sprechen allerdings schwer. Er klagt über Halsschmerzen und berichtet von Schüttelfrost. Welchen Zusammenhang können Sie zwischen dem Arzneimittel und der Symptomatik des Patienten herstellen?

Musterlösung:

Das Antipsychotikum Clozapin kann als Nebenwirkung eine Neutropenie verursachen, die sich in Form von Fieber, Schüttelfrost und Halsschmerzen äußert. Eine Neutropenie kann zu einer lebensgefährlichen Infektion führen. Für den Ausschluss einer Neutropenie soll sich der Patient deshalb sofort einem Arzt vorstellen.

Frage 8

Was versteht man unter einem Rebound-Effekt? Bei welchen Gruppen von Psychopharmaka ist dieser zu beachten?

Musterlösung:

In der Pharmakologie versteht man unter einem „Rebound-Effekt", dass der menschliche Organismus nach dem abrupten Absetzen bestimmter Medikamente mit einem verstärkten Auftreten derjenigen Symptome reagiert, wegen der das Medikament ursprünglich eingenommen wurde. Werden beispielsweise Benzodiazepine plötzlich abgesetzt, können sich Ängste noch intensiver als vor der Einnahme des Benzodiazepins zeigen. Ein weiteres Beispiel für einen „Rebound-Effekt" sind Z-Substanzen, die wegen Schlafstörungen eingenommen werden. Nach einem abrupten Absetzen der Z-Präparate treten die Schlafstörungen i. d. R. noch stärker als vor der Einnahme auf.

Frage 9

Die antidepressive Wirkung von Johanniskrautextrakt ist für leichte bis mittelschwere Depressionen gut belegt. Welche Nebenwirkung kann auftreten und welche potenzielle Wechselwirkung müssen Sie als HP unbedingt beachten?

Musterlösung:

Vor allem bei Personen mit hellem Hauttyp steigt die Empfindlichkeit gegen die UV-Bestrahlung, sodass Sonnenbäder im Freien oder im Solarium während der Einnahme zu unterlassen sind (Nebenwirkung).
Als HP müssen Sie unbedingt abklären, ob der Patient oder die Patientin parallel in ärztlicher Behandlung ist und chemische Antidepressiva verordnet bekommt. In einem solchen Fall darf kein Johanniskrautextrakt zusätzlich eingenommen werden, da dies ebenfalls die Serotoninmenge erhöht und dadurch ein potenziell lebensgefährliches Serotonin-Syndrom ausgelöst werden kann.
Johanniskraut schwächt die Wirkung anderer Arzneimittel ab, indem z. B. durch eine CYP-Induktion der Wirkungsverlust anderer Wirkstoffe eintritt.
Darüber hinaus ist zu prüfen, ob „leichte (F32.0 ICD-10; 6A70.0 ICD-11) bis mittelgradige Episoden (F32.1 ICD-10; 6A70.1–6A70.2 ICD-11) nach der ICD-10 – künftig nach der ICD-11- von ärztlicher Seite aus diagnostiziert werden. Ist dies der Fall, sind Johanniskrautextrakte rezeptpflichtig und müssen ärztlich verordnet werden. Nur bei „leicht depressiven Störungen" sind Johanniskrautextrakte als apothekenpflichtige Arzneimittel einzustufen.

Frage 10

Was müssen HP beachten, wenn Patientinnen und Patienten während der Medikamentenanamnese angeben, dass sie ein gerinnungshemmendes Arzneimittel einnehmen, das z. B. Acetylsalicylsäure (ASS) als Wirkstoff enthält?

Musterlösung:

Als HP müssen sie unbedingt bei Behandlungen im Auge behalten, dass bei diesen Patientinnen und Patienten ein deutlich erhöhtes Risiko für innere Blutungen vorliegt. Kommt die Verdachtsdiagnose einer inneren Blutung in Betracht, sollte zügig eine ärztliche Überweisung erfolgen.

Eventuelle personenbezogene Daten fiktiv, Fallbeispiel frei erfunden.

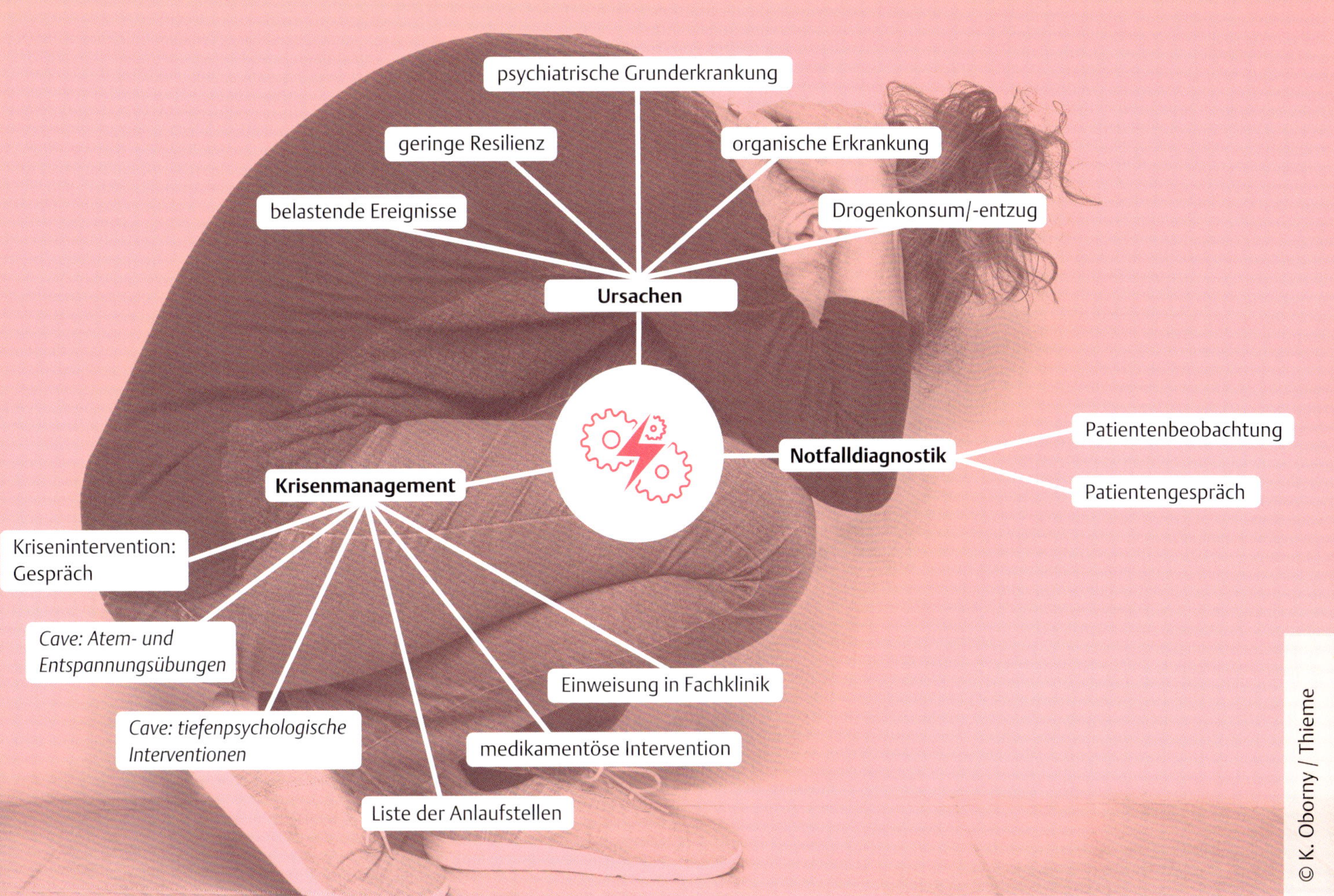

2 Krisenintervention bei psychiatrischen Notfällen

2.1 Grundlagen

Definition

Psychiatrischer Notfall

Unter einem psychiatrischen Notfall versteht man eine **plötzlich** auftretende, tiefgreifende **psychische Veränderung** bzw. eine **akute Verschlechterung** einer bestehenden, psychischen Erkrankung, die die **Gesundheit** des Patienten und seines Umfeldes **unmittelbar gefährdet**. Betroffene Patienten sind nicht in der Lage, sich ohne **fremde Hilfe** aus der Situation zu befreien und benötigen **sofortige** medizinische Betreuung (Diagnostik und Therapie).

Psychiatrische Notfälle **entstehen,** wenn:

- belastende Ereignisse in kurzer Zeitfolge auftreten;
- Patienten gleichzeitig über eine geringe Resilienz verfügen bzw. bereits an einer psychischen Erkrankung leiden;
- Patienten ungünstige Lebensbedingungen haben.

Psychiatrische Notfälle können auch durch organische Krankheiten oder Drogenkonsum bzw. Drogenentzug ausgelöst werden.

2.1.1 Häufigkeit psychiatrischer Notfalleinsätze

Psychische Erkrankungen zählen zu den häufigen chronischen Erkrankungen in den Ländern der westlichen industrialisierten Welt. Gemessen an der Beeinträchtigung der Lebensqualität und der Verkürzung der Lebenszeit kann man sie durchaus mit den großen chronischen „Volkskrankheiten" wie Bluthochdruck, Diabetes mellitus oder Krebs vergleichen. Dabei ist zu beobachten, dass die Zahl der **psychisch Erkrankten** seit Jahrzehnten langsam, aber stetig **zunimmt**.

Infolgedessen werden immer häufiger psychiatrische Notfalleinsätze notwendig, die durch psychische Störungen verursacht werden. Das fach- und sachgerechte schnelle Handeln in Notfallsituationen ist essenziell für die Betroffenen, da es zu lebensbedrohlichen Situationen für Helfende und akut Erkrankte kommen kann. Häufig sind die **Ersthelferinnen** und **Ersthelfer** mit diesen komplexen und dringenden Situationen überfordert.

In der seit 2019 gültigen **S2k-Leitlinie Notfallpsychiatrie** werden folgende Schätzgrößen **pro Jahr** für die Anzahl **psychiatrischer Notfalleinsätze** genannt (Stand: 13.04.2019):

- ca. 500.000 Patienten werden von einem Notarzt behandelt,
- ca. 1,5 Millionen Patienten werden in Notfallaufnahmen behandelt und
- ca. 500.000 Patienten werden nach einer Behandlung in einer Notaufnahme stationär aufgenommen.

Psychische Erkrankungen treten am häufigsten in Form von Angststörungen und Depressionen auf, gefolgt von Anpassungsstörungen mit depressiven Reaktionen sowie Reaktionen auf Traumatisierung.

2.1.2 Entstehung psychiatrischer Erkrankungen

Wenn eine psychische Störung entsteht, ist dies immer ein **multifaktorielles** Geschehen, bei dem sowohl äußere Einflüsse als auch innere Faktoren eine Rolle spielen, die von der persönlichen Konstitution eines Menschen abhängig sind.

Äußere Einflüsse

Äußere Einflüsse sind **belastende Lebensumstände**, wie beispielsweise:

- Gewalt (▶ **Abb. 2.1**)
- Armut
- Einsamkeit
- Arbeitslosigkeit
- Drogenkonsum
- gesellschaftliche Diskriminierung
- andauernde Konflikte in Familie oder Beruf

Abb. 2.1 Äußere Einflüsse, die psychiatrische Grunderkrankungen hervorrufen können.

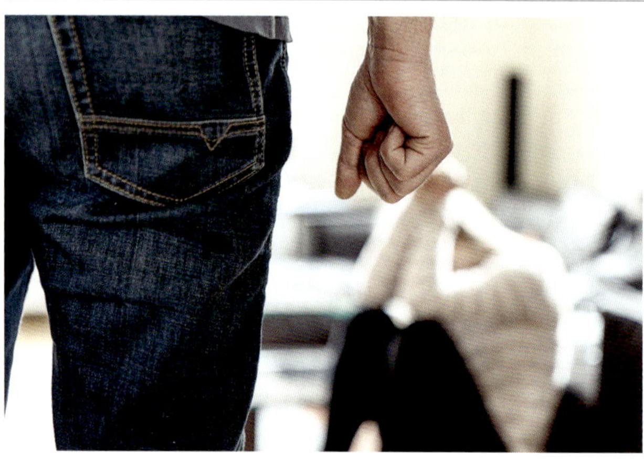

Werden Menschen in ihrem Alltag z. B. dauerhaft mit Gewaltsituationen konfrontiert, kann die seelische und körperliche Belastung zu psychiatrischen Erkrankungen führen. Bei regelmäßiger häuslicher Gewalt kann sich eine Depression und/oder eine Angststörung entwickeln. (nachgestellte Situation) *Quelle: © K. Oborny/Thieme*

Innere Faktoren

Zu den inneren Faktoren einer psychischen Störung zählen in erster Linie die individuellen, angeborenen **Eigenschaften** und **Grundmuster** der Psyche, die im Charakter und Temperament eines Menschen ihren Ausdruck finden (▶ **Abb. 2.2**). Hinzu kommt eine durch Erziehung und **soziokulturelle** Einbindung erlangte Prägung. **Anerzogene** und **angeborene** Faktoren bestimmen letztlich zusammen, wie empfindlich ein Mensch auf äußere Stressfaktoren reagiert und in welcher Form Lösungsstrategien gefunden werden.

Diese innere psychische Robustheit und die Fähigkeit, in psychischen Belastungssituationen handlungsfähig zu bleiben, bezeichnet man als **Resilienz**. Eine hohe Resilienz bedeutet, dass der Patient über viele Merkmale verfügt, die seine Psyche schützen und stärken. Bei einer geringen Resilienz sind diese schützenden Faktoren in nicht ausreichender Form vorhanden.

Abb. 2.2 Hoher innerer psychischer Druck.

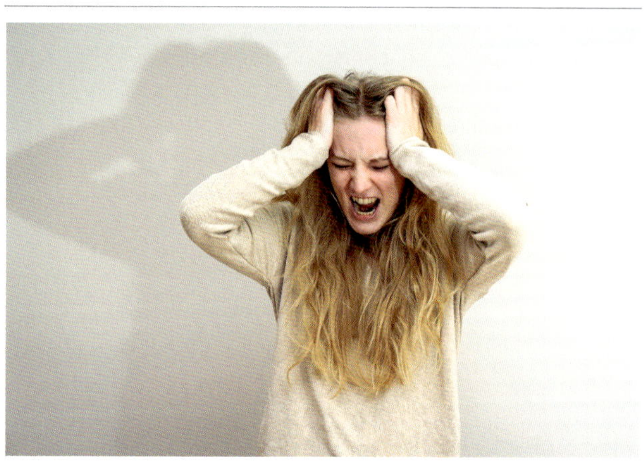

Individuelle angeborene Eigenschaften und Grundmuster der Psyche zählen zu den inneren Faktoren, die ein psychisches Störungsbild maßgeblich beeinflussen. Wie gut ein starker innerer Druck aufgrund von Stressoren bewältigt werden kann, hängt von der Resilienz der Betroffenen ab. (nachgestellte Situation) *Quelle: © K. Oborny/Thieme*

2.1.3 Wann wird eine psychiatrische Erkrankung zum Notfall?

Ursachen

Ein psychiatrischer Notfall entwickelt sich häufig **plötzlich** aus Situationen heraus, in denen:

- stark belastende Ereignisse innerhalb einer kurzen Zeitspanne auftreten und das Leben eines Menschen in seinen Grundfesten erschüttern;
- gleichzeitig eine geringe Resilienz vorliegt;
- der Mensch ungünstige allgemeine Lebensbedingungen hat, die die akute Belastung nicht abpuffern können.

Viele psychiatrische Notfallpatienten haben in der Vergangenheit bereits Phasen mit starker psychischer Belastung erlebt oder leiden an einer diagnostizierten psychischen Erkrankung. Eine psychiatrische Notfallsituation kann bei ihnen ein Zeichen für die akute Verschlechterung der psychiatrischen Grunderkrankung sein.

Stark belastende Ereignisse

Zu den stark belastenden Ereignissen zählen beispielsweise:

- der Verlust des Arbeitsplatzes
- das Scheitern einer Beziehung
- die Diagnose einer schweren Krankheit
- der plötzliche Verlust der vertrauten Umgebung
- der plötzliche Tod eines nahestehenden Menschen

Bei Menschen, die über eine geringe Resilienz verfügen, verdichtet sich in solchen Fällen die seelische Not derart stark, dass tiefgreifende psychische Veränderungen innerhalb einer kurzen Zeitspanne auftreten. **Symptome**, die sich bei psychischen Erkrankungen normalerweise über Monate bis Jahre entwickeln, treten in der psychiatrischen Notfallsituation innerhalb von Stunden bis Tagen in **hoher Intensität** auf. Der Patient ist in seiner Handlungsfähigkeit und Selbstregulation akut massiv eingeschränkt und findet ohne Hilfe aus dieser Lage nicht mehr heraus.

Allgemeine Lebenssituation

Neben den belastenden Ereignissen spielt die allgemeine Lebenssituation des Patienten eine große Rolle:

- Geht der Patient einer Arbeit nach?
- Wie ist die wirtschaftliche Lage des Patienten?
- Gibt es erkennbar einen geregelten Tagesablauf?
- Lebt der Patient allein oder in einer Partnerschaft?
- Ist der Patient in gesellschaftliche Gruppen integriert?
- Gehört der Patient zur bildungsfernen Schicht der Bevölkerung?

Alleinstehende Menschen mit geringem Bildungsstand haben das größte Risiko, durch ein schwer belastendes Ereignis aus der Bahn geworfen zu werden (▶ **Abb. 2.3**). Je besser die Einbindung in soziale Gruppen, je höher der Bildungsstand und je besser das wirtschaftliche Auskommen, desto geringer ist das Risiko für eine psychiatrische Erkrankung und damit für einen psychiatrischen Notfall.

Abb. 2.3 Psychiatrische Notfälle aufgrund schwer belastender, traumatischer Ereignisse.

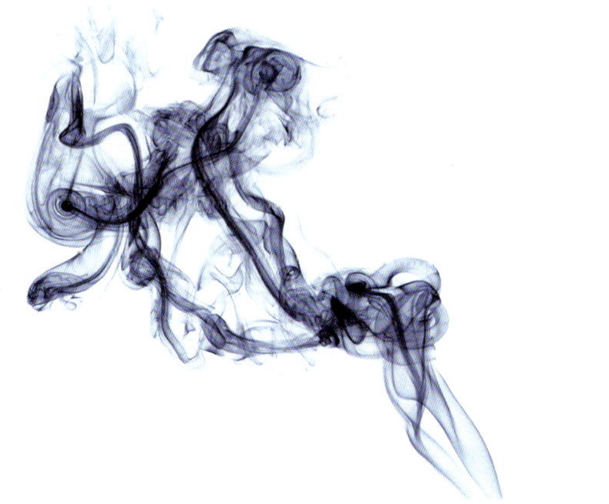

Extrem belastende Ereignisse, wie z. B. plötzlich abgebrannte Wohnhäuser oder schwer verletzte Angehörige, führen meistens zu einem so großen Schock bei den Betroffenen, dass die Situation zu einem psychiatrischen Notfall eskaliert. *Quelle: © K. Oborny/Thieme*

Transferbeispiel

Von einem Tag auf den anderen: Alles verloren!

Ein Mann wird von einem Kriseninterventionsteam (KIT) auf dem Gelände seines abgebrannten Bauernhofs betreut und versorgt. Der Mann steht unter einem akuten seelischen Schock, ist nicht ansprechbar und sein Blick geht ins Leere. Sein befreundeter Nachbar steht ihm zur Seite und ist im Gespräch mit einer Frau des KIT.

Der Nachbar berichtet, dass heute Vormittag ein Feuer auf dem Bauernhof des Mannes, den er mit seiner Frau allein bewirtschaftet hatte, ausgebrochen sei. Seine Frau habe im Stall gearbeitet und konnte nicht mehr rechtzeitig aus dem brennenden Gebäude entkommen, weil sie wegen der starken Rauchbildung schnell das Bewusstsein verloren hatte und ohnmächtig auf dem Stallboden lag. Mit der Ehefrau seien auch alle Tiere im Stall umgekommen.

Während des Brandes sei der Mann nicht auf dem Hof gewesen, weil er in der nahe liegenden Stadt Besorgungen gemacht habe. Der Notruf an die Feuerwehr wurde von den Nachbarn abgesetzt. Der Brand griff in Windeseile – wegen der vorausgegangenen lang anhaltenden Dürre – auch auf das Wohnhaus über, das durch den Brand vollkommen unbewohnbar geworden ist.

Eventuelle personenbezogene Daten fiktiv, Fallbeispiel frei erfunden.

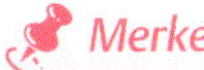

Merke

Häufige Ursachen psychiatrischer Notfälle

Psychiatrische Notfälle entstehen meist durch eine **Verdichtung** belastender Ereignisse bei gleichzeitig **geringer** Resilienz des Patienten und **ungünstigen** allgemeinen Lebensbedingungen. In vielen Fällen liegt bei den Patienten bereits eine psychische Grunderkrankung vor.

2.1.4 Formen psychiatrischer Notfälle

Notfallsyndrome

Psychiatrische Notfälle treten auf in Form von:

- Delirien (Kap. 3.5)
- akuter Suizidalität (Kap. 3.1)
- Erregungszuständen (Kap. 3.6)
- Stupor und Katatonie (Kap. 3.8)
- Bewusstseinsstörungen (Kap. 3.7)
- manischen Syndromen (Kap. 3.4)
- Angst- und Panikattacken (Kap. 3.2)
- Notfällen infolge einer Intoxikation
- psychosozialen Krisen und Traumatisierungen
- paranoid-halluzinatorischen Zuständen (Kap. 3.3)

Sehr oft wird durch einen Notfall eine psychische Erkrankung zum ersten Mal diagnostiziert und die Therapiebedürftigkeit des Patienten erkannt.

Andere Patienten sind aufgrund einer psychischen Erkrankung bereits seit Jahren in ärztlicher und psychotherapeutischer Behandlung. Die mit Psychotherapie und Arzneimitteln unter Kontrolle gehaltene Symptomatik verschlechtert sich im Notfall bei diesen Patienten wieder rapide (▶ **Abb. 2.4**).

Abb. 2.4 Psychiatrischer Notfall.

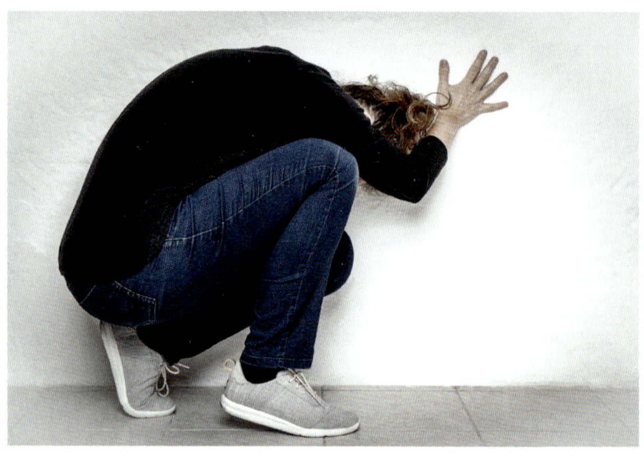

Bei einer psychiatrischen Grunderkrankung können sich die Symptome so rapide verschlechtern, dass der Rettungsdienst und Notarzt gerufen werden müssen. (nachgestellte Situation) *Quelle: © K. Oborny/Thieme*

Lerntipp

Organisch bedingter psychiatrischer Notfall?

Wichtig für Prüfung und Praxis (siehe Kap. 2.3.4): Beachten Sie, dass psychiatrische Notfälle (S. 56) auch rein organische Ursachen haben können (S. 56).

Beispiele:

- delirante Zustände infolge Entzündungen des ZNS
- Psychosen infolge einer Hyperthyreose oder eines Schlaganfalls
- starke Angstzustände infolge von Drogenkonsum bzw. Drogenentzug

Ein psychiatrischer Notfall stellt immer eine **potenzielle Gefährdung** für die Gesundheit des **Patienten** und unter Umständen auch seiner **Umgebung** dar. Es ist daher wichtig, dass HP/HPP Hinweise auf eine psychiatrische Notfallsituation schnell erkennen und gezielt die richtigen Maßnahmen ergreifen.

Fazit – Das müssen Sie wissen

Häufigkeit und Ursachen pychiatrischer Notfälle

Die Anzahl der psychisch Erkrankten nimmt stetig zu. Dadurch werden **häufiger** psychiatrische Notfalleinsätze notwendig. Das fach- und sachgerechte schnelle Handeln in Notfallsituationen ist essenziell für die Betroffenen, damit im Extremfall **lebensbedrohliche** Situationen für Helfende und akut Erkrankte bewältigt werden können.

Die Ursache psychischer Störungen ist **multifaktoriell**; es gibt äußere Einflüsse (z. B. Gewalterfahrung, Drogenkonsum, Einsamkeit) und innere Faktoren, die von der persönlichen Konstitution eines Menschen (z. B. Resilienz) abhängen.

Psychiatrische Notfälle entwickeln sich häufig **abrupt** aus Situationen heraus, wenn beispielsweise Betroffene mit belastenden Ereignissen – bei einer geringen Resilienz – konfrontiert werden.

Psychiatrische Notfälle können sowohl **organische** Ursachen haben als auch organische Notfälle auslösen. Bei Verdacht auf einen organischen Notfall (z. B. Herzinfarkt, Schlaganfall) muss der **Notarzt** gerufen werden. Maßnahmen im Rahmen der Ersten Hilfe müssen ergriffen werden.

2.2 Notfalldiagnostik – einen psychiatrischen Notfall erkennen und beurteilen

Im Gegensatz zu rein organbezogenen Notfällen, wie beispielsweise einem Herzinfarkt oder einer diabetischen Stoffwechselentgleisung, stehen in der psychiatrischen Notfallsituation **keine** technischen Messmethoden zur Verfügung, die eine schnelle und sichere Diagnose ermöglichen. Erschwerend kommt hinzu, dass die **Symptome** von der natürlichen Wesensart und dem Temperament des Patienten nicht immer sofort und eindeutig **abzugrenzen** sind. Niemand kann von außen einsehen, was tatsächlich in der Gefühlswelt und der Wahrnehmung des Patienten vorgeht. Lediglich durch Signale, die von außen wahrnehmbar sind, und durch den Inhalt des Gesprächs kann man abschätzen, wie es im Inneren des Patienten aussieht.

Zunächst sind es **Auffälligkeiten** in der Mimik, der Bewegung und der allgemeinen Körpersprache, die Heilpraktiker an Patienten beobachten. Im Gespräch ergeben sich weitere Anhaltspunkte, die einen Verdacht bekräftigen, beispielsweise in der Wortwahl, der Art des Denkens, der Stimmungslage und in der Schilderung des Erlebens der Umwelt und der eigenen Person (▶ **Abb. 2.6**).

Um einen schnellen und möglichst konkreten Überblick darüber zu gewinnen, ob eine Notfallsituation vorliegt und welche Maßnahmen gegebenenfalls getroffen werden müssen, ist es ratsam, die Erkenntnisse aus

- der **Beobachtung** der Patientin/des Patienten und
- dem **Inhalt** des Patientengesprächs

systematisch nach bestimmten Kriterien in Form einer Checkliste (▶ **Abb. 2.5**) festzuhalten und zu beurteilen (siehe Tabellen ▶ **Tab. 2.1** und ▶ **Tab. 2.2**).

Abb. 2.5 Wichtige Tools im Notfall: Checklisten.

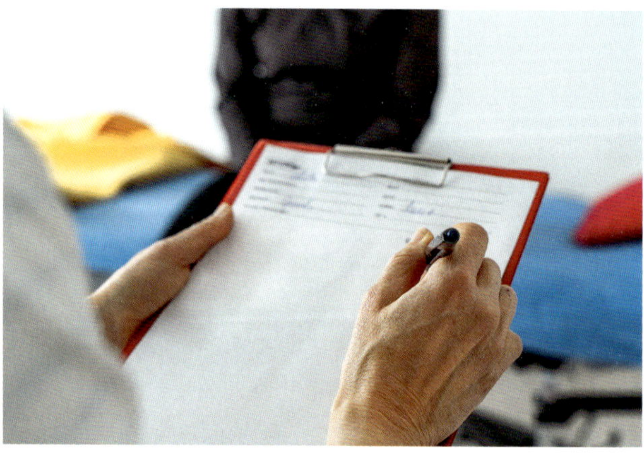

Checklisten für die Patientenbeobachtung und – sofern möglich – für ein Patientengespräch helfen in kritischen Situationen, den schnellen und konkreten Überblick zu gewinnen, ob ein (psychiatrischer) Notfall vorliegt. *Quelle: © K. Oborny/Thieme*

2.2.1 Checkliste zur Patientenbeobachtung

Die Patientenbeobachtung betrifft alle Aspekte, die am äußeren Erscheinungsbild von Patienten, ihrem Verhalten und an ihren Reaktionen feststellbar sind (▶ **Abb. 2.6**).

Dazu gehören beispielsweise:

- der Grad an Wachheit,
- vegetative Symptome,
- die Körperhaltung und -bewegung,
- die Art und Weise, wie der Patient sich ausdrückt.

Lerntipp – mündliche Prüfung

Suizidalität immer im Blick haben!

Ein besonderer und häufig abgefragter Schwerpunkt in der amtsärztlichen Überprüfung ist das Thema Suizidalität (siehe Kap. 3.1). Es wird von den angehenden HP und HPP erwartet, dass sie bei der Bearbeitung von Patientenfällen sowohl die vorhandenen Risikofaktoren als auch die versteckt oder indirekt geäußerten Selbstmordgedanken erkennen. Darauf ist besonders dann zu achten, wenn in der Prüfung der Fall eines Patienten mit

- depressiver Symptomatik oder
- einer Anpassungsstörung mit depressiver Reaktion

präsentiert wird.

In ▶ **Tab. 2.1** und ▶ **Abb. 2.6** sind wichtige Kriterien der Patientenbeobachtung und mögliche Befunde aufgeführt.

2.2.2 Checkliste zum Inhalt des Patientengesprächs

Das Gespräch hat zunächst das Ziel, **sachliche Informationen** zu erfassen, die Auskunft geben über:

- das Entstehen der Notfallsituation,
- Grunderkrankungen,
- den Arzneimittelkonsum,
- das häuslich-private Umfeld,
- die Lebensgewohnheiten,
- die Suizidalität.

Darüber hinaus gibt das Gespräch Einblick in das **Denken** und die **Gefühlswelt** des Patienten. In ▶ **Tab. 2.2** sind wichtige Fragen im Patientengespräch und mögliche Antworten aufgeführt.

Durch die Erkenntnisse, die sich aus der Beobachtung und dem Inhalt des Gespräches ergeben, kann man den weiteren Verlauf der Notfallsituation abschätzen. Einen besonderen Stellenwert nimmt hier die Frage nach der Suizidalität ein.

Abb. 2.6 Anamnese: Aspekte psychopathologischer Symptome.

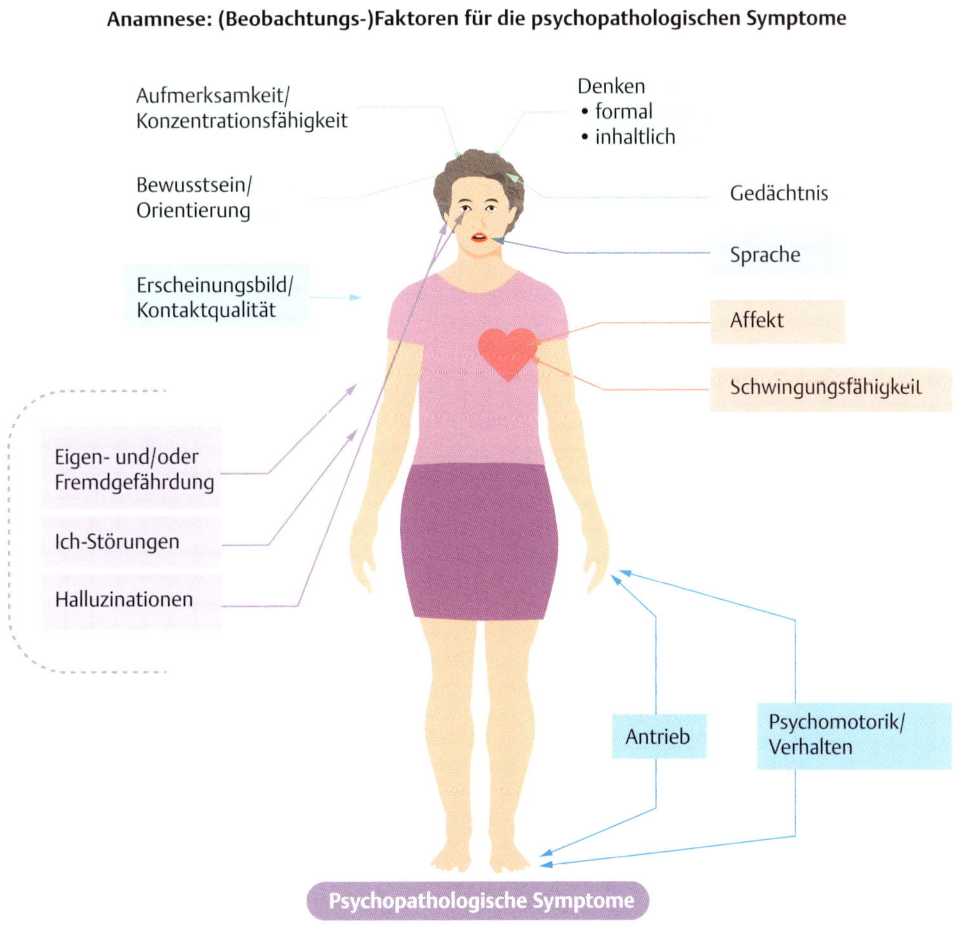

Quelle: Stöcker M. Psychiatrische Krankheitsbilder. In: Thieme (Hrsg): Heilpraktiker-Kolleg. Stuttgart: Haug; 2022

Tab. 2.1 Notfalldiagnostik: Checkliste Patientenbeobachtung.

Kriterium	mögliche Befunde
Bewusstsein (quantitativ)	• Patient/Patientin ist klar und wach. • Patient/Patientin ist benommen oder somnolent. • Patient/Patientin ist hellwach und bringt seiner/ihrer Umwelt eine überhöhte Aufmerksamkeit entgegen (hypervigilant). • Das Erleben, die Gedanken und Tätigkeiten sind auf wenige Inhalte reduziert (eingeengtes Bewusstsein).
Bewusstsein (qualitativ)	• Patient/Patientin ist klar in seinem/ihrem Denken. • Patient/Patientin ist verwirrt (Bewusstseinstrübung).
Orientiertheit	• Patient/Patientin kann sich korrekt zu seiner/ihrer Person, der unmittelbaren Situation, dem aktuellen Datum/Wochentag und seinem/ihrem Aufenthaltsort äußern. • Patient/Patientin weiß nicht, wo er/sie sich momentan befindet.
Denkleistung (formales Denken)	• Patient/Patientin denkt verlangsamt. • Das Denken kreist ständig um ein belastendes Thema (Grübeln). • Die Gedanken sind zusammenhanglos. • Die Gedanken springen schnell von einem zum nächsten Thema (Ideenflucht). • Patient/Patientin wiederholt beständig Begriffe, die zunächst in einem sinnhaften Zusammenhang verwendet werden, im weiteren Verlauf des Gespräches jedoch in nicht sinnhaftem Zusammenhang wiederholt werden (Perseveration).
Aufmerksamkeit	• Die Auffassungsgabe des Patienten/der Patientin ist beeinträchtigt. • Die Konzentrationsfähigkeit des Patienten/der Patientin ist gering. • Patient/Patientin kann einem Gespräch nicht lange folgen.
Gedächtnis	• Patient/Patientin kann sich an kurz zuvor Gesagtes nicht erinnern (eingeschränkte Merkfähigkeit). • Patient/Patientin verliert beim Sprechen schnell den „roten Faden“. • Patient/Patientin kann länger zurückliegende Ereignisse nicht erinnern oder berichtet widersprüchlich über vergangene Ereignisse und Personen.
Sprache	• Die Sprache des Patienten/der Patientin ist klar. • Die Sprache des Patienten/der Patientin ist undeutlich oder verwaschen. • Patient/Patientin hat eine bizarre Ausdrucksform. • Patient/Patientin bildet neue Wörter (Wortneubildungen).
Stimmungslage (Affekt) und Antrieb	• Patient/Patientin ist ängstlich. • Patient/Patientin wirkt apathisch. • Patient/Patientin ist in seinem/ihrem Antrieb gehemmt. • Patient/Patientin ist übermäßig positiv gestimmt bzw. euphorisch. • Patient/Patientin wirkt aufgeschlossen, freundlich und befindet sich in einer situationsgerechten Stimmungslage. • Patient/Patientin ist sehr still und in sich gekehrt, der Blick auf seine/ihre Hände gerichtet, die Stimme ist leise, der Redefluss stockt (depressive Stimmung).
Wahrnehmung der eigenen Person und der Umwelt (inhaltliches Denken) und Ich-Störungen	• Die Wahrnehmung der eigenen Person und der eigenen Umwelt ist bei dem Patienten/der Patientin verändert (Wahn). • Patient/Patientin erkennt seinen/ihren Zustand selbst nicht als krank (fehlende Krankheitseinsicht), sondern empfindet seine/ihre Umwelt als verändert.
Zwangsgedanken und Ängste	• Patient/Patientin hat Phobien. • Patient/Patientin übt Zwangshandlungen aus.
Halluzinationen (Sinnestäuschungen)	• Patient/Patientin spürt Köperberührungen. • Patient/Patientin erscheinen Bilder auf einer weißen Wand. • Patient/Patientin hört Stimmen, die mit ihm/ihr oder über ihn/sie sprechen.

▸ **Tab. 2.1** Fortsetzung.

Kriterium	mögliche Befunde
Motorik, Mimik und Gestik	• Patient/Patientin zittert. • Patient/Patientin führt stereotype Bewegungsmuster aus. • Patient//Patientin verharrt in bizarren Körperhaltungen. • Patient/Patientin ist sehr erregt, läuft unruhig hin und her, das Stillsitzen ist nicht möglich (psychomotorische Unruhe). • Zielgerichtete Bewegungen fallen den Patienten schwer (z. B. beim Greifen). • Patient/Patientin zieht Grimassen, rollt die Augen, hat einen Nystagmus. • Das Gesicht hat einen auffällig teilnahmslosen Ausdruck.
vegetative Symptome	• Patient/Patientin hat eine schnelle Atmung. • Patient/Patientin schwitzt stark. • Patient/Patientin hat geweitete oder verengte Pupillen. • Patient/Patientin hat starke Gesichtsrötung oder auffallend blasse Gesichtshaut.
Fremdgefährdung	• Patient/Patientin tritt in Lautstärke, Wortwahl und Körpersprache aggressiv auf (Drohgebärden, Distanzlosigkeit). • Patient/Patientin spricht Warnungen aus, z. B. alles zu zerstören.

Tab. 2.2 Notfalldiagnostik: Checkliste zum Inhalt des Patientengesprächs.

Frage	mögliche Antworten (Beispiele)
Was ging der Notfallsituation voraus?	• ein Unfall • Verlust einer nahestehenden Person (Trennung, Todesfall) • Verlust des Arbeitsplatzes • ein medizinischer Eingriff • eine plötzlich aufkommende Erinnerung, möglicherweise provoziert durch ein Geräusch oder einen Geruch
Liegt eine psychische Grunderkrankung vor? Wurde der Patient/die Patientin in der Vergangenheit bereits psychiatrisch behandelt?	• Depression • Angststörungen • Psychosen
Leidet der Patient/die Patientin an einer organbezogenen Grunderkrankung?	• Schilddrüsenfunktionsstörung • Diabetes mellitus • Herz-Kreislauf-Erkrankungen • Morbus Parkinson • Multiple Sklerose • Organverlust/Organersatz
Berichtet der Patient/die Patientin über körperliche Beschwerden, die im zeitlichen Zusammenhang mit der aktuellen Notfallsituation aufgetreten sind?	• Schmerzen • Krämpfe • Herzrasen • Taubheitsgefühle • Schlafstörungen • Seh- oder Hörstörungen • Symptome im Magen-Darm-Trakt (Übelkeit, Durchfall, Obstipation)
Werden regelmäßig Arzneimittel eingenommen?	• Psychopharmaka • Blutdrucksenker • Parkinson-Mittel • Antidiabetika • Schilddrüsenhormone
Konsumiert der Patient/die Patientin Rauschmittel/Betäubungsmittel?	• Alkohol • Cannabis • Opiate • synthetische Drogen

▸ **Tab. 2.2** Fortsetzung.

Frage	mögliche Antworten (Beispiele)
Hat der Patient/die Patientin die Absicht, sich selbst zu töten bzw. hatte er/sie in der Vergangenheit bereits Suizidversuche unternommen?	• Der Patient/die Patientin schildert, dass er/sie verzweifelt ist und keinen Sinn mehr in seinem/ihrem Leben sieht, er/sie hat schon oft über Selbstmord nachgedacht. • Mögliche Äußerungen: „Wenn ich tot wäre, wäre doch allen gedient." Oder: „Wenn das so weitergeht, nehme ich mir den Strick." • Der Patient/die Patientin berichtet von konkret gefassten Plänen zum Selbstmord (Abschiedsbrief, verschenkt alles, hat sich bereits Mittel zur Durchführung des Suizids besorgt). • Der Patient/die Patientin reagiert betont gelassen und macht einen glücklichen Eindruck, obwohl ihn/sie seit Langem Selbstmordgedanken quälen (hohe akute Suizidgefahr!). • Der Patient/die Patientin möchte nicht auf die Frage antworten, schweift vom Thema ab oder reagiert gar nicht auf die Frage (möglicher Hinweis auf hohe akute Suizidgefahr!).

Fazit – Das müssen Sie wissen

Systematische Notfalldiagnostik - Checklisten

Für psychiatrische Notfälle gibt es keine technischen Messmethoden, wie z. B. für eine organisch bedingte diabetische Stoffwechselentgleisung. Eine schnelle und sichere Diagnose wird dadurch erschwert. Für eine Diagnose stehen den Erstversorgenden nur **Signale** zur Verfügung, die **von außen** wahrnehmbar sind sowie die **Inhalte** aus **Patientengesprächen**. Mit diesen Mitteln kann man diagnostisch abzuschätzen, wie es im Inneren der Patienten aussieht.

Es haben sich Checklisten bewährt, um möglichst schnell zu klären, ob eine psychiatrische Notfallsituation vorliegt und welche Maßnahmen gegebenenfalls getroffen werden müssen. In diesen Checklisten werden folgende Erkenntnisse zusammengefasst:

- der **Beobachtung** des Patienten/der Patientin (z. B. Auffälligkeiten in der Mimik, Bewegung, Körpersprache, Wortwahl, Art des Denkens, Stimmungslage, Wahrnehmung der Umwelt und der eigenen Person),
- dem **Inhalt** des Patientengesprächs (z. B. Ereignisse vor dem Notfall, psychiatrische und/oder organbezogene Grunderkrankungen, regelmäßig eingenommene Arzneimittel, Ereignisse vor dem Notfall, Suizidabsichten).

Aus den systematisch erfassten Sachverhalten lässt sich am besten eine **syndromale Verdachtsdiagnose** stellen.

Abb. 2.7 Wichtig: Verständnis für die Patientenwahrnehmung entwickeln.

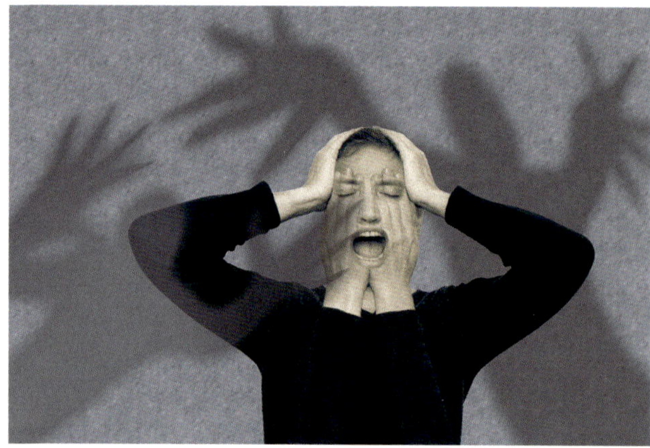

Für Patienten sind ihre Wahrnehmungen und Empfindungen absolut real. Sie verspüren einen hohen Leidensdruck, auch wenn andere Personen diese Wahrnehmungen in keiner Weise mit ihnen teilen. (nachgestellte Situation) *Quelle: © K. Oborny/Thieme*

2.3 Sofortmaßnahmen bei Verdacht auf einen psychiatrischen Notfall

2.3.1 Psychiatrischer Notfall aus Patientensicht

Es ist für eine außenstehende Person, die einen psychiatrischen Notfall miterlebt, oft sehr schwierig, spontan und unvoreingenommen ein Verständnis für die **Situation** eines **Patienten** zu entwickeln. Dies liegt einerseits daran, dass es von außen betrachtet, selten einen erkennbaren objektiven Grund für das auffällige Verhalten eines Patienten gibt. Andererseits können Patienten im Notfall mit Worten nicht immer verständlich erklären, warum sie sich so verhalten. Die Umwelt regiert sehr häufig verständnislos („Was hast Du denn für ein Problem?"), mit Vorwürfen („Das hast Du Dir selbst eingebrockt.") und der Aufforderung, das Verhalten zu ändern („Mensch, reiß Dich mal zusammen!").

Selbst wenn die Wahrnehmungen und Empfindungen der **Patienten** nicht mit denen der **Außenwelt** übereinstimmen (▸ **Abb. 2.7**), sind sie für die Patienten zweifellos real und üben einen enormen **Leidensdruck** aus. Patienten sind bei psychiatrischen Notfällen innerlich aufgewühlt und extrem angespannt. Gefühle wie Wut, Zorn, Angst, Traurigkeit und Verzweiflung werden in sehr **hoher** Intensität erlebt. Hinzu kommen möglicherweise Desorientiertheit, Halluzinationen und Wahnvorstellungen.

2.3.2 Allgemeine Haltung und Auftreten gegenüber Patienten

Patienten brauchen in der Notfallsituation zunächst Akzeptanz und Verständnis für ihre Notlage.

Innere Lage des Patienten

Das Notfallmanagement sollte immer damit beginnen, sich die mutmaßliche innere Lage der Patienten klar vor Augen zu führen und sie als **Tatsache** zu **akzeptieren**. Auf diesem Weg gelingt es, die richtige Haltung gegenüber Patienten einzunehmen und Freiraum für die eigene Handlungsfähigkeit zu schaffen.

Beziehungsaufbau

Von Ihrer Haltung und von der Art, wie Sie Patienten in einem Notfall begegnen, hängt es ab, ob Sie jeweils einen **Zugang** zu ihren **Patienten** finden (▸ **Abb. 2.8**). Durch ein freundliches und ruhiges Auftreten bieten Sie Patienten eine Ankerstelle im emotionalen Wirbelsturm, der durch ihre innere Welt braust. Sie zeigen Empathie und können sich in die Gefühle und Gedanken ihrer Patienten hineinversetzen. Dabei ist es wichtig, dass Sie **authentisch** sind, d. h., sie treten als Mensch auf, der echtes Interesse am Patienten hat und in gewissen Grenzen auch Gefühle wie Betroffenheit, Verwunderung oder Freude zeigt. **Patienten** spüren **intuitiv**, ob ihr Gegenüber sich tatsächlich auf sie einstellt oder nur eine Rolle spielt.

Patientengefühle/-empfindungen

Grundsätzlich gilt es, die Gefühle und Empfindungen von Patienten nicht in Frage zu stellen. Wird versucht, die Sichtweise von Patienten zu relativieren, zu korrigieren oder gar zu kritisieren, **verlieren** Therapeuten schnell den **Zugang** zu ihren Patienten. Es ist besser, wenn Sie in der akuten Situation den Kontakt mit Patienten halten, selbst wenn ihre Äußerungen von Ihrer eigenen Wahrnehmung abweichen und offensichtlich falsch sind. Patienten sind **unbedingt** ernst zu nehmen. Signalisieren Sie ihnen: Ich höre Dich, ich sehe Dich und glaube Dir, dass Du das genauso fühlst, wie Du es berichtest. Das bedeutet nicht, dass Sie dem Patienten in seinen Ansichten recht geben oder ihn gar in seiner Sichtweise bestärken.

Abb. 2.8 Patientengespräch: Zugang zu den Patienten bekommen.

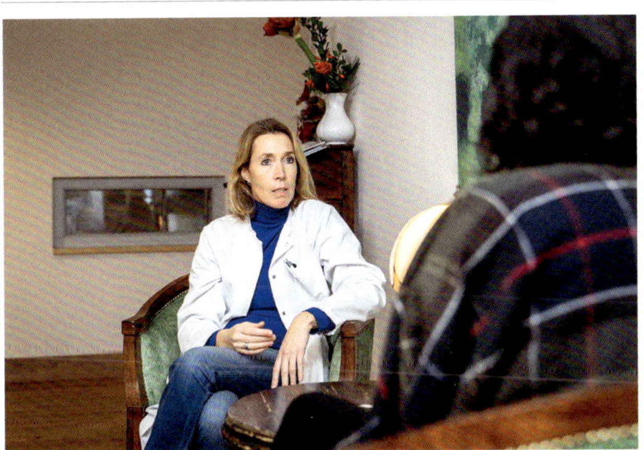

Wichtig: Therapierende sollten sich im Gespräch und in ihrem Verhalten authentisch zeigen, um in kritischen Situationen den Zugang zu Patienten zu bekommen.

Verhalten HP/HPP

Auch Heilpraktiker sind nur Menschen: Unbewusst zeigen wir, was wir wirklich fühlen und denken, in dem, wie wir z. B. die Arme vor der Brust verschränken, an unserer Kleidung zupfen oder dem Blick des Patienten ausweichen. Achten Sie daher auf Ihre **Körpersprache**. Sie gibt dem Patienten viel Auskunft darüber, wie viel Offenheit und Aufmerksamkeit, Wertschätzung und Empathie Sie ihm tatsächlich entgegenbringen. Wenden Sie sich in die Richtung des Patienten und halten Sie **Blickkontakt**.

3 Basisvariablen

Sehr hilfreich können im Patientengespräch die Regeln der **klientenzentrierten Gesprächsführung** nach *Carl Rogers* sein. Zentral ist bei Rogers die therapeutische Grundeinstellung gegenüber den Patienten, die in den sogenannten 3 Basisvariablen auf den Punkt gebracht werden kann: Empathie, Wertschätzung und Authentizität (▸ **Abb. 2.8**) gegenüber den Patienten.

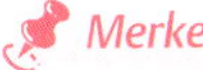

Merke

Fünf Regeln zum Umgang mit dem Patienten

- Empathie
- Authentizität
- Freundlichkeit und ein ruhiges, wertschätzendes Auftreten
- Die Patienten ernst nehmen: Sichtweise und Gefühle der Patienten akzeptieren und als gegeben hinnehmen, jedoch nicht bestätigen oder bestärken.
- Offenheit und Zugewandtheit den Patienten gegenüber auch durch Körpersprache ausdrücken.

Selbstschutz

Patienten können in einer psychiatrischen Notfallsituation **aggressiv** auftreten und **gewalttätig** werden. Die Bandbreite der Entgleisungen reicht von Beschimpfungen bis hin zu Bissen, Schlägen und Tritten. Aus dieser potenziellen Gefährdungslage heraus ergibt sich für Sie eine Fürsorgepflicht gegenüber sich selbst und Ihren Angestellten. Wie hoch das Risiko ist, dass es zu gewalttätigem Verhalten während eines psychiatrischen Notfalls kommt, lässt sich anhand von Risikofaktoren (S. 54) abschätzen.

Grenzen setzen

Treten Patienten aggressiv auf, reagieren Sie ruhig und zeigen ihnen freundlich, aber bestimmt, wo für Sie die Grenzen verlaufen (▸ **Abb. 2.9**). Sie sagen klar, dass sich das weitere Gespräch nur unter Einhaltung der allgemein gültigen Regeln bezüglich des Umgangstons, der Lautstärke und des körperlichen Abstands fortsetzen lässt. Wichtig ist eine eindeutige und klare Ansprache.

Abb. 2.9 Patientengespräch: Grenzen und Selbstschutz.

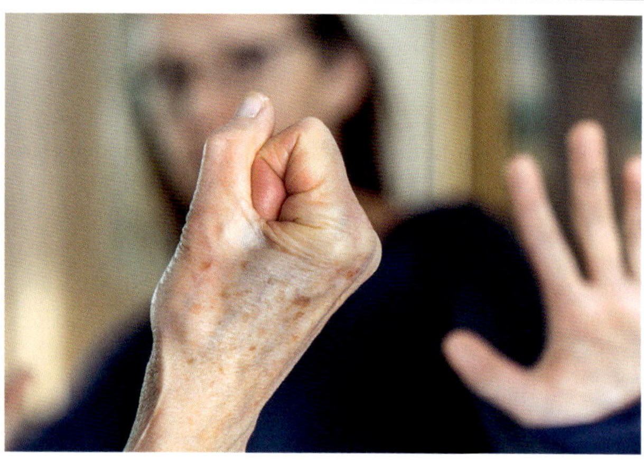

Für HP/HPP ist es wichtig, achtsam zu sein, damit in aggressiven Situationen mit Patienten zum Schutz der Patienten selbst und zum Selbstschutz rechtzeitig die notwendigen Grenzen gezogen werden. (nachgestellte Situation) *Quelle: © K. Oborny/Thieme*

! Vorsicht

Risikofaktoren für gewalttätiges Verhalten in Notfallsituationen

- Alkoholkonsum
- Halluzinationen
- wahnhafte Zustände
- selbstverletzendes Verhalten in der Vorgeschichte
- männliches Geschlecht, vor allem alleinstehende Männer
- wiederholte Aufenthalte in der Psychiatrie in der Vorgeschichte

Wortwahl wichtig

Auch Worte können Gewalt antun und Gegengewalt provozieren. Die Wahl Ihrer Worte sollte deshalb deeskalierend sein, d. h., es sollten keine unterschwelligen Drohungen, Kritik und/oder Sarkasmus in ihre Aussagen einfließen.

Gesprächsort/-atmosphäre

Schon im Vorfeld eines Gespräches können Sie durch Wahl und Gestaltung des Gesprächsortes viel zur Sicherheit aller Beteiligten beitragen. Schaffen Sie eine ruhige und **vertrauensvolle** Gesprächsatmosphäre. Sinnvoll sind ein kleiner **Tisch** und **2 bequeme Stühle**. Sie sprechen auf diese Weise mit Ihren Patienten auf „Augenhöhe" als gleichberechtigte Partner, um gemeinsam eine Lösung zu finden. Sind Patienten schreckhaft oder nicht in der Lage, sich auf ihre Gedanken zu konzentrieren, sollte der Raum gegen Reize (Lärm von außen, sehr helles Licht, auffällige Gerüche) abgeschirmt sein.

In psychischen Krisensituationen kann es für Patienten entlastend wirken, wenn sie hin und her gehen können. Ist der Raum zu klein, kann sich schnell das Gefühl einstellen, eingesperrt zu sein, was weitere Spannungen verursacht. In gefährlichen Situationen ist es wichtig, dass sie der Gefahr schnell **ausweichen** können. Wählen Sie Ihren Platz stets so, dass Sie jederzeit zügig den **Raum verlassen** können. So mancher Alltagsgegenstand lässt sich schnell als Waffe verwenden. Entfernen Sie potenziell gefährliche Gegenstände aus dem Raum, wie Brieföffner oder Glasgefäße.

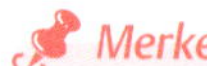

Merke

Sechs Regeln zum Selbstschutz

- Freundlich auftreten und eine deeskalierende Sprache wählen.
- Eigene Grenzen klar definieren und ggf. Regeln für das Gespräch vereinbaren.
- Abschirmung gegen äußere Reize herstellen.
- Körperliche Bewegung möglich machen.
- Rückzugs- bzw. Fluchtmöglichkeiten offenhalten.
- Gefährliche Gegenstände aus dem Raum schaffen.

Fazit – Das müssen Sie wissen

Patientensicht und Beziehungsgestaltung

In psychiatrischen Notfällen stimmen die **Wahrnehmungen** und Empfindungen der **Patienten** häufig **nicht** mit der Wahrnehmung der **Außenwelt** überein. Trotzdem brauchen Patienten in solchen Notsituationen von den Therapeuten unbedingt Akzeptanz und Verständnis für ihre Notlage.

Das ist essenziell, damit Therapeuten die innere Lage ihrer Patienten einordnen können, um in Notfallsituationen eine Beziehung mit ihren Patienten aufbauen zu können. Hilfreich ist es dabei, die **Gefühle** und **Empfindungen** der **Patienten** nicht in Frage zu stellen und in der **therapeutischen Rolle** immer empathisch, wertschätzend und authentisch (echt) zu interagieren.

Zum **Selbstschutz** ist es für **HP/HPP** wichtig, dass sie sich bei aggressiv agierenden Patienten Rückzugs- bzw. Fluchtmöglichkeiten offenhalten und gefährliche Gegenstände aus dem Raum schaffen.

2.3.3 Krisenmanagement bei psychiatrischen Notfällen

Die weitere Vorgehensweise in einem psychiatrischen Notfall orientiert sich maßgeblich an

- der **Art** und der **Schwere** des Notfalls,
- dem **Risiko** für eine akute Selbst- oder Fremdgefährdung und
- der **Kooperationsbereitschaft** der Patienten.

Kriseninterventionen

Kriseninterventionsgespräch

Bei psychischen Krisen, in denen **keine** akute Selbst- oder Fremdgefährdung vorliegt und Sie einen Zugang zur Patientin oder dem Patienten haben, ist eine Krisenintervention in Form eines Gesprächs hilfreich. Allein das Sprechen sorgt für eine erste emotionale Entlastung bei **Patienten** und bietet die Möglichkeit, dass sie zur **Ruhe** kommen und **sich sammeln** können. Aus der beruhigten Situation heraus ist es für Patienten leichter, sich für einen Moment von der erdrückenden Last ihres Zustandes zu lösen, die Lage aus neuen Blickwinkeln zu betrachten und selbst **Lösungsansätze** zu erkennen.

Vorsicht vor Atem- und Entspannungsübungen!

Atem- und Entspannungsübungen haben grundsätzlich ihre Berechtigung in der Therapie von diagnostizierten psychischen Erkrankungen. In einer **Notfallsituation** hingegen können sie je-

Abb. 2.10 In psychiatrischen Notfallsituationen: Rote Ampel für Atem- und Entspannungsübungen sowie tiefenpsychologische Verfahren!

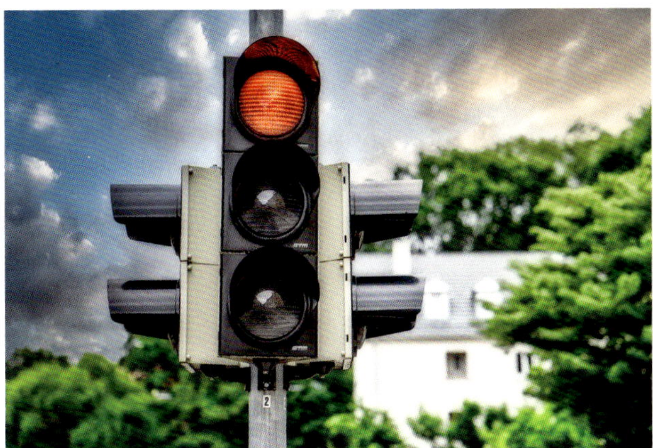

Quelle: © K. Oborny/Thieme

doch **kontraproduktiv** sein. Bei Übungen, in denen sich Patienten auf ihre Atmung und die Wahrnehmung ihres Körpers konzentrieren sollen, besteht die Gefahr, dass sie erneut von ihren Gedanken und Gefühlen überwältigt werden. Dies kann die Situation verschlimmern (▸ **Abb. 2.10**).

Vorsicht vor tiefenpsychologischen Verfahren!

In einer **akuten** psychiatrischen Notfallsituation ist es **nicht ratsam**, die tiefergehenden psychodynamischen Zusammenhänge aufzudecken, die zur Entwicklung der psychischen Krise beigetragen haben. Bei der Anwendung von therapeutischen Verfahren, die „aufdeckend" bzw. analytisch arbeiten, besteht immer die Gefahr, dass den Patienten in der akuten Notfallsituation innere **Konflikte bewusst werden**, die bis dahin verdrängt worden waren und erneut in die emotionale und gedankliche Sackgasse führen. Es ist daher ratsam, in der **akuten** Notfallsituation **nicht** mit aufdeckenden psychotherapeutischen Verfahren zu arbeiten.

Vertrauensperson(en)

Eine **wichtige Rolle** bei der Krisenintervention spielen nahe Angehörige und Vertrauens-personen von Patienten. Sie sind in Krisensituationen in vielerlei Hinsicht eine wertvolle Hilfe. Zum einen steuern sie mit ihrem Wissen über die Patienten **wertvolle Informationen** bei, die die Patienten selbst unerwähnt gelassen haben (Fremdanamnese).

Zum anderen können vertraute Personen Patienten auf dem Weg von Ihrer HP-/HPP-Praxis zu einem Arzt oder einer Klinik **begleiten**. Daher ist es ratsam, so früh wie möglich die Patienten darauf anzusprechen, eine vertraute Person zum Gespräch dazu zu holen bzw. sie zu bitten, die Patientin oder den Patienten **abzuholen**. Diese Maßnahme erhöht die Sicherheit, dass sich der Patient nach Verlassen Ihrer Praxis nichts antut und ggf. einen notwendigen Arztbesuch **tatsächlich** durchführt. Es ist zu beachten, dass Patienten **ausdrücklich** zustimmen müssen, wenn Angehörige oder Vertrauenspersonen hinzugezogen werden. Andernfalls verstoßen Sie gegen die **Schweigepflicht**.

Medikamentöse Intervention

Notärzte und Ärzte in Kliniken behandeln Patienten bei psychiatrischen Notfällen mit Psychopharmaka (siehe Kap. 1.4). Angst- und Unruhezustände werden z. B. mit Benzodiazepinen (z. B. Lorazepam) behandelt (siehe Kap. 1.4.4). Zeigt der Patient Zeichen einer Psychose, wird ein Antipsychotikum (z. B. Risperidon, Haloperidol) verabreicht. Liegt eine depressive Symptomatik vor, kommt ein Antidepressivum zum Einsatz (siehe Kap. 1.4.3).

Lerntipp – mündliche Prüfung

Psychopharmaka. Indikationen und Kontraindikationen kennen!

In der amtsärztlichen Überprüfung werden gelegentlich Arzneimittel abgefragt, die in einem psychiatrischen Notfall von Notärzten und Ärzten in Kliniken angewendet werden. Dieser Aspekt hat für HP lediglich informativen Charakter, da verschreibungspflichtige Arzneimittel **nur** durch **Ärztinnen** und **Ärzte** verordnet bzw. angewendet werden dürfen!

Anlaufstellen

Unterstützend können Sie auf die diversen Hilfsangebote in psychischen Krisensituationen der verschiedenen Organisationen verweisen (siehe folgende Box).

Zusatzinfo

Anlaufstellen für Patienten in einer psychischen Notlage

- der behandelnde Hausarzt
- psychiatrische Notfallambulanzen der Kliniken in der Umgebung
- der ärztliche Bereitschaftsdienst Tel: 116 117 (bundesweit)
- Telefonseelsorge (Angebot der Kirchen) Tel: 0 800 111 0 111 oder 0 800 111 0 222 (bundesweit)
- Feuerwehr- und Rettungsdienst: 112
- bei akuter Gefahr Polizeinotruf (Selbst- und Fremdgefährdung): 110

Fazit – Das müssen Sie wissen

Krisenmanagement bei psychiatrischen Notfällen

Sofern bei psychischen Krisen keine akute Selbst- oder Fremdgefährdung vorliegt und Therapeuten einen Zugang zu ihren Patienten bekommen können, stellt ein **Gespräch** ein erstes hilfreiches Instrument der **Krisenintervention** dar.

Während eines akuten psychiatrischen Notfalls ist Vorsicht mit **Atem- und Entspannungsübungen** sowie **tiefenpsychologischen** Verfahren geboten, da diese in akuten psychischen Notfallsituationen die seelische **Situation** der Patienten **verschlimmern** und zusätzlich destabilisieren können.

Hilfreich ist es sehr oft bei psychischen Notfällen, **Vertrauenspersonen** während der Krisenintervention hinzuzuziehen. Dies setzt allerdings voraus, dass Patienten dazu ihre ausdrückliche **Genehmigung** erteilt haben, da Therapeuten ansonsten gegen ihre **Schweigepflicht** verstoßen würden.

Therapeutisch Arbeitende, so auch HP/HPP, sollten stets die Telefonnummern von **Anlaufstellen** für Menschen in psychischer Not **zur Hand** haben.

Abb. 2.11 Notruf bei starker Symptomatik sowie Selbst- und Fremdgefährdung absetzen.

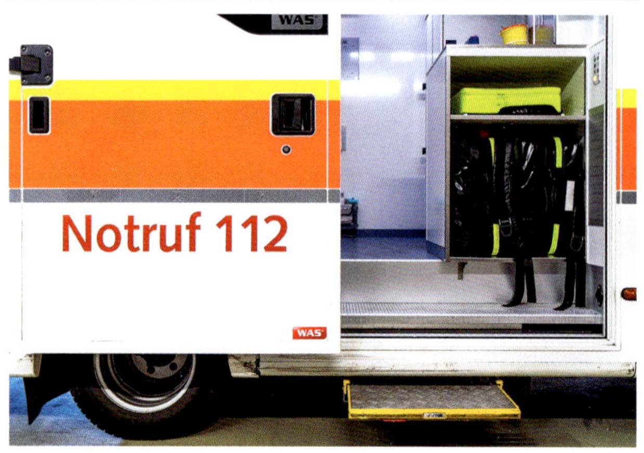

Einweisung in Fachklinik

- Bei allen Formen psychiatrischer Notfälle, in denen das Störungsbild
- mit **starker** Symptomatik einhergeht und
- eine **Selbst- bzw. Fremdgefährdung** vorliegt
- müssen Sie Ihre Patienten dazu anhalten, sich **schnellstmöglich** in eine psychiatrische Fachklinik zu begeben oder den Notarzt rufen (▶ **Abb. 2.11**).

Akute Störungsbilder

- Zu diesen schweren psychiatrischen Störungsbildern gehören beispielsweise (siehe Kap. 3):
- akute Suizidalität (Kap. 3.1)
- delirante Zustände (Kap. 3.5)
- Katatonie (Kap. 3.8)
- psychotische Zustände mit einer gestörten Selbst- und Fremdwahrnehmung (Wahn, Halluzinationen (Kap. 3.3)

Einweisung freiwillig

Sind Patienten bereit, **sich freiwillig selbst** in eine psychiatrische Fachklinik einzuweisen, nehmen Sie Kontakt mit der nächstliegenden psychiatrischen Fachklinik auf und besprechen mit den Klinikmitarbeitern den Transport des Patienten.

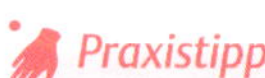
Praxistipp

Anlaufstellen für den Notfall schnell verfügbar haben

Im Notfall zählt **jede** Minute. Es ist daher sehr hilfreich, Adressen und Telefonnummern von psychiatrischen Fachkliniken und Notfallambulanzen schnell griffbereit zu haben. Die Kontaktdaten können beispielsweise direkt beim Telefon abgelegt oder im Handy gespeichert werden (S. 55). Sie sollten auf jeden Fall im Handbuch des Qualitätsmanagements (QM-Handbuch) Ihrer HP-/HPP-Praxis hinterlegt sein.

Soforteinweisung, fremdbestimmt

In Fällen, in denen

- sich der psychische Zustand von Patienten **rapide** verschlechtert oder
- zusätzlich ein **körperlich-organischer** Notfall hinzukommt, wie z. B. lebensgefährliche Selbstverletzungen, Vergiftungen oder ein drohendes Kreislaufversagen (S. 48), ist besondere Eile geboten.
- Rufen Sie in solchen Fällen **sofort** den Notarzt unter der Telefonnummer des Rettungsdienstes (112). Sofern der Patient damit einverstanden ist, sollten Angehörige oder andere Person seines Vertrauens hinzugezogen werden.
- Wenn sich Patienten gegenüber dem Notarzt weigern, mitzukommen, **und** gleichzeitig eine akute Selbst- bzw. Fremdgefährdung aufgrund einer psychischen Erkrankung vorliegt, dürfen Patienten auch **gegen** ihren Willen in eine psychiatrische Fachklinik eingewiesen werden.

Gesetze

- Die tief in die Grundrechte des Bürgers eingreifende Maßnahme der Einweisung in eine psychiatrische Klinik entgegen des Patientenwillens erfolgt auf der rechtlichen Grundlage der Psychisch-Kranken-Gesetze der Bundesländer (PsychKG). Hier ist definiert, unter welchen Umständen und unter welchen Voraussetzungen eine Zwangsunterbringung erlaubt ist.
- Das frühere UGB (Unterbringungsgesetz) ist mit Wirkung vom 01.01.2015 aufgehoben worden und wurde nach aktueller Rechtslage durch die länderspezifischen Psychisch-Kranken-Gesetze abgelöst. Nur im Saarland (Stand 2023) wird das Gesetz nach wie vor als Unterbringungsgesetz (UGB) bezeichnet. Weitere Details können Sie nachschlagen unter: https://www.lexikon-betreuungsrecht.de/Psychisch-Kranken-Gesetz.

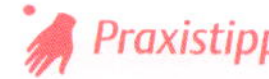
Praxistipp

Die behördliche Anordnung einer Zwangsunterbringung

Die zuständige Behörde für eine Zwangsunterbringung in eine psychiatrische Fachklinik („Zwangseinweisung") ist das Ordnungsamt eines Landkreises bzw. einer kreisfreien Stadt. Die Vorgehensweise ist durch das Psychisch-Kranken-Gesetz (PsychKG) des jeweiligen Bundeslandes geregelt.

In Fällen, in denen **nicht** unmittelbar eine Gefahr im Verzug ist, müssen Zwangsunterbringungen vom Ordnungsamt beim zuständigen Amtsgericht beantragt werden. Dem Amtsgericht muss ein **fachärztliches Zeugnis** vorgelegt werden, aus dem hervorgeht, dass:

- der Patient/die Patientin aufgrund seiner psychischen Erkrankung eine **Gefahr** für sich und andere darstellt, und
- dass die Gefahr **ausschließlich** auf dem Weg der Zwangsunterbringung **gebannt** werden kann.

In einer psychiatrischen Notfallsituation, in der eine Selbst- oder Fremdgefährdung vorliegt, ist **besondere Eile** geboten. **Weigern** sich Patienten in dieser Situation, sich freiwillig in die Obhut einer Fachklinik zu begeben, kann eine sofortige **Zwangsunterbringung** ohne richterlichen Beschluss erfolgen. In diesem Fall ist die Polizei zu rufen (110), die zunächst Sicherheit für den Patienten und sein Umfeld herstellt und anschließend den Transport des Patienten in eine **psychiatrische Fachklinik** durchführt.

In der Klinik macht sich ein Amtsrichter bis spätestens 12 Uhr des Folgetages **persönlich** ein Bild vom Patienten und befragt ihn und gegebenenfalls dessen Angehörige, bevor er über eine **zwangsweise** angeordnete Einweisung in die Klinik entscheidet.

Lerntipp – mündliche Prüfung

Zuständigkeit für Zwangsunterbringungen: Regionale Besonderheiten beachten!

Bitte beachten Sie: Die Zuständigkeiten der Behörden für die Durchführung einer **sofortigen Zwangsunterbringung im Notfall** können sich zwischen den einzelnen Bundesländern bzw. den Landkreisen/kreisfreien Städten unterscheiden. Informieren Sie sich daher **vor** der amtsärztlichen Überprüfung, welche **Stelle** in Ihrem Landkreis bzw. in Ihrer kreisfreien Stadt konkret zuständig ist.
Auf diese Weise sind Sie für eventuelle Fallstellungen zu Zwangsunterbringungen in Ihrer HP-Prüfung und für Ihre spätere Praxistätigkeit gut vorbereitet.

Fazit – Das müssen Sie wissen

Allgemeine Maßnahmen beim psychiatrischen Notfall

Ein psychiatrischer Notfall liegt vor, wenn Störungsbilder eine **starke** Symptomatik hervorrufen und eine **Selbst- bzw. Fremdgefährdung** vorliegt, z. B. akute Suizidalität oder psychotische Zustände (Wahn, Halluzinationen). HP/HPP müssen in solchen Notfallsituationen ihre Patienten dazu anhalten und unterstützen, sich schnellstmöglich auf **freiwilliger** Basis in eine **psychiatrische Klinik** selbst einzuweisen oder im Notfall **gegen** den Willen der Patienten den **Notarzt** oder die Polizei zu rufen.
Verschlechtert sich der psychische Zustand von Patienten plötzlich und/oder tritt zusätzlich ein organischer Notfall auf, z. B. Kreislaufversagen oder blutende Schnittwunden, müssen HP/HPP auch sofort einen **Notarztanruf** absetzen. **Weigern** sich Patienten gegenüber dem Notarzt, mitzukommen, und liegt **gleichzeitig** eine psychisch bedingte **akute** Selbst- bzw. Fremdgefährdung vor, dürfen Patienten auch **gegen ihren Willen** in eine psychiatrische Fachklinik eingewiesen werden.
Eine **Zwangsunterbringung** basiert auf der rechtlichen Grundlage der Psychisch-Kranken-Gesetze der Länder (PsychKG). Die Zuständigkeiten der Behörden unterscheiden sich in den einzelnen Bundesländern bzw. den Landkreisen; ebenso weichen Vorgehensweisen, wie eine sofortige Zwangsunterbringung im Notfall durchgeführt, voneinander ab. Diese Modalitäten müssen HP/HPP für ihren **Praxisort** kennen.

2.3.4 Organische und drogenbedingte psychiatrische Notfälle

Ein organischer Notfall kann sowohl Ursache als auch Folge eines psychiatrischen Notfalls sein.

Ursache: psychiatrischer Notfall

Beispielsweise führen Erregungszustände zu einer starken Beanspruchung des Herz-Kreislauf-Systems, was einen Herzinfarkt zur Folge haben kann. Bei Psychosen steigt die Gefahr für unfallbedingte Notfälle.

Ursache: organisch

Andererseits können infolge einer Hirnentzündung auffällige psychiatrische Symptome, beispielsweise in Form eines Deliriums, auftreten.

Weitere Beispiele für psychiatrische Notfallsituationen, die eine organische Ursache haben, sind:

- Angstzustände bei akuten Erkrankungen des Herz-Kreislauf-Systems (Herzinfarkt, Lungenembolie, Schlaganfall)
- Wahn und Halluzinationen infolge von Rauschmittelkonsum
- Erregungszustände durch hirnorganische Erkrankungen (Entzündungen)
- ein Delir infolge eines „kalten" Alkoholentzuges

Um organische Ursachen für einen psychiatrischen Notfall ausschließen zu können, sind **körperliche** Untersuchungsmethoden, wie beispielsweise das Abtasten, Abhören und verschiedene Funktionsprüfungen des Körpers in einem Notfall zwingend erforderlich.

HPP – keine körperliche Untersuchung!

Aufgrund der rechtlichen Bestimmungen ist die körperliche Untersuchung jedoch Heilpraktikern mit der Beschränkung auf das Gebiet der Psychotherapie (HPP, HP [Psychotherapie], HP Psych.) **verboten**. Sie darf **nur** von Ärzten bzw. Heilpraktikern mit allgemeiner Heilerlaubnis („großer" Heilpraktiker) durchgeführt werden.

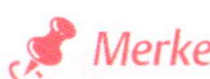

HPP: Nur beobachten, zuhören und sprechen – nicht anfassen!

Die Diagnose bei Verdacht auf einen psychiatrischen Notfall stützt sich auf

- die genaue **Beobachtung** des Patienten und
- den Inhalt des **Patientengesprächs**.

Heilpraktikern mit Beschränkung auf die Psychotherapie (HPP, sektoraler Heilpraktiker für Psychotherapie, HP Psych.) ist es **untersagt**,

- am Patienten körperliche Untersuchungen durchzuführen,
- körperlich-organisch bedingte Erkrankungen zu therapieren,
- Arzneimittel zu verschreiben oder
- Arzneimittel am Patienten anzuwenden.

Abb. 2.12 Auch für HPP: Erste Hilfe ist Pflicht!

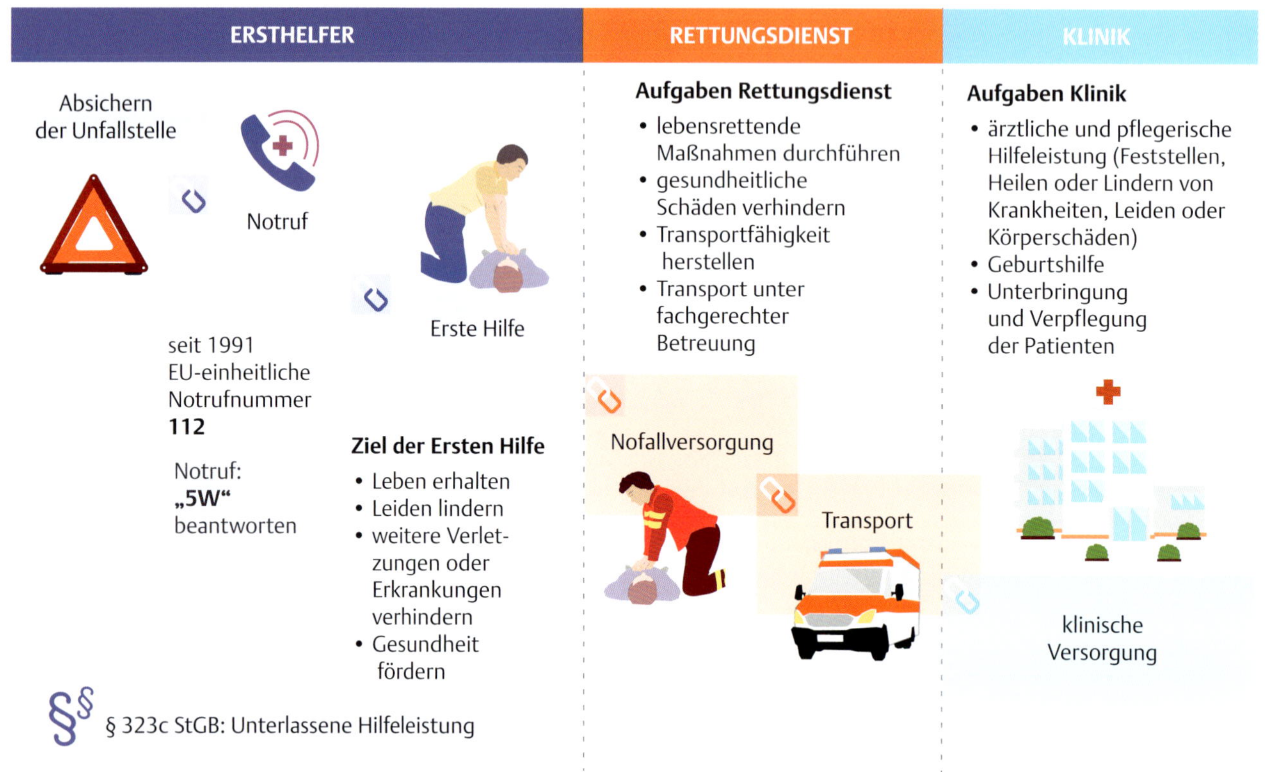

Erste Hilfe zu leisten ist auch für HPP Pflicht, so lange, bis der Rettungsdienst eintrifft. Die „5W“ lauten: „Wo ist der Einsatzort?“, „Was ist passiert?“, „Wie viele Verletzte oder Erkrankte gibt es?“, „Welche Verletzung oder Erkrankung liegt vor?“, „Wer meldet den Notfall?“ *Quelle: Koch S, Steinkrauß M. Rettungskette. In: retten – Notfallsanitäter. Stuttgart: Thieme; 2023*

Körperliche Berührungen des Patienten hingegen, die zu den normalen Umgangsformen gehören, wie beispielsweise das Händeschütteln bei der Begrüßung, sind HPP selbstverständlich erlaubt, ebenso wie alle körperlichen Maßnahmen, die im Rahmen der **allgemeinen Ersten Hilfe** geschehen, z. B. Prüfung der Vitalparameter, Herzdruckmassage. An dieser Stelle muss betont werden, dass Erste Hilfe nicht nur erlaubt, sondern auch wie für alle Personen **Pflicht** ist (▶ **Abb. 2.12**).

Ursache: Drogen-/Arzneimittelkonsum

Psychiatrische Notfälle können eine Folge von Drogen- oder Arzneimittelkonsum sein. Die Kenntnis über das Konsumverhalten bzw. die Einnahme von Arzneimitteln kann im Notfall wichtige Hinweise liefern.

Im Zweifel: Notarzt rufen!

Sofern unklar ist, ob die psychiatrische Symptomatik auf einen **organischen Notfall** zurückzuführen ist, muss der **Notarzt** (112) gerufen werden. Bis zum Eintreffen des Notarztes überwachen **Heilpraktiker** (HP, HPP) im Rahmen der **Ersten Hilfe** die Wachheit und Ansprechbarkeit und weitere Vitalparameter (Atmung, Puls, Blutdruck) von Patienten und leiten gegebenenfalls lebenserhaltende Maßnahmen ein.

Lerntipp

Erste Hilfe ist Pflicht!

Für das Wohl Ihrer Patienten und für das Bestehen der amtsärztlichen Überprüfung ist es wichtig, dass Sie mit den Maßnahmen der Ersten Hilfe gut vertraut sind. Denn Erste Hilfe ist Pflicht für jedermann und gesetzlich vorgeschrieben (§ 323c, Abs. 1 StGB – Unterlassene Hilfeleistung)!
Wiederholen Sie daher vor Ihrer Überprüfung, welche Maßnahmen Sie als Ersthelfer in einem organischen Notfall ergreifen müssen.

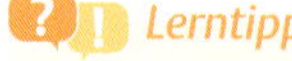

Fazit – Das müssen Sie wissen

Wechselbeziehungen: organische und psychiatrische Notfälle

Ein organischer Notfall kann sowohl Ursache als auch Folge eines psychiatrischen Notfalls sein. Ebenso können psychiatrische Notfälle durch von Drogen- und Arzneimittelkonsum ausgelöst werden. Organische Ursachen für einen psychiatrischen Notfall können nur ausgeschlossen werden, indem Patienten mit körperlichen Methoden untersucht werden.
HPP ist es **untersagt**, Patienten **körperlich** zu **untersuchen** und körperlich-organische Erkrankungen zu **therapieren**. Arzneimittel dürfen weder verabreicht noch verordnet werden. Körperliche Berührungen bei der Begrüßung (z. B. der Handschlag) sind erlaubt. Maßnahmen der allgemeinen **Ersten Hilfe** sind nach § 323c, Abs. 1 StGB **Pflicht**.

2.4 Vertiefungsfragen zu notfallpsychiatrischen Grundlagen

Vertiefungsfragen

Frage 1

Welche Umstände fördern die Entstehung eines psychiatrischen Notfalls? Erklären Sie dies in einem Satz!

Musterlösung:

Psychiatrische Notfälle entstehen meist, wenn mehrere belastende Ereignisse gleichzeitig oder sehr verdichtet Patienten widerfahren. Haben Patienten gleichzeitig eine geringe Resilienz und leben in ungünstigen allgemeinen Lebensbedingungen, steigert dies die Wahrscheinlichkeit, dass eine schwierige Situation zu einem psychiatrischen Notfall eskaliert.

Frage 2

Wie beurteilen Sie diese Aussage: „Bei allen Patientinnen und Patienten, die in eine psychiatrische Notfallaufnahme kommen, liegt eine psychische Grunderkrankung vor."

Musterlösung:

*Diese Aussage ist **nicht** korrekt. Eine psychiatrische Notfallsituation **kann** ein Zeichen für die akute Verschlechterung der psychiatrischen Grunderkrankung sein. Viele psychiatrische Notfallpatienten haben in der Vergangenheit bereits Phasen mit starker psychischer Belastung erlebt oder leiden an einer diagnostizierten psychiatrischen Erkrankung. Es gibt jedoch Patienten, die nie zuvor psychische Probleme oder Erkrankungen hatten (siehe Transferbeispiel (S. 47)).*

Frage 3

In welcher Wechselwirkung stehen psychiatrische und organische Notfälle?

Musterlösung:

Psychiatrische Notfälle können sowohl organische Ursachen haben als auch organische Notfälle auslösen. Bei Verdacht auf einen organischen Notfall (z. B. Herzinfarkt, Schlaganfall) muss sofort der Notarzt gerufen werden. Maßnahmen im Rahmen der Ersten Hilfe müssen ergriffen werden.

Frage 4

Welche Methoden stehen HPP zur Verfügung, um eine psychiatrische Notfalldiagnose bei Patienten stellen zu können?

Musterlösung:

*Die Diagnose eines psychiatrischen Notfalls durch HPP stützt sich auf die **Beobachtung** von Patienten und den **Inhalten** des Gespräches mit Patienten (vgl. Checklisten zur Beobachtung und zum Gespräch Kap. 2.2.1. und Kap. 2.2.2).*

Frage 5

Wie würden Sie in einem Krisengespräch folgende Aussage einer Patientin einordnen? Sie und die Patientin sind allein in Ihrem Behandlungszimmer in ihrer Praxis. Die Patientin spricht kurzatmig und hat große Angst: „Hinter mir stehen 3 Personen, mit Messern bewaffnet, die Sie und mich bedrohen. Diese 3 Gestalten sehen sehr gefährlich aus!"

Musterlösung:

*Die Patientin befindet sich während des psychiatrischen Notfalls in einem Zustand größter innerer Not. Sie ist in **ihrer** Wahrnehmung bezüglich ihrer Umwelt und der eigenen Person unbedingt ernst zu nehmen, auch wenn die Wahrnehmung offensichtlich falsch ist.*

Frage 6

Während eines psychiatrischen Notfalls können Patienten körperliche Gewalt gegen Therapeuten und Dritte ausüben. Das Risiko für einen gewalttätigen Verlauf des Patientenkontakts kann anhand von Risikofaktoren abgeschätzt werden. Nennen mindestens 5 solcher Risikofaktoren.

Musterlösung:

*Es gibt mehrere **Risikofaktoren**, die bei Patienten in psychiatrischen Notfallsituationen ein gewalttätiges Verhalten bewirken können:*

- *wahnhafte Zustände*
- *Halluzinationen*
- *Alkoholkonsum und Drogenkonsum*
- *selbstverletzendes Verhalten in der Vorgeschichte*
- *männliches Geschlecht, vor allem alleinstehende Männer*
- *wiederholte Aufenthalte in der Psychiatrie in der Vorgeschichte*
- *u. a.*

Frage 7

Was ist ein KIT? Recherchieren Sie!

Musterlösung:

KIT ist eine Abkürzung und steht für den Begriff „Kriseninterventionsteam". Ein KIT kümmert sich um Beteiligte und Angehörige bei Katastrophen oder schweren Unglücken mit Todesfällen (z. B. Naturkatastrophen, Brände, Überschwemmungen, traumatisierende Unfälle).

*Ein KIT versucht so schnell als möglich **unmittelbar** nach dem Ereignis vor Ort zu sein, damit die Hilfe bei Patienten gleich in der peritraumatischen Phase beginnen kann oder zumindest präsent ist, wenn eine **akute Belastungsreaktion** auftritt. Eine frühzeitige Intervention hilft den Betroffenen, nicht allein mit ihrer Trauer und dem Schock dazustehen. Ein KIT macht Betroffene wieder handlungsfähig und versucht zu vermeiden, dass sich eine posttraumatische Belastungsstörung (PTBS) entwickelt. Die psychiatrische Betreuung verwirrter (z. B. dementer Patienten) oder psychotischer Personen fällt nicht in den Aufgabenbereich eines Kriseninterventionsteams.*

Frage 8

Welche Interventionen sind in akuten Notfallsituationen hilfreich und wann ist absolute Vorsicht geboten?

Musterlösung:

__Atem- und Entspannungsübungen__ sind in psychiatrischen Notfallsituationen nicht geeignet und sollten in der Akutphase nicht angewendet werden. Ebenso sollten __aufdeckende Therapieverfahren__ im akuten Notfall __nicht__ angewendet werden. Es besteht dabei die Gefahr, dass diese Verfahren die Symptome bei Patienten verstärken und die psychische Situation noch verschlimmern können. Die Einbindung von __Angehörigen__ oder anderen Vertrauenspersonen bei einem psychiatrischen Notfall kann einen wichtigen Beitrag zur akuten Krisenbewältigung und Patientensicherheit leisten. Allerdings müssen Patienten dieser Maßnahme ausdrücklich zustimmen, sonst verletzen HP/HPP ihre __Schweigepflicht.__

Frage 9

Dürfen HPP bei absoluten Notfällen ausnahmsweise Patienten körperlich untersuchen?

Musterlösung:

HPP ist es __untersagt__, an Patienten körperliche Untersuchungen durchzuführen und körperlich-organische Erkrankungen zu therapieren. Arzneimittel dürfen weder verabreicht noch verordnet werden. Körperliche Berührungen bei der Begrüßung (z. B. der Handschlag) sind erlaubt. Maßnahmen der allgemeinen __Ersten Hilfe__ sind __Pflicht__, wie für alle anderen Personen auch, die auf hilfsbedürftige Menschen treffen.

Frage 10

Welche weiterführenden Maßnahmen bei akuten psychiatrischen Notsituationen kennen Sie?

Musterlösung:

Die weiterführenden Maßnahmen in einem psychiatrischen Notfall reichen von einer einfachen Krisenintervention in Form eines Gesprächs mit den Patienten über die freiwillige Selbsteinweisung bis hin zur sofortigen Einweisung gegen den Willen der Patienten (Zwangsunterbringung) in einer psychiatrischen Klinik. Die rechtliche Grundlage für eine Zwangsunterbringung ist das Psychisch-Kranken-Gesetz (PsychKG) des jeweiligen Bundeslandes. Es gibt regionale und örtliche Unterschiede, die von HP/HPP für die Prüfung und ihre Praxistätigkeit in Erfahrung zu bringen sind.

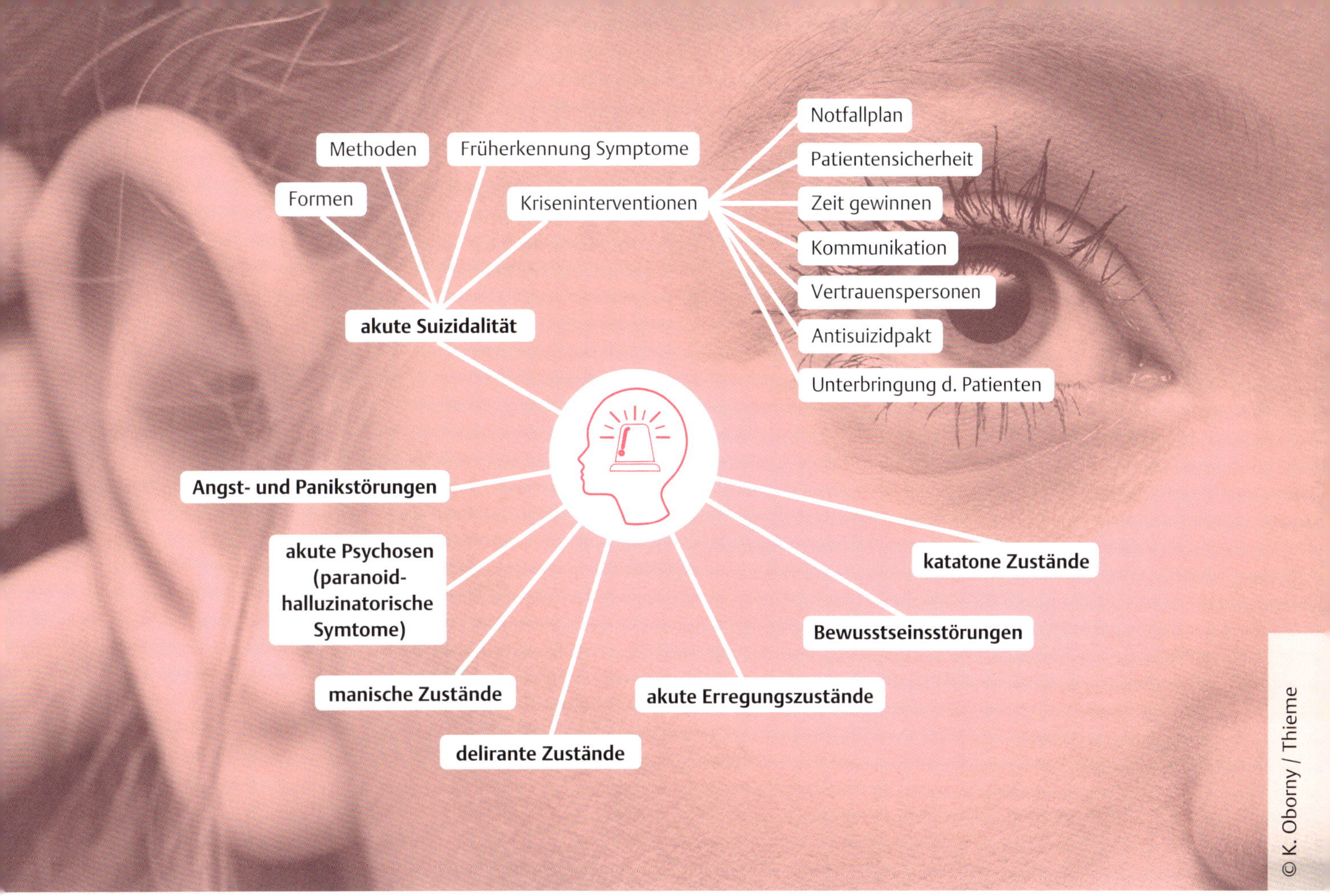

Methoden
Früherkennung Symptome
Formen
Kriseninterventionen
Notfallplan
Patientensicherheit
Zeit gewinnen
Kommunikation
Vertrauenspersonen
Antisuizidpakt
Unterbringung d. Patienten
akute Suizidalität
Angst- und Panikstörungen
akute Psychosen (paranoid-halluzinatorische Symtome)
manische Zustände
delirante Zustände
akute Erregungszustände
Bewusstseinsstörungen
katatone Zustände

© K. Oborny / Thieme

3 Akute Notfallsituationen

3.1 Akute Suizidalität

3.1.1 Suizidalität: Begriff und Daten

Definition

Suizid (Selbsttötung, Selbstmord, Freitod)

Ein Suizid (Selbsttötung) ist gekennzeichnet durch eine **absichtliche Selbstschädigung** mit **tödlichem** Ausgang. Die Betroffenen zerstören vorsätzlich – meist durch sehr gezieltes Vorgehen – ihr eigenes Leben, indem sie häufig aktiv gewaltsame Mittel gegen sich selbst anwenden oder lebensnotwendige Handlungen unterlassen.

„Ich sehe keinen Ausweg mehr. Es ist doch alles sinnlos hier."

Hinter solchen scheinbar dahingesagten Sätzen verbirgt sich in manchen Fällen ein Zustand tiefster seelischer Not. Dem Entschluss, seinem Leben selbst ein Ende zu setzen, geht dabei in den allermeisten Fällen ein **langer Prozess** voraus, der von zunehmender **Hoffnungslosigkeit** und **Verzweiflung** geprägt ist. Am Ende des Weges sieht der Patient keinen anderen Ausweg mehr, als sich durch Suizid aus seiner Lage zu befreien.

! Cave

Suizidalität – Neigung zum Suizid

Suizidalität ist **immer** ein psychiatrischer Notfall! Jede Äußerung, dass an einen Suizid gedacht wird, ist ernst zu nehmen!

In diesem Abschnitt liegt der inhaltliche Schwerpunkt auf der Suizidalität infolge von **Depressionen** (▶ **Abb. 3.1**), die die häufigste Ursache für Selbstmord (Suizid) sind.

Abb. 3.1 Das macht alles keinen Sinn mehr!

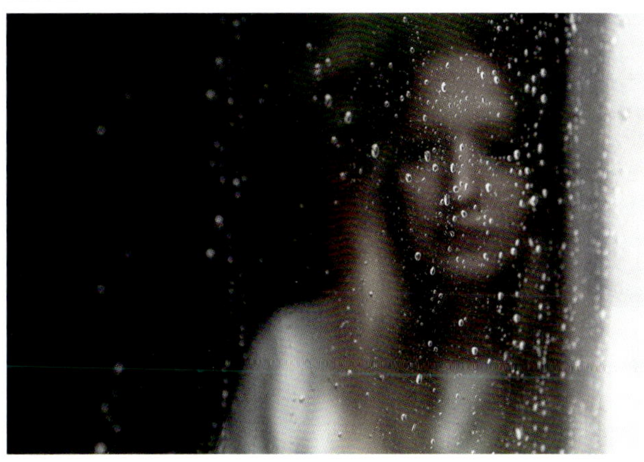

Der Entschluss, einen Suizid zu begehen, entwickelt sich meist über einen längeren Zeitraum hinweg. (nachgestellte Situation) *Quelle: © K. Oborny/Thieme*

Suizidalität bzw. selbstgefährdendes Verhalten bei anderen psychischen Erkrankungen, wie beispielsweise Angststörungen (Kap. 3.2), Psychosen (Kap. 3.3) und manischen Störungen (Kap. 3.4), werden in den jeweiligen Kapiteln separat aufgegriffen.

Lerntipp – schriftliche Prüfung

Statistische Daten zu Suiziden

Im schriftlichen Teil der amtsärztlichen Überprüfung werden gelegentlich statistische Fakten zum Suizid abgefragt. Hierzu ein paar Eckdaten (Stand 2021):

- In Deutschland *suizidieren* sich jährlich ca. 9.200 Personen. Damit sterben mehr Menschen durch Selbstmord als durch Verkehrsunfälle.
- Die Zahl der *versuchten* Suizide liegt bei etwa 100.000 pro Jahr (hohe Dunkelziffer).
- Der Altersgipfel der Suizidenten liegt bei etwa 58 Jahren.
- Männer wählen eher *harte* Suizidmethoden, z. B. Erschießen, Erhängen, vom Dach springen); Frauen entscheiden sich meist für *weiche* Methoden (z. B. Vergiftungen durch Überdosierung von Arzneimitteln).
- Frauen unternehmen häufiger Suizidversuche als Männer; bei Männern hingegen geht der Suizidversuch häufiger tödlich aus als bei Frauen (Ursache: meist harte Methoden (S. 62)).

Details zu diesen Fakten und weitere Daten zum Thema Suizid finden Sie auf der Website von Destatis unter: https://www.destatis.de/DE/Themen/Gesellschaft-Umwelt/Gesundheit/Todesursachen/Tabellen/suizide.html

3.1.2 Suizidmethoden und Suizidformen

Es gibt verschiedene Formen und Methoden, nach denen Suizide differenziert werden können.

Suizidmethoden

Suizide werden auf verschiedene Art und Weise begangen.

Harter Suizid. Als harte Suizidmethoden bezeichnet man u. a.: sich

- zu erschießen,
- zu erhängen oder erdrosseln,
- aus der Höhe stürzen (▸ **Abb. 3.2**),
- überfahren lassen (von einem Auto oder Zug) oder
- zu ertränken.

Weicher Suizid. Weiche Suizidmethoden umfassen Suizidhandlungen, wie z. B.:

- Intoxikationen, z. B. durch Schlaf- und schmerzstillende Mittel (▸ **Abb. 3.3**), Alkohol, Gase.
- Sich mit schneidenden und stechenden Instrumenten verletzen.

Die Letalität der harten Methoden ist höher als die der weichen Methoden. International angelegte Studien haben ergeben, dass Frauen zu den weichen und Männer zu den harten Suizidmethoden neigen. Mit der Wahl der Suizidmethode hängt zusammen, dass Männer sich häufiger suizidieren und Frauen mehr Suizidversuche begehen.

Abb. 3.2 Eine harte Suizidmethode: Sturz aus der Höhe.

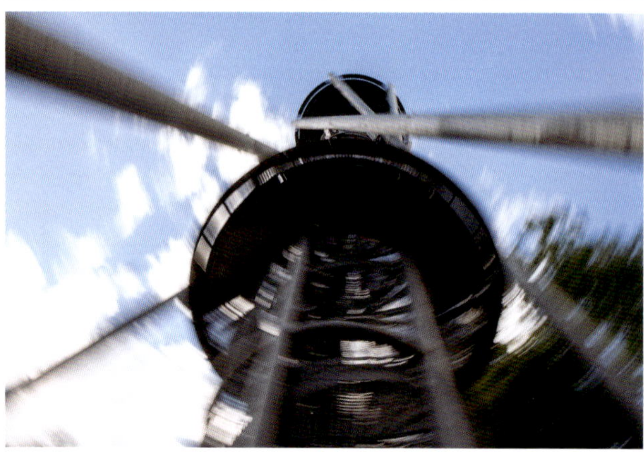

Quelle: © K. Oborny/Thieme

Abb. 3.3 Eine weiche Suizidmethode: Intoxikation z. B. durch Schlaf- und schmerzstillende Arzneimittel.

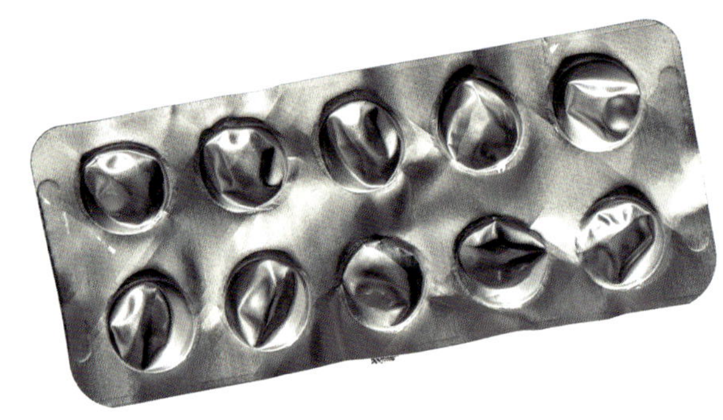

Quelle: © K. Oborny/Thieme

Suizidformen

Es gibt Suizidformen, bei denen mehr als eine Person ihr Leben teilweise freiwillig, jedoch häufig unfreiwillig als Opfer verliert. Der Bilanz- und der chronische Suizid sind weitere Formen, die als Einzelsuizid begangen werden.

Doppelsuizid. Bei einem Doppelsuizid fassen 2 Personen bewusst den Entschluss, sich gleichzeitig selbst zu töten. Der Entschluss zum gemeinsamen Suizid wird sorgfältig abgewogen und gefasst.

Erweiterter Suizid (Mitnahmesuizid). Bei einem erweiterten Suizid töten Suizidenten zuvor noch andere Personen, sehr häufig die Kinder oder Partner oder sonstige nahe Bezugspersonen, bevor sie sich abschließend selbst töten. Den in den Tod mitgenommen Personen soll das Weiterleben erspart werden.

Gruppen- oder Massensuizid. Bringen sich mehre Personen, z. B. eine Gruppe, in einem gemeinsamen Akt gleichzeitig zusammen um, spricht man von einem Gruppen- oder Massensuizid.

Chronischer Suizid. Ein chronischer Suizid zeigt sich in einem selbstschädigenden Verhalten, das meist über Jahre hinweg beibehalten wird, wobei dieses Verhalten nicht unmittelbar zum Tod führen muss. Die chronische Suizidalität kann sich hinter Krankheiten wie z. B. Anorexia nervosa und Alkohol- und/oder Drogenabhängigkeit verbergen und eine deutlich verkürzte Lebenserwartung nach sich ziehen. Die Betroffenen begeben sich über einen längeren Zeitraum in Lebensgefahr, indem sie systematisch z. B. **zu viel** Alkohol trinken oder andere Drogen konsumieren. Ebenso kann sich diese Suizidform darin zeigen, dass sich die Gefährdeten in **gefährliche** Hobbys stürzen oder gefährliche Berufe ausüben. Sterben die Betroffenen, stellt dies eine Art „verdeckten" Suizid dar und die wahre Absicht bleibt unklar.

Bilanzsuizid. Eine seltene Form ist der Bilanzsuizid, bei dem die vorliegenden Lebensumstände von der sich selbst tötenden Person „rational" abgewogen werden. Der Grund für den Suizid ist die Konsequenz aus einer negativ gezogenen Lebensbilanz. Dies kann z. B. bei schwer kranken/alten oder hochverschuldeten Menschen vorkommen. Dieser **Begriff** ist in der Fachdiskussion allerdings **umstritten**, weil einige Stimmen die Meinung vertreten, dass ein Mensch, der sich selbst tötet, diese Entscheidung nie rein „rational" treffen kann. Bei dieser Suizidform werden die Handlung und die Suizidmethode meist sehr sorgfältig geplant. Sehr häufig haben die Betroffenen immer wiederkehrende Suizidabsichten.

Parasuizid. Von einem Parasuizid spricht man, wenn Patienten einen Suizidversuch unternehmen, der nicht auf die Selbsttötung abzielt, sondern darauf, dass man **rechtzeitig** gefunden wird. Meist wird bei dieser Suizidform eine „kalkulierbare" Überdosis eines Medikaments eingenommen. Es handelt sich um eine **Verzweiflungstat**, die als Hilferuf einzustufen ist, damit das Umfeld aufmerksam wird. Es ist wichtig, die Ursache für den Parasuizid zu finden, damit sich die psychische Situation der Patienten nicht verschlimmert und sich „ernsthafte" Suizidabsichten entwickeln.

3.1.3 Akute Suizidalität erkennen und beurteilen

Woran erkennt man, ob und in welchem Ausmaß ein Patient suizidgefährdet ist? Diese Frage kann mithilfe von bestimmten Kriterien beantwortet werden, die hinterfragt werden müssen. Zu diesen **Kriterien** gehören:

- das **präsuizidale Syndrom** nach Ringel,
- die **Stadien** der suizidalen Entwicklung nach Pöldinger,
- die Zugehörigkeit zu **Risikogruppen** und
- vorliegende weitere **Risikofaktoren** für einen Suizid.

> **Lerntipp**
>
> **Suizidalität: Häufiges Prüfungsthema (schriftlich und mündliche Prüfung)!**
>
> Sie können davon ausgehen, dass dieses Thema – wie in den vergangenen Jahren – mit hoher Wahrscheinlichkeit Bestandteil Ihrer Überprüfung vor dem Gesundheitsamt sein wird, da in den schriftlichen Überprüfungen meistens eine Frage zur Suizidalität gestellt wurde. Sehr häufig folgen bei der mündlichen Überprüfung Fragen im Kontext eines Fallbeispiels oder auch separat zum Thema Suizidalität.
> In der amtsärztlichen Überprüfung wird von Ihnen erwartet, dass Sie **Suizidsignale** erkennen und gegebenenfalls im Kontext einer psychiatrischen Grunderkrankung und der aktuellen Lebenssituation des Patienten richtig bewerten. Wenn Sie die Suizidsignale erkennen, können Sie präventiv für gefährdete Patienten sorgen. Beherrschen Sie das Thema Suizidalität aus dem Effeff, kann ein Rückschluss gezogen werden, dass Sie als Prüfungskandidat oder -kandidatin stets das Wohl des Patienten im Blick haben und somit die Patienten nicht gefährden.

Das präsuizidale Syndrom nach Ringel

Der österreichische Arzt *Erwin Ringel* hat in den 1950er Jahren eine große Zahl von Suizidfällen systematisch analysiert und ist zu dem Schluss gekommen, dass im Vorfeld eines Suizidversuchs bei den Patienten ein **Symptomenkomplex** auftritt, der typischerweise **3 Symptome** umfasst. Diese sind:

- Einengung
- Aggressionsumkehr
- Ankündigung (Todesfantasien)

Alle 3 Symptome fasst man unter dem Begriff „präsuizidales Syndrom nach Ringel" zusammen.

Einengung. Der Begriff Einengung bedeutet, dass sich **alle** Bereiche des Lebens zunehmend einschränken.

- **Situative Einengung:** Das Denken reduziert sich auf wenige Themen und kreist um die immer gleichen Inhalte. Der Blick auf die eigene Lebenssituation wird tunnelartig und Erklärungen bzw. Lösungsansätze für die Lebenslage entwickeln sich einseitig negativ. Betroffene empfinden den Gestaltungsspielraum, der ihnen im Leben bleibt, als zunehmend beschränkt. Sie haben Ohnmachts- und Hilflosigkeitsgefühle, die Zügel nicht mehr selbst in der Hand zu halten, sondern hilflos größeren Kräften ausgeliefert zu sein. In vielen Fällen hat dieses Selbstbild einen realen Hintergrund, beispielsweise den Verlust des Arbeitsplatzes oder eines Aufgabenfeldes am Arbeitsplatz, Scheidung, Immobilität infolge eines Unfalls oder die Pflegebedürftigkeit im Alter.
- **Dynamische Einengung:** Das Denken und die Gefühlswelt der Betroffenen engt sich auch zunehmend ein. Die emotionale Schwingungsfähigkeit ist reduziert, die Stimmungslage ist zunehmend depressiv. Die Lebensfreude schwindet, sodass sich die Frage stellt, ob das Weiterleben noch Sinn macht.
- **Einengung Sozialkontakte:** Im sozialen Bereich beenden die Betroffenen ihre sozialen Aktivitäten. Sie beenden Freundschaften, verlassen ihre bisherigen gesellschaftlichen Bezugsgruppen

(z. B. Vereine) oder sorgen durch dieses Verhalten dafür, dass sich ihr bisheriges soziales Umfeld von ihnen zurückzieht.
- **Einengung der Wertewahrnehmung:** Dinge, die für die Betroffenen in der Vergangenheit einen Wert besessen haben oder große Freude gemacht haben, verlieren an Bedeutung und werden ihnen gleichgültig. Es entsteht eine innere Leere.

Aggressionsumkehr. Aggressionsumkehr bedeutet, dass sich aufgestaute und ursprünglich gegen die Umwelt projizierte Aggression gegen die Patienten selbst richtet. Zunächst durchlaufen Patienten eine Phase, in denen sie eine maßlose Wut auf alle Menschen und Institutionen haben, die beteiligt waren, dass die Krise entstanden ist, z. B. der Ex-Partner oder der Chef, der für eine Entlassung gesorgt hat. Die Wut und das Bedürfnis nach „Rache" sind gewaltig, jedoch können die Patienten diese nicht nach außen lenken. In ihrer Ohnmacht sehen die Betroffenen den Selbstmord als einzige Möglichkeit, ihre Aggressionen doch noch aus sich herauszulassen. Die Suizidenten „rächen" sich an den tatsächlich oder vermeintlich schuldigen Personen, indem sie ihnen die Schuld für ihren Selbstmord geben: „Ihr habt mich ins Grab gebracht. An dieser Schuld werdet Ihr bis ans Ende eurer Tage schwer zu tragen haben."

Ankündigung. Den Betroffenen drängen sich zunehmend Gedanken auf, dem eigenen Leben ein Ende zu setzen. Sie entwickeln Todesfantasien und überlegen sich sehr genau, wie sie ihren Suizid vorbereiten und durchführen möchten. Ihre Pläne teilen sie anderen Personen mit. Dies geschieht entweder direkt „Ich wünschte, ich wäre tot."oder indirekt: „Es würde keiner merken, wenn ich nicht mehr da wäre!" Sehr oft stellen sich die Betroffenen vor, wie es wäre, tot zu sein. Sie malen sich in ihrer Fantasie aus, wie die Umwelt auf den Selbstmord reagieren könnte und erfahren auf diesem Weg Genugtuung und eine gewisse Form von Trost.

Die Stadien der suizidalen Entwicklung nach Pöldinger

Die Idee, seinem Leben selbst ein Ende zu setzen, entsteht in den meisten Fällen nicht plötzlich, sondern stellt den Schlussakt einer längeren Entwicklung dar. Der österreichische Psychiater *Walter J. Pöldinger* hat den **Prozess**, der einer suizidalen Handlung vorausgeht, zeitlich in **3 Entwicklungsstadien oder -phasen** (▸ **Abb. 3.4**) eingeteilt, die man als „Stadien der suizidalen Entwicklung nach Pöldinger" bezeichnet. Demnach unterscheidet man zwischen:
- Erwägungsstadium
- Ambivalenzstadium
- Entschlussstadium

Woran erkennt man in der Praxis (und in der Prüfung), in welchem der 3 Stadien sich ein Patient gerade befindet? Damit diese schwierige Frage beantwortet werden kann, müssen zunächst zwei Sachverhalte geklärt werden:
- Wie konkret hat der Patient bereits Vorbereitungen zum Suizid getroffen?
- Wie klar drückt der Patient seine Absichten aus?

Abb. 3.4 Die Stadien der suizidalen Entwicklung nach Pöldinger.

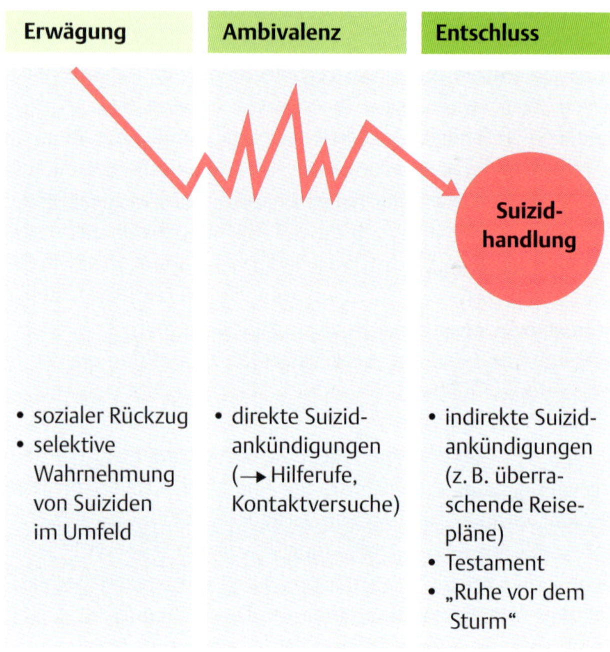

Quelle: I care Krankheitslehre. 2.Aufl. Stuttgart: Thieme; 2020. Nach: Mirisch S. Stadienhafter Verlauf suizidaler Entwicklung. In: Leucht S, Förstl H, Hrsg. Kurzlehrbuch Psychiatrie und Psychotherapie. 2. Aufl. Thieme; 2018

Erwägungsstadium. Im Erwägungsstadium haben die Patienten in der Vergangenheit zumindest einmal darüber nachgedacht, sich umzubringen, distanzieren sich jedoch grundsätzlich davon. Sie können glaubhaft und ohne zu zögern Gründe anführen, weshalb sie leben möchten. Die Betroffenen äußern sich möglicherweise so: „Klar habe ich schon mal daran gedacht, mich umzubringen, aber so richtig vorstellen, kann ich mir das eigentlich nicht." Gründe, die sie anführen könnten, sind z. B. die Religionszugehörigkeit, die den Suizid verbietet, oder Pflichten anderen Menschen gegenüber, z. B. der Familie. Fragt man die Patienten, wie sie sich den Suizid vorstellen und ob sie schon Vorbereitungen getroffen haben, können sie in diesem Stadium dazu keine konkreten Angaben machen.

Ambivalenzstadium. Im Ambivalenzstadium könnte der Patient Folgendes sagen: „Ich denke ziemlich oft darüber nach, dass ich am liebsten nur noch aus dem Fenster springen möchte. Dann wäre ich tot und endlich alles vorbei." Der Patient macht sich bereits Gedanken darüber, wie er die Tat konkret umsetzen könnte, informiert sich im Internet und macht sich vertraut mit Selbsttötungsmethoden.

Entschlussstadium. In der dritten Phase, dem Entschlussstadium, äußert sich ein Patient beispielsweise so: „Ich habe mir das Jagdgewehr meines Onkels organisiert und ihm noch einen Brief auf den Schreibtisch gelegt, in dem ich ihm alles erkläre. Aber den liest er ja sowieso erst heute Abend. Da bin ich schon längst in der Jagdhütte." Der Patient hat in dieser Phase die konkrete Planung und Vorbereitung des Suizids abgeschlossen. Dazu gehören:

- die Wahl der **Suizidart** und die Beschaffung des **Suizidmittels** (das Erschießen mit dem Jagdgewehr),
- das Schreiben eines **Abschiedsbriefes** (Brief an den Onkel),
- die Wahl des **Ortes** (in der Jagdhütte),
- die Festlegung des **Zeitpunktes** (noch bevor der Onkel am Abend nach Hause kommt) und die Planung des zeitlichen **Verlaufs.** (Der Onkel kann zu dem Zeitpunkt, an dem er den Brief findet, bereits nichts mehr unternehmen, um den Suizid zu verhindern.)

Darüber hinaus **verschenken** Patienten in dieser Phase große Teile ihres Eigentums. Suizidenten besuchen nahestehende Personen, die sie „vorher noch einmal sehen" wollen.

Das Entschlussstadium ist meist sehr kurz und läuft innerhalb von wenigen Stunden ab. Patienten haben nun nach der langen und quälenden Zeit der Ambivalenz endlich einen (scheinbaren) Ausweg gefunden.

Diese Gewissheit verursacht eine **auffällige** Ruhe. Patienten wirken aufgeräumt und klar, bisweilen zufrieden und mit der Welt versöhnt. Die Unruhe und die Verzweiflung, die vorher das Bild geprägt hatten, sind verschwunden. Tatsächlich ist dieser Zustand jedoch nur eine scheinbare Beruhigung der Lage. In Wirklichkeit steht der Suizid **unmittelbar** bevor. Die Gefahr besteht nun darin, dass diese Veränderung als spontane Besserung des Zustandes von Patienten **fehlinterpretiert** wird.

Intensität Suizidabsicht. Im **Erwägungsstadium** stellt der Suizid eine von mehreren Handlungsoptionen dar. Der Lebenswille des Patienten ist in dieser Phase stärker als der Wunsch zur Selbsttötung. Im zweiten Stadium, dem **Ambivalenzstadium**, schwankt der Patient zwischen Phasen, in denen der Selbsttötungswunsch sehr stark ist und Phasen, in denen der Lebenswille überwiegt. Im **Entschlussstadium** steht für den Patienten fest, dass er seine Suizidabsicht in die Tat umzusetzen wird.

Hilfreich für die Zuordnung zu einem der drei Stadien nach Pöldinger kann eine gedachte Skala mit den Werten 0 bis 10 sein. Die Betroffenen sollen darauf ihren Willen zu leben einschätzen (0 bedeutet „will sofort sterben", 10 bedeutet „will auf jeden Fall leben").

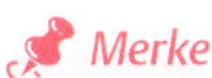
Merke

Die trügerische Ruhe vor dem Sturm!

Wenn ein Patient sich monatelang mit Suizidgedanken getragen hat, plötzlich jedoch „aufblüht" und eine gelassene Haltung einnimmt, ist **höchste** Vorsicht geboten. Sie müssen Patienten jetzt unbedingt die Frage stellen, warum ein Selbstmord für sie nicht mehr infrage komme. Kann der Patient erst nach längerem Überlegen antworten, sind seine Antworten fadenscheinig oder verweigert er das Gespräch („darüber möchte ich jetzt nicht mehr reden") ist akut Gefahr im Verzug.

Risikogruppen und Risikofaktoren

Es ist äußerst wichtig zu wissen, ob eine betroffene Person einer Patientengruppe zuzuordnen ist, die mit einem hohen Suizidrisiko behaftet ist, um beurteilen zu können, **ob** ein psychiatrischer Notfall vorliegt.

Risikogruppen. Zu diesen Risikogruppen gehören in ersten Linie Personen mit psychiatrischen Grunderkrankungen wie beispielsweise:

- Essstörungen
- bipolare Störungen
- Borderline-Störungen
- schwere Formen der Depression
- Abhängigkeit von Alkohol und Drogen
- psychotische Störungen und Schizophrenie

Weitere Risikofaktoren. Zusätzlich zu psychiatrischen Grunderkrankungen können weitere Faktoren dazu führen, dass eine hohe Suizidgefahr vorliegt. Dazu zählen:

- Suizidversuche in der Familie
- Vereinsamung und soziale Isolation
- Verlust von Organen bzw. Körperteilen
- ein hohes Lebensalter, Lebensalltag in der Altersrente
- in der Vergangenheit erfolgte Suizidversuche (sehr wichtiger Faktor!)
- plötzliche, traumatisierende Veränderungen des bisher gewohnten Lebens
- Veränderungen der äußeren Erscheinung (evtl. dunkle Kleidung), Ernährung und Körperhygiene werden vernachlässigt
- negative Denkmuster: negative Erwartungen von der Zukunft, geringes Selbstwertgefühl, negatives Weltbild, Schuldgefühle
- psychiatrische Erkrankungen (z. B. Depression, Substanzabhängigkeit, Schizophrenie)
- organische Erkrankungen (z. B. chronische Schmerzen, chronische Schlafstörungen, Aids, Tumorerkrankungen, dialysepflichtige Niereninsuffizienz, Multiple Sklerose, Parkinson-Syndrom)
- ungünstige sozial-ökonomische Umstände: Arbeitslosigkeit, Geldnot, fehlende Integration in die Gesellschaft (z. B. Flüchtlinge)

Versteckte Andeutungen erkennen und interpretieren

„Hunde, die bellen, beißen nicht." Dieser Satz mag für viele Situationen des menschlichen Miteinanders zutreffen. Bei einer direkt oder indirekt verkündeten Selbstmordabsicht ist dieser Satz jedoch in jedem Fall falsch! Wer von Selbstmord spricht, hat mindestens einmal den Tiefpunkt durchlaufen, an dem er Selbstmord gedanklich in Betracht gezogen hat. Beobachtungen zeigen, dass Patienten in den Wochen vor ihrem Suizidversuch ihrer Umwelt ihre Absichten mehr oder weniger direkt mitteilen. Aus **Scham** und aus der **Angst** heraus, anderen zur Last zu fallen oder als „geistesgestört" sofort in die Psychiatrie eingewiesen zu werden, sind diese Hilferufe meist leise oder verstecken sich in Nebensätzen (▶ **Abb. 3.5**).

Abb. 3.5 Versteckte Suizidandeutungen erkennen!

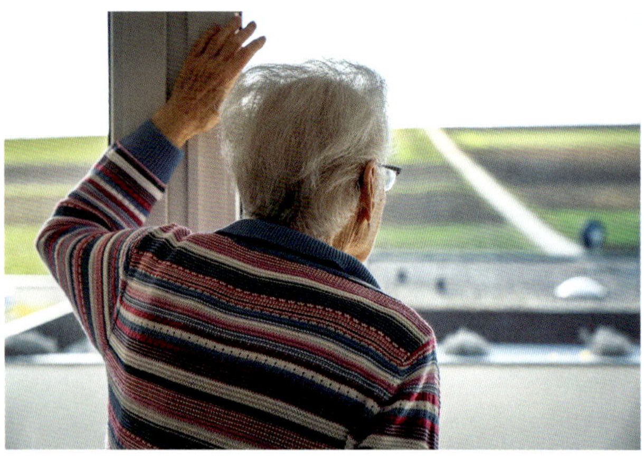

Häufig werden bei Suizidgedanken Hilferufe leise oder versteckt geäußert. Beispielsweise äußert eine Seniorin: „Ich stelle mir vor, wie meine Tochter unbeschwert mit ihrer Familie in die Ferien fahren könnte, wenn sie nicht permanent für mich sorgen müsste. Ich fühle mich wie ein Klotz am Bein." (nachgestellte Situation) *Quelle: © K. Oborny/Thieme*

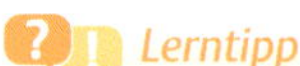

Lerntipp

Suizidale Patienten: Hilferufe erkennen!

In der amtsärztlichen Überprüfung kommt es öfter vor, dass die Prüfer Ihnen Zitate von Patienten präsentieren, die Anspielungen auf Suizid enthalten. Sie **müssen** solche Formulierungen für versteckte Hilferufe erkennen und interpretieren (▶ **Tab. 3.1**).

Familie und Freunde

- sind oft nicht in der Lage, die Dringlichkeit dieser **Botschaften** zu **erkennen** und richtig einzuordnen („Davon haben wir nie etwas richtig mitbekommen.");
- interpretieren sie als **Hysterie** („Mach´s nicht so dramatisch!") oder
- **bagatellisieren** die Äußerung („Das hat jeder von uns schon mal erlebt.").

Solche Reaktionen sind nicht selten eine Folge davon, dass Bezugspersonen mit diesem Thema überfordert sind.

Nach wie vor ist Selbstmord in manchen Kreisen ein Tabuthema, über das man nicht spricht. Es ist daher wichtig, jede Andeutung eines Suizids, und sei sie noch so klein, ernst zu nehmen und genau zu hinterfragen. Liegt bei Patienten eine depressive Grundstimmung vor, müssen Sie das Thema Selbstmord unbedingt auch dann ansprechen, wenn die Patienten von selbst noch keine diesbezüglichen Äußerungen gemacht haben. Bestätigt sich Ihr Verdacht, dann ist die nächste Frage: „Wie beabsichtigen Sie sich umzubringen?" Die Antwort bringt Ihnen wertvolle Informationen darüber, wie weit der Suizidplan bereits konkret in Planung ist (S. 64).

Fazit – Das müssen Sie Wissen

Akute Suizidalität: Methoden, Formen und Kriterien

(Akute) Suizidalität ist immer ein psychiatrischer Notfall! Suizide werden mit harten oder weichen **Methoden** verübt. Zu den harten Suiziden zählen, z. B. erschießen; zu den weichen Suiziden z. B. Intoxikationen. Die Letalität der harten Methoden ist höher als die der weichen.

Es gibt **Suizidformen**, bei denen mehr als eine Person ihr Leben, teilweise freiwillig, jedoch häufig unfreiwillig als Opfer verlieren (Doppelsuizid, erweiterter Suizid, Gruppen- oder Massensuizid). Der Bilanz- und der chronische Suizid sind weitere Formen, die als Einzelsuizid begangen werden.

Kriterien zur Einschätzung des **Suizidrisikos** sind:

- das präsuizidale Syndrom nach Ringel (Einengung, Aggressionsumkehr, Ankündigung /Todesfantasien)
- die Stadien der suizidalen Entwicklung nach Pöldinger (Erwägungsstadium, Ambivalenzstadium, Entschlussstadium)
- die Zugehörigkeit des Patienten zu einer Risikogruppe
- das Vorliegen von weiteren Risikofaktoren und die Äußerung von (ggf. versteckten) Andeutungen

Tab. 3.1 Beispiele für Formulierungen für versteckte Hilferufe.

Äußerung	Interpretation
„Es gibt niemanden, der mir helfen kann. Ich sehe keinen Ausweg mehr."	Es liegt eine starke Einengung der Gedanken vor, der Patient hat einen Tunnelblick und bezieht keine anderen Lösungsansätze in sein Denken mit ein.
„Ich stelle mir in letzter Zeit oft vor, wie das alles ohne mich wäre. Dann macht mir der Gedanke wiederum Angst, dass ich es wirklich tun könnte."	Es handelt sich um Todesfantasien im Ambivalenzstadium: Der Patient denkt häufig darüber nach, sich umzubringen, fürchtet sich jedoch auch vor dem Gedanken.
„Wenn mein Mann und die Kinder nicht wären, wüsste ich nicht, was mit mir werden soll."	Ambivalenzstadium: Die Patientin schwankt zwischen ihrem „Lebensanker" Familie, für die es sich lohnt zu leben, und den Suizidgedanken.
„Die in der Apotheke verkaufen mir jetzt gar nichts mehr."	Entschlussphase: konkrete Planung des Suizids mit Arzneimitteln. Eine Patientin ist in der Apotheke auffällig geworden wegen des Wunsches, große Mengen eines Arzneimittels zu kaufen.
„Anfangs habe ich ihn gehasst, dass er mich wegen meiner Fehler und meiner ganzen Faulheit geschlagen hat. Inzwischen glaube ich, dass ich es wirklich verdient hatte. So blöd wie ich war, hätte er noch viel mehr draufhauen sollen."	Aggressionsumkehr, es liegt ein geringes Selbstwertgefühl bei der betroffenen Person vor.

3.1.4 Kriseninterventionen bei akuter Suizidalität

Deuten betroffene Patienten ihre Suizidgedanken nur an, stellt das **Fragen** nach **Suizidabsichten** an sich schon die erste Maßnahme im Krisenmanagement dar. Mehrdeutige Äußerungen müssen genau hinterfragt werden: „Wie meinten Sie das, als Sie sagten, dass Sie für sich keine Zukunft mehr sehen?"

Wie bereits im Einführungskapitel (S. 54) erwähnt, müssen Sie das Gespräch unbedingt auch dann auf das Thema Suizid lenken, wenn Patienten von sich aus noch gar keine Andeutungen machen, Sie aber den Eindruck haben, dass sie depressiv sind (siehe Kap. 2.2.2). Mit der **Frage**: „Hatten Sie schon mal den Gedanken, sich das Leben zu nehmen?", erfahren Betroffene vielleicht zum allerersten Mal echtes Interesse und **Verständnis** für ihre Notlage. Gleichzeitig sorgt Ihr offenes Gesprächsangebot für eine **emotionale Entlastung** bei Patienten. Die Annahme, dass man durch das aktive Ansprechen des Themas Selbstmord den Stein erst recht ins Rollen bringt und Patienten dadurch die letzte Ermutigung erfahren, sich umzubringen, **ist falsch**.

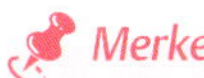 *Merke*

„Wie meinen Sie das?" - Suizidgedanken ernst nehmen und aktiv hinterfragen!

Absolut wichtig: bei einer **depressiven Symptomatik** müssen Sie bei betroffenen Patienten Suizidabsichten direkt und klar hinterfragen! Dies gilt auch, wenn der Patient diesbezüglich von sich aus noch gar keine Andeutungen gemacht hat. Depressive Patienten beschäftigen sich zum Zeitpunkt des Auftretens des psychiatrischen Notfalls meist schon längere Zeit mit dem Gedanken, sich umzubringen. Das Risiko, dass Patienten bei direkter Nachfrage ihre Absichten erst recht in die Tat umsetzen, erhöht sich dadurch **nicht**.

Sicherheit für Patienten

Bei akuter Suizidgefahr ist es wichtig, dass Patienten zu **keinem** Zeitpunkt allein bleiben. Sie sollten auch Ihre Praxis nicht mehr allein verlassen oder sich auf der Toilette einschließen können (Türschlüssel entfernen). Gefährliche Gegenstände müssen außer Reichweite des Patienten sein, Fenster müssen verschlossen sein.

Zeit gewinnen

„Time is Life!" Steht ein Patient kurz davor, sich zu töten, gilt es, Zeit zu gewinnen (▶ **Abb. 3.6**). Der Impuls zum Selbstmord ist im finalen Entschlussstadium nur von **begrenzter** Dauer. Schafft man es, einen Patienten über diese gefährliche Phase zu bringen, ebbt der **Suizidimpuls** ab, bevor die Suizidabsicht in die Tat umgesetzt wird. Einen weiteren Versuch wird ein Patient zumindest nicht sofort starten.

Abb. 3.6 Time is Life!

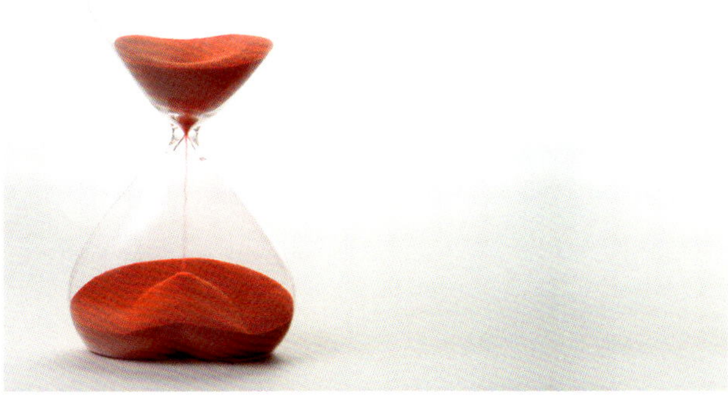

Gelingt es, Patienten im finalen Entschlussstadium vom Impuls des Selbstmords abzubringen, ebbt der Suizidimpuls ab, da dieser nur von begrenzter Dauer ist. *Quelle: © K. Oborny/Thieme*

Kommunikation mit suizidalen Patienten

Gewinnen Sie wertvolle Zeit, indem Sie mit einem suizidalen Patienten im Gespräch bleiben. Sprechen sie ihn ruhig und freundlich an. Ihre Aufgabe ist es, zuzuhören, sich in die Situation hineinzufühlen und das Sprechen eines Patienten in Gang zu halten. Patienten können frei berichten und sollen sich dafür so viel Zeit nehmen, wie sie brauchen.

2 Kernfragen. Es werfen sich folgende Kernfragen auf:

- Wie bekommt man in der Phase akuter Suizidalität die Aufmerksamkeit und Akzeptanz des betroffenen Patienten?
- Wie schafft man es, dass ein Patient Sie überhaupt wahrnimmt und Ihnen zuhört?

Dazu ist es wichtig, dass Sie auf die **Situation**, wie sie sich Ihnen darbietet, **eingehen**. Melden Sie zurück, wie die Worte des Patienten und das Gesamtbild, das Sie in diesem Moment sehen, auf Sie als Mensch wirkt. Sie finden einige Beispiele in der folgenden Box.

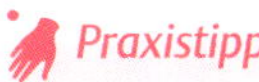 *Praxistipp*

Patienten zuhören, beruhigen und stärken

Es folgen einige Beispiele für die Krisenkommunikation zu Ihrer Orientierung.

Suizidalität direkt ansprechen

- „Ich habe den Eindruck, dass Sie momentan keine Freude mehr am Leben haben, meinen Sie, dass sich das wieder ändern wird?"
- „Wie meinen Sie das konkret: „am liebsten würde ich all das hinter mir lassen"?"
- „Sie haben mir eben Ihren Gedanken anvertraut, dass es besser wäre, Sie wären nicht mehr da. Denken Sie öfter daran?"
- „Wann hatten Sie zuletzt daran gedacht, dass Sie nicht mehr leben möchten?"
- „Wie meinten Sie das eben genau, als Sie sagten, dass Sie am liebsten nicht mehr aufwachen würden?"

Stärken/stabilisieren und beruhigen

- „Ich sehe, dass Sie gerade eine sehr harte Zeit durchmachen. Das muss für Sie alles sehr anstrengend sein. Auch für mich wäre das eine große Herausforderung."
- „Wir können gemeinsam versuchen, einen Weg zu finden, dass es Ihnen wieder besser geht."
- „Was würde Ihnen helfen, dass es Ihnen wieder besser geht?"
- „Wie wäre es, wenn wir uns mit Ihrem Mann einmal über Ihre Gedanken gemeinsam besprechen würden?"
- „Was hat Ihnen früher immer geholfen, wenn Sie down waren?"
- „Was hat Ihnen bisher die Stärke gegeben, durchzuhalten?"
- „Gibt es Menschen oder Familienmitglieder, die Ihnen Kraft geben und Sie bisher gestärkt haben?"

Mit stärkenden Worten bringen Sie zum einen **Empathie** zum Ausdruck. Zum anderen erfährt der betroffene Patient eine gewisse **Anerkennung** und **Wertschätzung** für den Kraftakt, den er bisher geleistet hat, d. h., dass er bis jetzt so stark gewesen ist und die Situation trotz der großen Belastung ausgehalten hat.

Ist die **Verbindung** zu Patienten hergestellt, gilt es, diese zu **halten**. Der Patient fühlt sich von Ihnen verstanden und nimmt Ihr Gesprächsangebot als Anker in seiner Krise an: „Hier hört mir jemand zu und nimmt meine Gefühle wirklich ernst." Es versteht sich von selbst, dass Vorwürfe („Wie können Sie Ihren Kindern das nur antun!") und Kritik genauso unterbleiben wie falsche Versprechungen („Ab jetzt wird alles wieder gut!"). Zeigen Sie Ihrem Patienten Ihre **Hinwendung** auch durch **Blickkontakt** und eine dem Patienten zugewandte **Körperhaltung**.

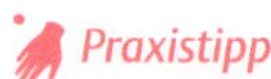

„Suizidcheckliste" für Patientengespräche

Da das Thema Suizidalität auch für Sie als angehender oder bereits praktizierender HP/HPP absolut wichtig ist, hilft es enorm, wenn Sie sich mit sogenannten Suizidchecklisten auseinandersetzen, die Sie im Internet in verschiedenen Varianten finden, wenn Sie den Suchbegriff „Suizidcheckliste" (▶ **Abb. 3.7**) eingeben. Sie bekommen so ein Gespür dafür, worauf Sie bei Gesprächen mit Patienten besonders achten müssen (vgl. auch Kap. 2.2.1; Kap. 2.2.2).

Abb. 3.7 „Suizidcheckliste" für Patientengespräche.

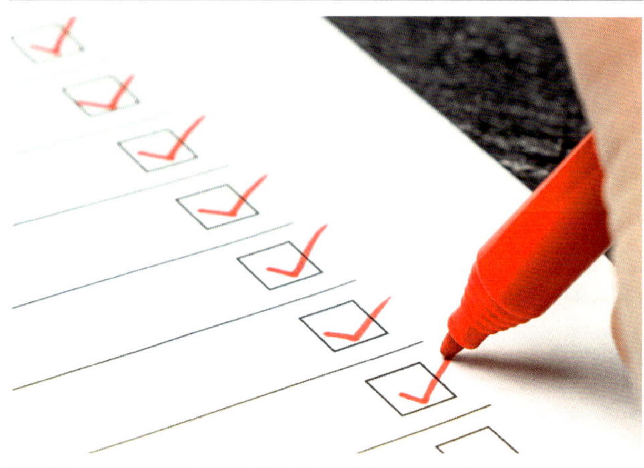

Quelle: © K. Oborny/Thieme

Kontraindikation: „aufdeckende" tiefenpsychologische Verfahren

Das übergeordnete Ziel aller Sofortmaßnahmen bei akuter Suizidalität ist es, die **Gefahr** im Hier und Jetzt zu **bannen** und die **Lage** so weit zu **stabilisieren**, dass sich der betroffene Patient nicht umbringt. Es ist nicht Aufgabe des Notfallmanagements, tiefgründig die Zusammenhänge aufzudecken, die zur Entwicklung der Suizidalität beigetragen haben. Es geht darum, sich auf die entstandene **akute** Krisensituation zu **konzentrieren** und diese zu bewältigen. In akuten suizidalen Situationen müssen die Maßnahmen der Kriseninterventionen gegen andere psychotherapeutische Ziele abgegrenzt werden.

In einer akuten suizidalen Notfallsituation ist auf jeden Fall zu vermeiden, die tiefergehenden psychodynamischen Zusammenhänge aufzudecken, die zur Entwicklung der suizidalen Krise beigetragen haben. Werden therapeutische Verfahren angewendet, die „aufdeckend" bzw. **analytisch** wirken, besteht immer die Gefahr, dass den Patienten in der bereits akuten Notfallsituation zusätzlich innere Konflikte bewusst werden, die bis dahin verdrängt worden waren und in der akuten Notfallsituation noch stärker in die emotionale und gedankliche Sackgasse führen (zusätzliche Eskalation).

! Cave

Akute Suizidalität: keine aufdeckenden Verfahren!

Während der **akuten** suizidalen Krise **darf** daher **nicht** mit **aufdeckenden** psychotherapeutischen Verfahren gearbeitet werden.

Vertraute Personen mit einbeziehen

Es ist sinnvoll, Patienten darum zu bitten, eine ihnen vertraute Person zum Gespräch hinzuzuziehen (S. 55). Diese Maßnahme unterstützt Sie beim „Auffangen" eines Patienten.

Die Person des Vertrauens kann zum Beispiel eine gute Freundin, ein Familienangehöriger oder jemand aus dem bisherigen therapeutischen Umfeld des Patienten sein. Die Anwesenheit von vertrauten Personen bietet die Möglichkeit, dass der betroffene Patient seine Situation neu bewertet und sich von Suizidabsichten distanziert. Zudem leisten Vertrauenspersonen wichtige **Überzeugungsarbeit**, wenn eine **freiwillige** Selbsteinweisung notwendig ist, jedoch vom Patienten abgelehnt wird. Allein der Gedanke, den Weg in die stationäre Psychiatrie ohne vertraute Gesichter antreten zu müssen, schreckt viele Patienten ab. Es fällt den Betroffenen leichter, wenn bekannte und vertraute Personen mit dabei sind, ihnen die Hand halten, beruhigende Worte sagen und zumindest bei der Aufnahme in der Klinik mit anwesend sind.

! Cave

Reminder: Schweigepflicht!

Werden dritte Personen hinzugezogen, ist das **Einverständnis** der Patienten nötig. Ansonsten verstoßen Sie gegen Ihre Schweigepflicht.

Antisuizidpakt (= Non-Suizid-Vertrag - NSV)

Eine Möglichkeit, das Überleben eines suizidgefährdeten Patienten zu sichern, ist der Abschluss eines „Antisuizidalpaktes" zwischen einem Patienten und seinem Therapeuten.

In einem Antisuizidpakt verspricht ein Patient, sich bis zu einem vereinbarten **Zeitpunkt** unter **keinen** Umständen umzubringen. Für den Fall, dass beim Patienten der Suizidwunsch wieder aufkommt, verpflichtet er sich, die vorher erarbeiteten Maßnahmen anzuwenden, die in einem Notfallplan gemeinsam festgelegt wurden.

Ein Antisuizidpakt setzt viel **Eigenverantwortlichkeit** voraus und birgt ein schwer kalkulierbares **Restrisiko**, dass sich der Patient diesem Vertrag innerlich doch nicht verpflichtet fühlt und sich trotzdem umbringt. In Fachkreisen wird der Nutzen des Antisuizidalpaktes **kontrovers** diskutiert.

Für HP/HPP ist ein Antisuizidpakt aufgrund der Unwägbarkeit des Restrisikos und der Sorgfaltspflicht, **kein** geeignetes Mittel bei **akuter** Suizidalität.

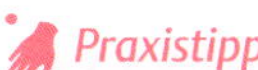

Praxistipp

Antisuizidpakt: gründliche Ausbildung, viel Erfahrung notwendig!

Eine Therapie mit suizidalen Patienten erfordert eine entsprechend darauf ausgerichtete gründliche Ausbildung und viel therapeutische Erfahrung. Aus Gründen der Sorgfalts- und Garantenpflicht gegenüber Patienten sollte ein Antisuizidpakt (Non-Suizid-Vertrag - NSV) und der Notfallplan bei **akuter Suizidalität** erfahrenen Psychiatern bzw. Psychotherapeuten vorbehalten bleiben.

Notfallplan zur Suizidprophylaxe

In Zeiten, in denen es Patienten psychisch gut geht und der Lebenswille die Oberhand hat, erstellen Patienten für sich einen Notfallplan, der in Situationen angewendet wird, in denen sich ihre Stimmungslage wieder verschlechtert und neue Suizidgedanken aufkommen. Der Notfallplan enthält Maßnahmen, die den Patienten:

- vom Suizidgedanken **ablenken** sollen und
- dafür sorgen, dass er in der Phase eines akuten Suizidimpulses **nicht allein** ist.

Zu den Maßnahmen zählen unter anderem:

- körperliche Anstrengungen (sportliches Training, intensive Hausarbeiten, handwerkliches Arbeiten),
- soziale Kontakte aufsuchen (mit Bekannten sprechen, sich mit Leuten treffen),
- öffentliche Bereiche aufsuchen, an denen sich viele Menschen aufhalten.

Zu einem Notfallplan gehört auch eine Liste mit Telefonnummern, die der Patient im Notfall anrufen soll. Neben den Telefonnummern von Personen aus dem privaten Umfeld stehen dort auch die Nummern von behandelnden Ärzten bzw. Psychotherapeuten. Die Entwicklung eines Notfallplans ist nicht Gegenstand der Intervention durch HP/HPP bei akuter Suizidalität.

Unterbringung („Einweisung") in eine psychiatrische Fachklinik

Vorbeugende Maßnahmen. Im Erwägungsstadium (S. 64) sind bei Patienten der Bezug zur Realität und die Fähigkeit zur **Selbststeuerung** erhalten. In dieser Phase distanzieren Patienten sich von ihren Suizidgedanken und können für diese Abkehr – ohne zu zögern – nachvollziehbare Gründe anführen. In dieser Situation können Patienten **nicht** zu einer Unterbringung in einer psychiatrischen Fachklinik gezwungen werden. Sie sollten mit Patienten jedoch abmachen, dass sie umgehend einen Arzt aufsuchen oder sich mit einer Anlaufstelle für psychische Notlagen in Verbindung setzen (siehe Box (S. 55) „Zusatzinfo: Anlaufstellen in einer psychischen Notlage").

Planen Sie mit Patienten sehr konkret, wann und auf welchem Weg sie Kontakt zum Arzt aufnehmen werden, und vereinbaren Sie mit ihnen, dass sie Ihnen eine Rückmeldung geben, sobald dies geschehen ist. Je **konkreter** Sie die Schritte absprechen, desto größer ist die Chance, dass der Patient sich auch wirklich Hilfe holt.

An dieser Stelle ist es sinnvoll, wie bereits oben erwähnt, sich von Vertrauenspersonen (S. 68) des Patienten unterstützen zu lassen. Vertrauenspersonen können durch ihre Anwesenheit dafür sorgen, dass der Patient in schweren Momenten nicht allein ist und einen Ansprechpartner hat. Vertrauenspersonen sind auch in der Hinsicht wichtig, dass sie den Patienten daran erinnern und dazu motivieren, sich an die mit Ihnen vereinbarte Abmachung zu halten und tatsächlich psychologische Hilfe zeitnah in Anspruch zu nehmen.

Akute Eigengefährdung. Im Ambivalenz- und im Entschlussstadium (S. 64) ist die **Eigengefährdung** für suizidale Patienten sehr groß. Die Unterbringung („Einweisung") und Behandlung in einer psychiatrischen **Fachklinik** ist hier **zwingend** indiziert (► **Abb. 3.8**). Gleiches gilt selbstverständlich auch dann, wenn Patienten aktuell einen Suizidversuch unternommen haben, der misslungen ist oder unterbrochen wurde, z. B. durch

- einen unerwarteten Anruf,
- das Klingeln des Postboten an der Haustür oder
- plötzlich aufkommende Zweifel am Suizid.

Abb. 3.8 Freiwillige oder fremdbestimmte Einweisung.

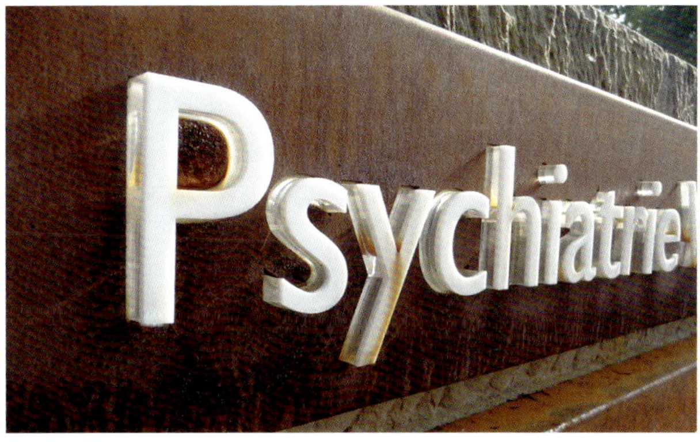

Bei Eigen- und/oder Fremdgefährdung ist eine Unterbringung/Einweisung in eine psychiatrische Fachklinik zwingend notwendig. Quelle: © M. Kürschner/Thieme

Freiwillige Einweisung. Es ist immer anzustreben, den **Patienten** zur freiwilligen Unterbringung in einer Klinik zu bewegen. Teilen Sie dem Patienten Ihre große Sorge mit, dass er sich etwas antut. Erklären Sie dem Patienten in ruhigen, aber klaren Worten, dass es Alternativen zum Suizid gibt und er sich hierfür unbedingt und umgehend in die Obhut einer psychiatrischen Einrichtung begeben muss.

Stimmt ein Patient einer freiwilligen Unterbringung zu, müssen Sie dafür sorgen, dass der Patient **sicher** in die **Klinik** gelangt und er sich auf dem Weg dorthin nicht doch umbringt. Nehmen Sie dazu Kontakt mit der nächsten psychiatrischen Fachklinik auf und besprechen Sie mit der Einrichtung, wie der **Transport** des Patienten durchgeführt wird. In der Regel erfolgt der Transport mit dem Krankenwagen. Anstelle einer Fachklinik können Sie auch den Notarzt rufen (112) (S.55). Für den Fall, dass der Patient sich bei einem gerade fehlgeschlagenen Suizidversuch verletzt hat oder giftige Substanzen eingenommen hat, leisten Sie bis zum Eintreffen des Notarztes ggf. Erste Hilfe.

Fremdbestimmte Einweisung. Zeigt sich der Patient nicht kooperativ und lehnt die Unterbringung ab, kann er **gegen** seinen Willen in einer psychiatrischen Fachklinik untergebracht werden. Ist **Gefahr im Verzug,** verständigen Sie die Polizei, die ggf. Zwangsmaßnahmen anwendet (siehe auch (S.56)).

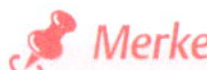

Akute Suizidgefahr: Maßnahmen zur Sicherung und Beruhigung:

- Patienten **nicht allein lassen** bzw. dafür sorgen, dass sich der betroffene Patient nirgendwo allein einschließt (z. B. auf der Toilette).
- Zuhören und rückmelden, dass Sie die Notlage des Patienten erkennen und ihn in seiner Situation als Mensch verstehen.
- Dem Patienten gegenüber Respekt zeigen, da er trotz der Belastung bis jetzt durchgehalten hat.
- Zum Patienten eine zugewandte Körperhaltung einnehmen und Blickkontakt halten.
- Gefährliche Gegenstände aus der Reichweite des Patienten entfernen.
- Keine aufdeckenden Therapieverfahren anwenden.
- Bei hochgradiger akuter Suizidgefahr: Zeit gewinnen und den Patienten auffordern, die Praxis nicht zu verlassen (dennoch gilt: Selbstschutz geht vor!).
- Im Ambivalenzstadium und im Entschlussstadium muss ein Patient, notfalls auch gegen seinen Willen, in einer psychiatrischen Fachklinik untergebracht werden.
- Im Erwägungsstadium kann ein Patient nicht gezwungen werden, sich selbst in eine Klinik einzuweisen; Patienten sollten sich jedoch durch eine Abmachung mit ihren Therapeuten verpflichtet fühlen, zeitnah psychologische Hilfe anzunehmen. Vertrauenspersonen können an dieser Stelle wertvolle Unterstützung leisten.

3.1.5 Medikamentöse Intervention (Notarzt/Klinik)

Akut suizidale Patienten werden von Notärzten und Ärzten in einer Fachklinik – je nach Symptomatik – folgendermaßen behandelt.

- **Angstzustände und Agitiertheit** werden gedämpft, indem das Benzodiazepin Lorazepam verabreicht wird.
- Kommen **psychotische Symptome** hinzu, wird zusätzlich ein Antipsychotikum gewählt (z. B. Promethazin, ggf. Haloperidol).
- Bei **depressiver Symptomatik** wird das Benzodiazepin Lorazepam mit einem Antidepressivum kombiniert, das optimalerweise eine antisuizidale Wirkkomponente besitzt (z. B. Lithium).

! Cave

Vorsicht bei Antidepressiva mit antriebssteigernder Wirkung!

Bei Antidepressiva unterscheidet man Wirkstoffe mit **sedierenden** Eigenschaften von Wirkstoffen, die nicht sedierend wirken und den **Antrieb** eher **steigern** (Kap. 1.4.1).

Die antriebssteigernde Wirkung setzt bereits in den ersten Tagen der Therapie ein, die eigentlich gewünschte depressionslösende Wirkung aber frühestens ab der zweiten Therapiewoche. Die Folge ist, dass Patienten in den ersten Therapietagen nach wie vor Selbstmordgedanken haben, nun aber über genug Antrieb und Tatkraft verfügen, die Suizidgedanken in die Tat umzusetzen. Antidepressiva mit einer antriebssteigernden Wirkkomponente können deshalb besonders bei **ängstlich-agitiert depressiven** Patienten die Suizidgefahr in den ersten Wochen der Therapie verstärken.

Zu den Wirkstoffen, mit **antriebssteigernder Wirkung** gehören beispielsweise (siehe auch Kap. 1.4.1):

- selektive Serotonin-Wiederaufnahme-Hemmer (SSRI), z. B. Fluoxetin, Citalopram u.v.m.
- Venlafaxin
- Imipramin
- Monoaminooxidase-Hemmer

Um das erhöhte Suizidrisiko zu Beginn der Therapie zu senken, kombiniert man das Antidepressivum mit einem Benzodiazepin, das die antriebssteigernde Wirkung bremst. Sobald sich die depressionslösende Wirkung einstellt, wird das Benzodiazepin wieder abgesetzt.

Transferbeispiel

Akute Suizidalität: „Nach 18 Jahren Einsatz für die Firma: eiskalt degradiert!"*

Fallkonstellation

Herr K., 56 Jahre, stellt sich Ihnen vor, weil er unter anhaltenden Schlafstörungen leidet.
Bis vor Kurzem arbeitete er erfolgreich als Chefeinkäufer in einem Maschinenbauunternehmen. Seine Leitungsspanne umfasste 18 Angestellte. Herr K. genoss großes Vertrauen der Firmenleitung und durfte größere Transaktionen eigenverantwortlich durchführen. Kürzlich gab es einen Wechsel an der Firmenspitze und der alte Firmeninhaber wurde durch dessen Sohn abgelöst.
Die Einkaufsabteilung wurde umstrukturiert und Herr K. bekam als neues Aufgabengebiet die Koordination der Firmenfahrzeuge übertragen. Er hat nun 2 Mitarbeiter in seinem Team und muss jede seiner Geldausgaben genehmigen lassen.
Über den neuen Firmenchef, der die Umstrukturierung in die Wege geleitet hat, sagt er: „Ich könnte diesem jungen Fatzke dafür immer noch eins in die Fresse hauen!" Er entschuldigt sich gleich darauf bei Ihnen für diese verbale Entgleisung mit den Worten: „Manchmal kommt es mir eben noch sauer hoch, wenn ich dran denke, wie das alles gelaufen ist. Aber mittlerweile ist der Typ mir völlig gleichgültig."
Als sich Herr K. wieder beruhigt hat, sagt er in leisem Tonfall: „Ich hatte bei dieser Umstrukturierung von Anfang an keine Chance. Die haben das alles ohne mich geplant, niemand hat mich nach meiner Meinung gefragt. Nach 38 Jahren im Betrieb stehe ich jetzt auf dem Abstellgleis und darf den Fuhrpark verwalten. Ich komme mir da mehr als überflüssig vor. Es ist schwer, das zu ertragen. Mir fehlt die Kraft dafür. Ich halte das nicht mehr lange aus."
Herr K. hatte vor einem Jahr einen Herzinfarkt. Er nimmt 3 blutdrucksenkende Arzneimittel, den Gerinnungshemmer ASS und den Cholesterinsenker Simvastatin. Der Blutzuckerwert macht seinem Arzt zunehmend Sorgen.

Diagnostische Einordnung

In den Schilderungen und der Wortwahl von Herrn K. finden sich etliche Anhaltspunkte für eine **erhöhte** Suizidgefahr.

- Merkmale des **präsuizidalen Syndroms** nach Ringel:
  - **Einengung:** Entzug der Kompetenzen im Beruf durch Wechsel des Aufgabengebietes (Degradierung), fehlende Möglichkeit, die berufliche Neuorientierung innerhalb des Unternehmens mitzugestalten; aufgrund seines Engagements in der Firma über viele Jahre ist davon auszugehen, dass Familie, Freunde und Hobbys zu kurz gekommen sind und deshalb kein soziales Netz existiert, das Herrn K. jetzt auffängt (soziale und berufliche Einengung).
  - **Aggressionsumkehr:** Zuerst massive Aggression gegen den neuen Firmenleiter, jetzt ist die Wut scheinbar abgeklungen; es ist zu hinterfragen, ob sich die Aggressionen des Patienten mittlerweile gegen ihn selbst richten
  - **Ankündigung/Todesfantasien:** Direkt spricht der Patient nicht darüber; die letzten Sätze des Patienten: „Mir fehlt die Kraft dafür. Ich halte das nicht mehr lange aus.", müssen unbedingt hinterfragt werden, z. B. „Was werden Sie tun, wenn Sie die Kraft nicht mehr aufbringen?"
- **Risikofaktor Alter:** Das Alter von Herrn K. liegt nahe an dem Durchschnittsalter, in dem das Suizidrisiko am höchsten ist (etwa 58 Jahre).
- **Risikofaktor Geschlecht:** Männer suizidieren sich häufiger als Frauen.
- **Risikofaktor organische Erkrankungen:** Herr K. hatte einen Herzinfarkt; eine depressive Reaktion bzw. Grundstimmung ist bei Herrn K. anzunehmen. Als Hinweis darauf kann man die Schlafstörungen werten.

Maßnahmen/Interventionen

Sie sprechen Herrn K. **direkt** auf Suizidgedanken an. Grundsätzlich sprechen viele Anhaltspunkte dafür, dass eine Unterbringung in der **Psychiatrie** notwendig ist.

**Eventuelle personenbezogene Daten fiktiv, Fallbeispiel frei erfunden.*

Fazit – Das müssen Sie wissen

Akute Suizidalität: Maßnahmen

Depressive Patienten sollten immer **aktiv** und **direkt** auf Suizidgedanken **angesprochen** werden, auch wenn die Patienten selbst noch keine Andeutungen gemacht haben.
Suizidale Patienten **teilen** in den Wochen vor dem Suizidversuch Ihre Selbsttötungsabsicht dem Umfeld oft **mit.** Alle direkt oder versteckt geäußerten Suizidabsichten sind daher ernst zu nehmen. „Die Ruhe vor dem Sturm": in der finalen Phase des Entschlussstadiums sind Patienten **auffällig** ruhig und gefasst, es besteht jedoch allerhöchster Handlungsbedarf!
Maßnahmen bei akuter **Suizidgefahr**:

- Zeit gewinnen.
- Patienten nicht allein lassen.
- Patienten zuhören und beruhigen.
- Gefährliche Gegenstände in der Praxis entfernen/Fenster sichern.
- Angehörige mit einbeziehen (bei Einwilligung der Patienten).
- Unterbringung in der Psychiatrie vorschlagen, bei akuter Suizidgefahr den Notarzt rufen (112).

Arzneimittel, die bei akuter Suizidalität verabreicht werden, sind: Lorazepam, ggf. Antipsychotika oder Antidepressiva in Kombination. Antriebssteigernde Antidepressiva erhöhen in den ersten Wochen der Therapie das Suizidrisiko. Um das erhöhte Suizidrisiko zu Beginn der Therapie zu senken, kombiniert man das Antidepressivum mit einem Benzodiazepin, das die antriebssteigernde Wirkung bremst. Sobald sich die depressionslösende Wirkung einstellt, wird das Benzodiazepin wieder abgesetzt.

3.1.6 Vertiefungsfragen „akute Suizidalität“

Vertiefungsfragen

Frage 1

Welche Symptome hat Ringel in seinem präsuizidalen Syndrom zusammengefasst? Ordnen Sie die Aussagen der folgenden Beispiele den Symptomen zu.

- Beispiel A: „Mir kann man nicht helfen, es ist wie es ist, da gibt es keinen Ausweg mehr.“
- Beispiel B: „Vor einem Jahr war ich so wütend auf meine Chefin, weil sie mich wegen meiner Fehler vor allen anderen lautstark korrigiert hat! Inzwischen habe ich erkannt, dass ich dem Job wohl nicht gewachsen bin. Sie hätte mich noch übler behandeln oder entlassen können bei meiner Fehlerquote!“
- Beispiel C: „Ich denke in letzter Zeit oft darüber nach, dass es meiner Familie ohne mich besser gehen würde, ich bin nur noch ein Klotz am Bein. Auf der anderen Seite wird mir mulmig, wenn ich mir vorstelle, dass ich es wirklich durchziehen werde.“

Musterlösung:

Das präsuizidale Syndrom nach Ringel umfasst die 3 Symptome: Einengung, Aggressionsumkehr und Ankündigung/Todesfantasien.

- *Beispiel A: Einengung*
- *Beispiel B: Aggressionsumkehr*
- *Beispiel C: Ankündigung/Todesfantasien*

Frage 2

Nennen Sie die Stadien der suizidalen Entwicklung nach Pöldinger. Ordnen Sie die Aussagen der folgenden Beispiele den Symptomen zu.

- Beispiel A: „Wenn mein Sohn und meine Katze nicht wären, wüsste ich nicht, wozu ich das noch aushalten sollte.“
- Beispiel B: „Sobald ich an die Tabletten rankomme, kann ich es endlich durchziehen“.
- Beispiel C: „Es wäre vielleicht das Beste Schluss zu machen, jedoch bin ich eigentlich nicht so der Typ dazu. Ich wüsste nicht einmal, wie ich das anstellen muss“.

Musterlösung:

Pöldinger unterscheidet die 3 Stadien der suizidalen Entwicklung: Erwägungsstadium, Ambivalenzstadium und Entschlussstadium.

- *Beispiel A: Ambivalenzstadium*
- *Beispiel B: Entschlussstadium*
- *Beispiel C: Erwägungsstadium*

Frage 3

Welche Faktoren bzw. Grunderkrankungen erhöhen das Suizidrisiko?

Musterlösung:

Es gibt viele Faktoren, die das Suizidrisiko erhöhen, z. B.:

- *negative Denkmuster*
- *Suizidversuche in der Familie*
- *Essstörungen (insb. Anorexia nervosa)*
- *Alkohol- und Drogenabhängigkeit*
- *Suizidversuche in der Vergangenheit*
- *psychische Erkrankungen (z. B. schwere Depression, bipolare Störung, psychotische Störungen und Schizophrenie oder Borderline-Störung)*
- *Verlust von Organen bzw. Körperteilen und organische Erkrankungen*
- *ein hohes Lebensalter, Vereinsamung und soziale Isolation*
- *ungünstige sozioökonomische Umstände*
- *plötzliche, traumatisierende Veränderungen des bisher gewohnten Lebens*

Frage 4

Welche der folgenden Aussagen sind korrekt? Begründen Sie bitte jeweils Ihre Einschätzung.

- Aussage A: Frauen und Männer unternehmen gleich häufig einen Suizidversuch.
- Aussage B: Für den Transport eines suizidalen Patienten zur nächsten psychiatrischen Klinik rufen Sie am besten ein Taxi.
- Aussage C: Während eines psychiatrischen Notfalls mit Selbstmordgedanken gebietet der Respekt gegenüber dem Patienten, dass er wenigstens für einen kurzen Moment zur Ruhe findet und ohne Ihre Anwesenheit im Raum seine Gedanken ordnen kann.
- Aussage D: Auch wenn ein Patient mit depressiver Symptomatik keine Suizidabsichten von sich aus äußert, muss die Frage nach Selbstmordgedanken gestellt werden.
- Aussage E: In manchen Fällen findet ein unerwartetes Umdenken der Patienten statt (Denkumkehr) und die Selbstmordabsicht verschwindet innerhalb weniger Stunden.

Musterlösung:

- *Aussage A ist nicht korrekt: Die Häufigkeit eines Suizidversuches ist bei Frauen größer als bei Männern. Bei Männern geht der Suizidversuch jedoch häufiger tödlich aus als bei Frauen, weil Männer häufiger die harten Suizidmethoden anwenden.*
- *Aussage B ist nicht korrekt: Die Form des Transportes zur Fachklinik muss, auch wenn der Patient sich einsichtig zeigt, mit der Fachklinik abgesprochen werden. Im Regelfall erfolgt die Fahrt mit einem Rettungswagen.*
- *Aussage C ist nicht korrekt: Ein Patient mit Suizidgedanken darf zu keinem Zeitpunkt allein bleiben. Gefährliche Gegenstände müssen aus der Praxis entfernt werden, Fenster verschlossen sein und es darf keine Möglichkeit bestehen, sich irgendwo einzuschließen.*
- *Aussage D ist korrekt.*
- *Aussage E ist nicht korrekt: Eine „Denkumkehr“ gibt es bei Suizidalität nicht. Bei Patienten, die plötzlich nicht mehr von Selbstmordgedanken sprechen und einen unbeschwerten Eindruck machen sind, muss man davon ausgehen, dass sie in die finale Phase übergegangen sind. Die Suizidgefahr ist jetzt hochgradig akut.*

Frage 5*

Ein Patient, 47 Jahre, kommt als Notfall in die Praxis und berichtet, er habe gerade vor zehn Minuten 14 Tabletten eines hochwirksamen Schlafmittels eingenommen. Eben noch waren seine lebensüberdrüssigen Gedanken so erdrückend, dass er keinen anderen Ausweg mehr gesehen habe. Jetzt zweifelt er, ob er das Richtige getan hat. Kurzerhand steckt er sich vor Ihren Augen die Finger tief in den Hals und erbricht eine weiße Flüssigkeit, in der Sie noch Reste von nicht aufgelösten Tabletten erkennen können. Der Mann weint und bittet Sie um Verzeihung. Er möchte jetzt nur noch nach Hause und alles wieder in Ordnung bringen. Wie reagieren Sie?

Musterlösung:

Der Patient hat einen Suizidversuch unternommen. Er muss deshalb zwingend in die Hände einer psychiatrischen Fachklinik. Da unklar ist, ob er durch das Erbrechen tatsächlich alle geschluckten Tabletten wieder hervorgebracht hat, muss noch immer mit einer Giftwirkung gerechnet werden. Sie rufen daher jetzt den Notarzt. Hilfreich ist es, wenn Sie das Erbrochene sichern. Man kann dadurch im Nachhinein noch feststellen, mit welchem Schlafmittel der Suizidversuch durchgeführt wurde. Dadurch lassen sich gezielte Entgiftungsmaßnahmen ergreifen. Sie stellen sich darauf ein, bis zum Eintreffen des Notarztes ggf. lebenserhaltende Maßnahmen im Rahmen der Ersten Hilfe beim Patienten durchzuführen.

Frage 6*

Sie behandeln eine Patientin, 26 Jahre, Studierende der Mineralogie, wegen immer wieder auftretenden depressiven Stimmungslagen. Während ihres letzten Termins vor einer Woche hatte Sie sich noch sehr schlecht gefühlt, Selbstmordgedanken jedoch verneint. Vorgestern ist ihre Tante unerwartet verstorben. Sie war eine wichtige Bezugsperson im Leben der Patientin. Bei der Terminvereinbarung am gestrigen Nachmittag war sie am Telefon noch völlig aufgelöst.
Jetzt sitzt die junge Frau vor Ihnen und macht einen gelösten und aufgeräumten Eindruck. Psychopharmaka nimmt sie nicht. Sie sagt: „Jetzt geht es mir gut, weil ich jetzt vieles klarer sehe." Auf die Frage, was genau sie jetzt klarer sieht, bleibt sie vage: „Na, alles eben." Sie bedankt sich bei Ihnen, dass Sie sie durch die schwere Zeit begleitet haben. Aus Ihrer Mineraliensammlung hat Sie ihnen einen sehr schönen Kristall als Geschenk mitgebracht. Wie gehen Sie vor?

Musterlösung:

Die Patientin ist depressiv. Auch wenn Sie bisher Suizidgedanken verneint hat, sind diese nicht völlig ausgeschlossen. Der Tod ihrer Tante verschärft die Situation der Patientin, sie ist zunächst am Telefon „völlig aufgelöst". Dann folgt eine plötzliche Verbesserung der Stimmungslage, für die die Patientin keinen klaren Grund nennen kann. Dies ist ein alarmierendes Zeichen und muss als Hinweis auf das Entschlussstadium gewertet werden. In dieses Bild passt auch, dass die Patientin Eigentum verschenkt (einen sehr schönen Kristall aus ihrer Sammlung).
Sie beruhigen die Patientin und schlagen ihr vor, sich selbst freiwillig in eine psychiatrische Klinik einzuweisen. Dazu nehmen Sie Kontakt mit der nächstgelegenen Fachklinik auf. Sie bleiben bis zum Eintreffen des Krankentransportes bei der Patientin und sichern potenzielle Gefahrenquellen in Ihrer Praxis (Fenster schließen, gefährliche Gegenstände außer Reichweite der Patientin bringen). Sie erwägen die Möglichkeit, nach Rücksprache und mit dem Einverständnis der Patientin, eine Vertrauensperson hinzuzuziehen.

Frage 7*

Ein Patient, 19 Jahre, wurde in der Psychiatrie aufgrund akuter Suizidalität auf die Arzneimittel Fluoxetin und Lorazepam eingestellt. Erläutern Sie den Sinn dieser Wirkstoffkombination.

Musterlösung:

In den ersten Therapiewochen ist aufgrund der antriebssteigernden Wirkung von Fluoxetin (selektiver Serotonin-Wiederaufnahme-Hemmer, SSRI) die Suizidgefahr erhöht. Zur Dämpfung des gesteigerten Antriebs nimmt der Patient zusätzlich das Benzodiazepin Lorazepam ein. Sobald die gewünschte stimmungsaufhellende Wirkung des Fluoxetins einsetzt, wird Lorazepam wieder abgesetzt.

**Eventuelle personenbezogene Daten fiktiv, Fallbeispiel frei erfunden.*

3.2 Angst- und Panikstörungen

Definition

Angst

Angst ist ein **affektiver** Zustand, in dem Betroffene eine **Gefahr** oder **Bedrohung** für sich wahrnehmen. Die Angstgefühle können aus einer Umweltsituation oder intrapsychischen Auslösungen der Betroffenen resultieren.

Das Gefühl der Angst entsteht natürlicherweise als **Reaktion** auf eine Bedrohung oder Gefahr (▶ **Abb. 3.9**). Angst schärft die Sinne, steigert die Aufmerksamkeit und mobilisiert körperliche Kräfte. Angst schützt uns davor Dinge zu tun, die gefährlich sind. Sie treibt uns aber auch an, entweder zur Flucht oder zum Kampf. Aus evolutionärer Sicht betrachtet, verbessert **Angst** die **Chance**, gefährliche Situationen **zu überleben**.

Angst wird zum Krankheitssymptom, wenn sie **ohne** Grund entsteht bzw. durch objektiv ungefährliche Lebewesen, Gegenstände oder Situationen ausgelöst wird. Man spricht dann von einer Angststörung bzw. Angsterkrankung. Der Leidensdruck der

Abb. 3.9 Angst.

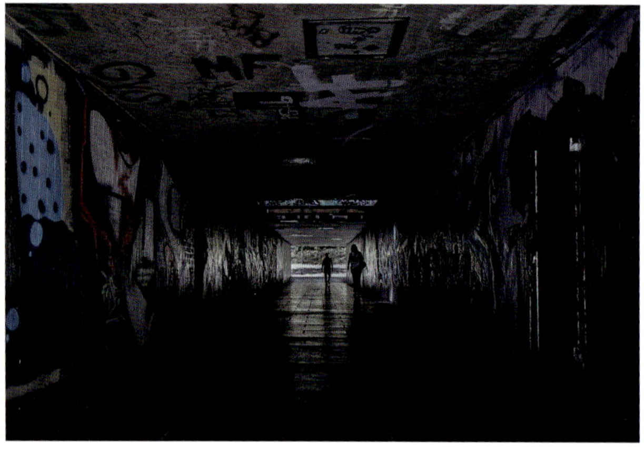

Angstgefühle entstehen, wenn Betroffene sich gefährdet oder bedroht fühlen. Quelle: © K. Oborny/Thieme

Patienten ist sehr hoch und beeinträchtigt das soziale Leben und die Arbeitsfähigkeit. Angsterkrankungen treten oft im Zusammenhang mit einer Depression oder infolge von Drogenkonsum auf.

3.2.1 Pathologische Formen der Angst

Man unterscheidet **2 Formen** der pathologischen Angst:

- Angst, die durch konkrete Gegenstände oder Orte ausgelöst wird (gerichtete Angst).
- Angst, die ohne erkennbaren Grund oder Auslöser entsteht (ungerichtete Angst).

Gerichtete Angst (Phobie)

Gerichtete Ängste werden als **Phobien** bezeichnet (▶ **Abb. 3.10**). Darunter versteht man Angstreaktionen, die durch bestimmte Objekte oder Situationen entstehen, z. B. durch Spinnen, enge Räume, große Höhen oder die Gegenwart von anderen Menschen. Viele Patienten reagieren auf ihre Ängste, indem Sie die angstauslösenden Situationen meiden. In extremer Ausprägung führt dieses Vermeidungsverhalten zur sozialen Isolation und Arbeitsunfähigkeit.

Ungerichtete Angst

Ungerichtete Angst bezeichnet Angstzustände, die ohne erkennbaren Grund auftreten (▶ **Abb. 3.11**). Man unterscheidet hier wiederum 2 Formen:

- die generalisierte Angststörung
- die Panikstörung

Generalisierte Angststörung

Definition

Generalisierte Angststörung

Als generalisierte Angststörung bezeichnet man den Zustand eines **ständig** andauernden Angstgefühls. Es liegen dabei jedoch **keine** konkreten **Anlässe** vor, die die Angst objektiv begründen.

Abb. 3.10 Phobien (gerichtete Ängste).

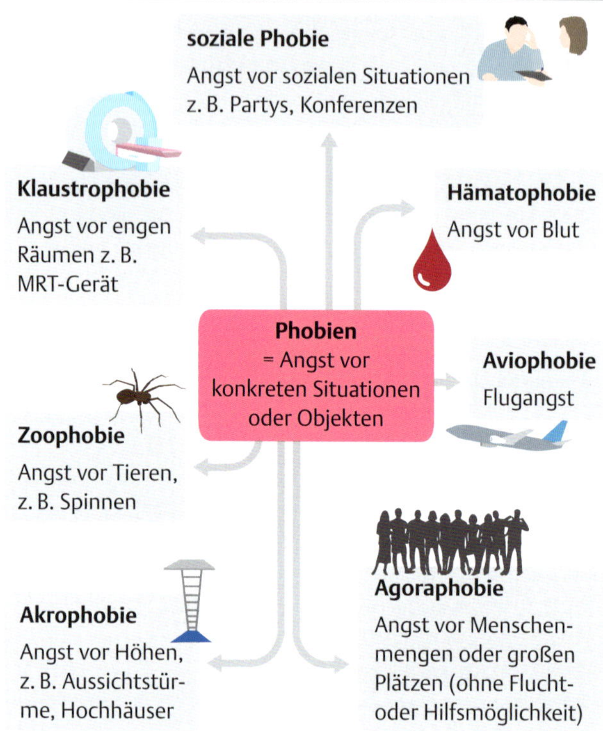

Gerichtete Ängste, die durch bestimmte Objekte oder Situationen entstehen, nennt man Phobien. Quelle: I care Krankheitslehre. 2.Aufl. Stuttgart: Thieme; 2020

Abb. 3.11 Ungerichtete Angst.

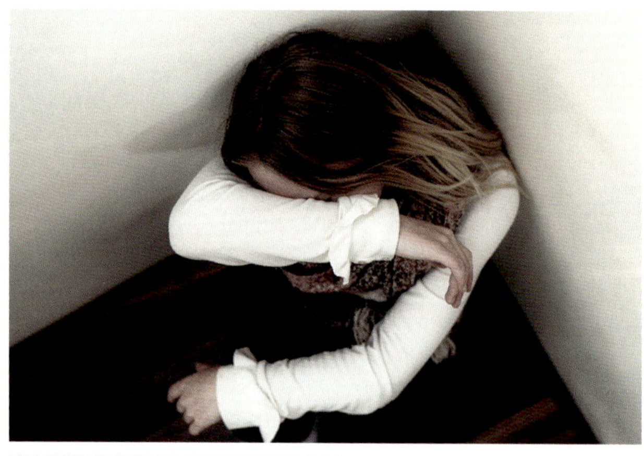

Angstzustände, die ohne einen erkennbaren Grund entstehen, bezeichnet man als ungerichtete Angst. (nachgestellte Situation) Quelle: ©K. Oborny/Thieme

Patienten neigen allgemein dazu, sich ständig davor zu fürchten, dass ein schlimmes Ereignis eintreten wird. Sie fürchten beispielsweise, dass sie selbst oder eine ihnen nahestehende Person unheilbar erkranken oder bei einem Unfall zu Schaden kommen werden. Es herrscht permanent ein **diffuses** Gefühl der Bedrohung und Unsicherheit vor, dass etwas Schlimmes passieren könnte. Patienten leben infolge dieser Angst in **ständiger** Anspannung, reagieren schreckhaft und werden von **vegetativen Störungen** geplagt, wie beispielsweise:

- Kopfschmerzen
- Schlafstörungen
- beschleunigtem Puls
- vermehrtem Schwitzen
- Verdauungsbeschwerden (Übelkeit, Durchfall, Blähungen)

Panikattacke

Definition

Panikattacke

Unter einer Panikattacke versteht man einen **unerwarteten** und **plötzlich** auftretenden, schweren Zustand von **Angst** (Angstanfall). Im Gegensatz zur generalisierten Angststörung überfällt die Panikattacke den Patienten plötzlich „wie aus heiterem Himmel" in völlig unvorhersehbaren Situationen und **ohne** erkennbaren Auslöser.

Eine Panikattacke kann an jedem Ort und zu jeder Tageszeit geschehen. Die Betroffenen können **nicht** erklären, **woher** ihre Angst kommt. Die **Dauer** einer Panikattacke ist oft kurz (ca. 10–30 Minuten). Innerhalb von **10 Minuten** erreicht sie oft ihren Höhepunkt und bildet sich in den darauffolgenden Stunden langsam zurück. Es können jedoch auch Panikattacken auftreten, die über **mehrere Tage** anhalten und in ihrer Intensität **wellenförmig** zu- und abnehmen.

Akute Angstzustände, die auf dem Boden einer Phobie entstehen, können sich ebenfalls zu einer Panikattacke steigern. Man unterscheidet daher Phobien mit und ohne Panikattacken.

Panikattacken treten oft zusammen mit Agoraphobie auf. Die Agoraphobie ist eine Angst vor Orten mit vielen Menschen bzw. Menschen auf engem Raum, z. B. in öffentlichen Verkehrsmitteln, Geschäften oder Fahrstühlen.

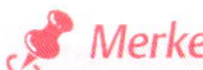
Merke

Charakteristische Merkmale einer Panikattacke

- Typisch ist ein plötzlicher und unerwarteter Beginn.
- Es entsteht eine hohe Intensität des Angstgefühls.
- Ein objektiver Grund oder der Auslöser der Angst ist nicht erkennbar.
- Alle körperlichen Reaktionen der Angst treten *gleichzeitig* auf, z. B. Atemnot, Herzrasen, Herzschmerzen, Schweißausbrüche, Zittern, Übelkeit, Durchfall, Hyperventilationssyndrom.
- Es kommt das Gefühl auf, die Kontrolle zu verlieren, plötzlich tot zu sein, ohnmächtig zu werden, einen Herzinfarkt oder Schlaganfall zu erleiden oder wahnsinnig zu werden.
- Die Symptome sind kaum kontrollierbar, Anweisungen von Helfern kann nur mit Mühe Folge geleistet werden.
- Meist erreicht die Panikattacke ihren Höhepunkt innerhalb von 10–30 Minuten und bildet sich in den folgenden Stunden langsam zurück; auch über Tage andauernde (wellenförmig auftretende) Panikattacken sind möglich.

Erwartungsangst

Angst vor der Angst. Panikattacken sind aus rein organisch-medizinischer Sicht nicht lebensgefährlich. Da sie jedoch einen starken Leidensdruck verursachen und zu jeder Zeit und an jedem Ort auftreten können, entwickeln die Patienten eine **Angst** davor, in einer **fremden Umgebung**, in der sie möglicherweise ungeschützt sind, eine **Panikattacke** zu erleiden. Es entwickelt sich die Angst vor der Angst, die sogenannte „Erwartungsangst".

Verselbstständigung. Auf diese Weise verselbstständigt sich die Angst und führt dazu, dass Situationen, in denen im Notfall keine schnelle medizinische Hilfe verfügbar wäre, gemieden werden. Die Patienten fühlen sich zu Hause am sichersten und entfernen sich von ihrem vertrauten Bereich nur in einem engen Radius.

Einschränkungen. Reisen werden dadurch unmöglich, Orte mit größeren Menschenansammlungen (z. B. Konzerte, Supermärkte) können nicht mehr besucht werden. Allein der Weg zur Arbeit oder zum Einkaufen wird zu einem schier unüberwindlichen Hindernis. Die **Angst** vor der nächsten Panikattacke und das daraus resultierende Vermeidungsverhalten **schränkt** die **Handlungsmöglichkeiten** des Patienten im Alltag massiv **ein** und stellt eine starke **Belastung** für die Patienten und ihr soziales Umfeld dar.

Panikstörung

Von einer **Panikstörung** hingegen spricht man, wenn

- unerwartete Panikattacken **wiederholt** auftreten;
- Patienten durch ihre Angst vor weiteren Panikattacken eine Erwartungsangst entwickeln und
- aufgrund der Erwartungsangst bestimmte Situationen vermeiden.

3.2.2 Angst als Notfall

Angst entwickelt sich zum Notfall, wenn Patienten binnen weniger Minuten von einem **heftigen** Gefühl der **Angst** (Angstanfall) übermannt werden und **nicht** mehr **handlungsfähig** sind.

Notfallursachen

Der Notfall tritt als **Panikattacke** auf, im Kontext einer

- unerwarteten Panikattacke – **wiederholt** auftretend – im Rahmen einer **Panikstörung** oder
- **Angstreaktion**, die zunächst durch eine **Phobie** ausgelöst wird und sich weiter zu einer Panikattacke steigert.

Körperliche Reaktionen

Atemnot, Herzrasen, Herzschmerzen, Schweißausbruch, Zittern, Übelkeit und Todesangst: Eine Panikattacke imponiert durch eine **starke** körperliche Reaktion und ist in ihrer Symptomatik von körperlich-organischen Notfällen **kaum** zu **unterscheiden**.

! Cave

Egal ob bei Panikattacke oder organischem Notfall: Heilpraktiker (HP, HPP) sollten immer den Notarzt rufen!

In der Praxis ist es auf den ersten Blick schwierig zu erkennen, ob die stechenden Schmerzen im Brustkorb des Patienten Folge einer Panikattacke sind oder als Zeichen eines drohenden Herzinfarkts gewertet werden müssen. Wenn die **Symptomatik** auf ein gefährliches Ereignis hinweist, muss der **Notarzt** gerufen werden und ggfs. Maßnahmen der **Ersten Hilfe** durchgeführt werden.

Auslöser organische Erkrankung

Zu den organischen Krankheiten, die **intensive Angst** auslösen, gehören beispielsweise:

- Cushing-Syndrom
- Phäochromozytom
- Hyperparathyreoidismus
- Herzerkrankungen (KHK, Herzinsuffizienz, Myokardinfarkt, Rhythmusstörungen)
- Schilddrüsenfunktionsstörungen (sowohl Hyperthyreose als auch Hypothyreose)
- Blutzuckerentgleisungen (sowohl Hyperglykämie als auch Hypoglykämie)
- hirnorganische Erkrankungen: zerebrale Anfallsleiden, Multiple Sklerose, Demenz, Morbus Parkinson, Chorea Huntington
- chronische Atemwegserkrankungen: Asthma, COPD

Erste-Hilfe-Maßnahmen

Patienten sollten beim Auftreten einer Panikattacke im Rahmen der Erste-Hilfe-Maßnahmen bis zum Eintreffen des Notarztes **überwacht** werden. Dabei sind Wachheit bzw. Ansprechbarkeit, Atmung, Puls und Blutdruck zu kontrollieren.

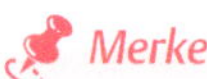

Merke

Organische Ursachen für Angst beachten

Bei unklarer Genese akuter Angstzustände mit starker körperlicher Reaktion ist es ratsam, zunächst den Notarzt zu rufen. Angstzustände sollten psychotherapeutisch erst dann behandelt werden, wenn *organische Ursachen* für die Notfallsituation *ausgeschlossen* werden konnten.

3.2.3 Maßnahmen bei einer Panikattacke

Patienten beistehen

Ist eine Panikstörung beim Patienten bereits bekannt und können somatische Ursachen ausgeschlossen werden, sollten Patienten bei Auftreten einer Panikattacke mit **Worten** beruhigt werden. Für Patienten ist es wichtig, während der Panikattacke **nicht allein** zu sein. Innerhalb von 10 Minuten erreicht die Panikattacke in der Regel ihren Höhepunkt und klingt anschließend langsam wieder ab. Es ist daher ratsam, dieses **Zeitfenster** zunächst **abzuwarten** und zu beobachten, ob sich die Angstsymptomatik von allein wieder zurückbildet.

Patienten ablenken

Als weitere Maßnahmen eignen sich alle, die von der Angst ablenken, z. B.:

- In kleinen Schlucken Wasser trinken.
- Sich auf eine langsame Atmung konzentrieren.
- Die Muskulatur bewusst anspannen, z. B. Fäuste ballen.
- Reize setzen, z. B. Abkühlung mit kaltem Wasser oder an einem Fläschchen mit Pfefferminzöl riechen.
- Gezielte Steuerung der Gedanken, d. h. sich aktiv bewusst machen, dass keine Lebensgefahr besteht.

Symptom: Hyperventilation

Hyperventilieren Patienten, kann sich die Angst noch verstärken. In diesem Fall hilft es, wenn die Betroffenen in eine Papiertüte ein- und ausatmen.

Suizidabsichten abklären

Zu beachten ist, dass Angsterkrankungen mit einer **erhöhten** Suizidgefahr einhergehen. Daher müssen Patienten mit einer Panikstörung nach Suizidabsichten befragt werden. Auch aus diesem Grund sollten sie während einer Panikattacke nicht allein (S. 70) gelassen werden.

Notarzt rufen

Erleiden Patienten eine akute Panikattacke mit körperlichen vegetativen Symptomen, sollten **HPP sofort** den Notarzt rufen, da sie **keine** körperlichen Untersuchungen durchführen dürfen (s. o.). Bis zum Eintreffen des Notarztes ist bei Bedarf Erste Hilfe zu leisten.

HP dürfen körperliche Untersuchungen durchführen, jedoch ist es ebenso geboten, zügig den Notarztalarm abzusetzen, wenn die Panikattacke nach ein paar Minuten nicht abklingt. Denn medikamentöse Interventionen, die bei Panikattacken notwendig sind, dürfen HP **nicht** durchführen, da es sich um **verschreibungspflichtige** Medikamente handelt.

3.2.4 Medikamentöse Intervention (Notarzt/Klinik)

Patienten, die eine Panikattacke oder eine akute intensive Angstreaktion erleiden, werden von Notärzten und Ärzten in einer Fachklinik während der **Panikattacke** mit Benzodiazepinen (S. 40) (Lorazepam, Diazepam) behandelt, die eine angstlösende und sedierende Wirkung haben (Kap. 1.4.4).

Transferbeispiel

Fallbeispiel Panikattacke: „Beten Sie für mich, dass ich das jetzt überlebe!"*

Fallkonstellation

Ein junger Mann, 23 Jahre, kommt wegen seiner Prüfungsangst zu Ihnen in die Praxis. Er nimmt im Behandlungszimmer Platz, muss aber noch 5 Minuten warten, bis Sie für ihn Zeit haben. In dieser kurzen Phase wird der junge Mann plötzlich unruhig, rutscht auf seinem Stuhl hin und her und beginnt sich am Kopf zu kratzen. Er schüttelt mehrmals ruckartig den Kopf, als müsse er eine Fliege abwehren. Sie kommen hinzu und fragen ihn, warum er den Kopf so schüttele. Er antwortet: „Ich habe Angst, dass ich gleich nicht mehr da bin. Ich muss mich wachhalten. Wenn ich den Kopf schüttle, weiß ich, dass ich noch lebe." Seine Atmung geht schnell, die Hände sind schweißnass und er zittert. Er greift nach Ihrem Unterarm und sagt: „Beten Sie für mich, dass ich das jetzt überlebe." Auf Ihre Frage hin, ob etwas vorgefallen sei, beispielsweise ein Unfall oder ein anderes belastendes Ereignis, schüttelt er verneinend den Kopf.

Diagnostische Einordnung

Der Patient ist Ihnen bereits aus vergangenen Sitzungen bekannt und Sie wissen, dass er aus rein organischer Sicht gesund ist. Aufgrund seines Alters ist das Risiko für das Vorliegen einer bisher unerkannten Krankheit gering. Sie stellen anhand der Symptomatik und der Äußerungen des Patienten die vorläufige Diagnose „akute Panikattacke".

Maßnahmen/Interventionen

Sie bleiben die ganze Zeit über beim Patienten und beruhigen ihn mit Worten: „Ich bleibe bei Ihnen. Hier sind Sie sicher." Zur Ablenkung bieten Sie dem Patienten ein Glas kaltes Mineralwasser an und bitten ihn, sich auf die Atmung zu konzentrieren. Da noch unklar ist, ob Suizidgefahr vorliegt, müssen Sie diesen Aspekt vorsichtig erfragen.

**Eventuelle personenbezogene Daten fiktiv, Fallbeispiel frei erfunden.*

Fazit – Das müssen Sie wissen

Angst als Notfall: Panikattacke oder intensive Angstreaktion

Pathologische **Formen** der Angst sind: die Phobie, die generalisierte Angststörung und die Panikstörung. Angsterkrankungen schränken das Sozialleben und die Arbeitsfähigkeit des Patienten stark ein.

Angst wird zum psychiatrischen Notfall, wenn eine **Panikattacke** auftritt. Charakteristische **Merkmale** einer Panikattacke sind:

- Der Beginn ist plötzlich und unerwartet.
- Das Angstgefühl hat eine hohe Intensität.
- Auslöser und Ursache sind nicht erkennbar.
- Alle körperlichen Reaktionen der Angst kommen gleichzeitig.
- Das aufkommende Gefühl, die Kontrolle zu verlieren, plötzlich tot zu sein, ohnmächtig zu werden.
- Die Symptome sind nicht kontrollierbar.

Eine Panikattacke erreicht in der Regel 10 Minuten nach Beginn ihren Höhepunkt und bildet sich anschließend rasch zurück. Sie dauert häufig ca. **10–30 Minuten**, manchmal mehrere Stunden an. Sie kann jedoch auch **mehrere Tage** andauern und im wellenförmigen Rhythmus auftreten. **Organische Ursachen** für Panikattacken müssen ärztlich **ausgeschlossen** werden; im Zweifel muss der Notarzt gerufen werden.

Angsterkrankungen stehen im Zusammenhang mit einer **erhöhten** Suizidgefahr. Patienten dürfen während einer Panikattacke **nicht allein** gelassen werden.

Können organische Ursachen ausgeschlossen werden, sollten bei einer Panikattacke Maßnahmen zur Beruhigung und zur Ablenkung von der Angst getroffen werden.

3.2.5 Vertiefungsfragen „Angst- und Panikstörungen"

Vertiefungsfragen

Frage1

Wie kann sich das Gefühl der Angst zu einem psychiatrischen Notfall intensivieren?

Musterlösung:

Ein durch Angst bedingter psychiatrischer Notfall ist gegeben, wenn sich die Angstreaktion als Panikattacke zeigt, die entweder plötzlich und unvorhersehbar entsteht oder sich aus einer Phobie heraus zum Notfall entwickelt.

Frage 2

Nennen Sie die typischen Merkmale einer Panikattacke.

Musterlösung:

Prägend für eine Panikattacke sind folgende Merkmale:

- *Ein plötzlicher und unerwarteter Beginn.*
- *Das Angstgefühl hat eine hohe Intensität.*
- *Es gibt keinen objektiv erkennbaren der Auslöser der Angst.*
- *Alle körperlichen Reaktionen der Angst treten gleichzeitig in Erscheinung, sodass ein Gefühl entsteht, die Kontrolle zu verlieren, plötzlich tot zu sein oder ohnmächtig zu werden.*
- *Die Angst ist kaum kontrollierbar.*
- *Anweisungen von Helfern kann nur mit Mühe Folge geleistet werden.*
- *Die Panikattacke erreicht ihren Höhepunkt meist innerhalb von 10 Minuten und bildet sich in den folgenden Stunden langsam zurück.*

Frage 3

Welche *körperlichen* Erkrankungen kommen als Ursache für panikartige Angstzustände infrage? Nennen Sie mindestens 3 Beispiele.

Musterlösung:

Folgende körperliche Erkrankungen können intensive Angstreaktionen auslösen, die zu einem Notfall werden können:

- *Herzerkrankungen*
- *Schilddrüsenfunktionsstörungen*
- *Phäochromozytom*
- *Hyperparathyreoidismus*
- *Cushing-Syndrom*
- *Blutzuckerentgleisungen*
- *hirnorganische Erkrankungen*
- *chronische Atemwegserkrankungen*

Frage 4*

Eine Patientin, 47 Jahre, stellt sich bei Ihnen vor. Sie leidet unter anfallsweise auftretenden Angstzuständen. Sie fürchtet, plötzlich tot zu sein. In dieser Situation bekommt die Patientin schlecht Luft und spürt ein Gefühl der Enge in der Brust. Diese Symptome verstärken wiederum ihre Angst. In den vergangenen 4 Wochen war sie aufgrund dieser Beschwerden bereits 4-mal mit dem Rettungswagen ins Krankenhaus gebracht worden. Jedes Mal ging es ihr bereits beim Eintreffen in der Klinik wieder besser. Eine organische Ursache der Symptome konnte trotz umfangreicher Diagnostik *nicht* festgestellt werden. Im Moment ist sie beschwerdefrei.
Sie sagt: „Wenn ich wieder so einen Anfall habe, gehe ich nicht mehr ins Krankenhaus. Die halten mich doch schon für bekloppt." Was empfehlen Sie der Patienten für den Fall, dass sie wieder so einen Anfall erleidet?

Musterlösung:

Die Symptome und das Fehlen einer organischen Ursache deuten darauf hin, dass die Patientin an wiederkehrenden Panikattacken leidet. In der akuten Angstsituation soll die Patientin Maßnahmen der Ablenkung ergreifen, z. B. sich auf die Atmung fokussieren, das Gesicht mit kaltem Wasser erfrischen, an Pfefferminzöl riechen, in kleinen Schlucken Wasser trinken, bewusst die Muskulatur anspannen und die Gedanken aktiv steuern. Sie betonen, dass es wichtig ist, dass die Patientin während der Panikattacke nicht allein ist.
Auf lange Sicht besteht die Gefahr, dass sich die Angst verselbstständigt und die Patientin eine Erwartungsangst entwickelt. Sie raten ihr daher dringend zu einer Psychotherapie. Ärztlicherseits sollte geprüft werden, ob die Verordnung von Psychopharmaka notwendig ist.

*Eventuelle personenbezogene Daten fiktiv, Fallbeispiel frei erfunden.

3.3 Akute Psychosen bei paranoid-halluzinatorischen Symptomen

3.3.1 Begriff Psychose

Definition

Psychose

Psychotische Zustände sind maßgeblich geprägt von **Wahnvorstellungen** und **Halluzinationen** der Betroffenen, die ihre Sinneseindrücke als Realität wahrnehmen und einordnen.
Die **Wahrnehmung** der Umwelt und das Erleben der eigenen Person sind tiefgreifend **verändert**. Für Außenstehende wirken die Gedanken der Patienten bizarr und irritierend. Sie haben wenig oder gar keinen Bezug zur Realität.

Perspektive Betroffene. Die Betroffenen haben eine Perspektive auf ihre Probleme, die sich fundamental von der objektiv-psychiatrischen Sicht unterscheidet: Es ist die Welt um sie herum, die sich verändert, sich **selbst** betrachteten sie als **normal**. Die vermeintlichen Veränderungen, die Patienten wahrnehmen, wirken auf sie bedrohlich und erzeugen Angst, Misstrauen und Aggression. Infolgedessen kommt es zu Gewalt oder zu Unfällen.

Akute Psychose. In einer akuten Psychose lassen sich Patienten **nicht** durch Argumente von ihren Überzeugungen **abbringen**. Objektive Gegebenheiten werden stets passend in die eigene, wahnhafte Sichtweise eingefügt.

Unscharfer Begriff. Der Begriff „Psychose" ist unscharf und wird für **verschiedene** Formen von psychotischen **Störungsbildern** verwendet. Je nach der Ursache unterscheidet man primäre und sekundäre Formen der Psychose.

Primäre Psychose. Ist ein psychotischer Zustand **nicht** auf eine körperlich-organische Ursache zurückzuführen, spricht man von einer „primären Psychose" (früher: endogene Psychose). Die psychotische Wesensveränderung stellt sich in diesen Fällen in der Regel nicht plötzlich ein, sondern **entwickelt** sich über **Monate bis Jahre**. Die Patienten sind trotz ihrer wahnhaften Zustände und Halluzinationen in der Regel bei klarem Bewusstsein und räumlich und zeitlich orientiert.

Sekundäre Psychose. Als „sekundäre Psychose" (früher: exogene Psychose) bezeichnet man eine Psychose, die durch eine **organische Funktionsstörung** ausgelöst wird. Als Ursachen kommen in erster Linie hirnorganische Erkrankungen (z. B. Tumoren, Entzündungen), Störungen des Hormonsystems oder Drogenkonsum infrage.

Im Gegensatz zu den primären Psychosen **entwickeln** sich organisch bedingte Psychosen **rasch** und können mit Bewusstseinstrübungen einhergehen. Mit der Beseitigung der körperlichen Ursache bildet sich die Psychose meist wieder zurück (Kap. 3.7).

Drogeninduzierte Psychosen. Drogeninduzierte Psychosen können **lange** bestehen bleiben, in ungünstigen Fällen über viele Tage bis Monate. Gefürchtet sind **wiederkehrende** Drogenwirkungen, sogenannte Flashbacks, die nach Abklingen des Rausches zu einem späteren Zeitpunkt unvermittelt wieder auftreten können.

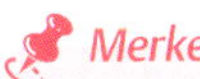

Merke

Immer organische Ursachen im Blick behalten!

Denken Sie immer daran, dass ein akut psychotisches Geschehen eine organische Ursache haben kann, beispielsweise:

- Erkrankungen des Gehirns
  - Migräne
  - Epilepsie
  - Hirntumoren
  - Schlaganfälle
  - Entzündungen
  - Verletzungen des Gehirns durch äußere Gewalt
- Schilddrüsenfunktionsstörungen
- Infektionen (z. B. Borreliose, Syphilis, Tollwut)
- Hypoglykämie
- Flüssigkeitsmangel
- Drogenentzug („kalter Entzug", z. B. akutes Alkoholentzugsdelir)
- akute Intoxikationen mit Rauschdrogen (v. a. LSD, Kokain, aber auch Alkohol)
- unerwünschte Arzneimittelwirkungen (z. B. Parkinson-Mittel, bestimmte Antibiotika, hochdosiertes Kortison in systemischer Anwendung, also in Tablettenform bzw. in Form einer Infusion).

Nach erfolgreicher Behandlung der zugrunde liegenden organischen Erkrankung bilden sich organisch bedingte Psychosen (sekundäre Psychosen) oft zurück.

3.3.2 Den psychotischen Notfall erkennen

Typische Symptome eines akut psychotischen Zustands sind (▶ **Abb. 3.12**):

- Störungen des Denkens und der Sprache
- Halluzinationen
- Ich-Störungen

Denkstörungen

Man unterscheidet inhaltliche und formale Denkstörungen.

Inhaltliche Denkstörungen. Störungen des inhaltlichen Denkens treten bei Psychosen in Form von **Wahnvorstellungen** auf. Die Denkinhalte beruhen auf inhaltlich falschen Annahmen (Beispiel: Der Patient hält sich für Gott) oder entstehen durch inhaltlich falsche Schlussfolgerungen (Beispiel: Der Postbote kommt täglich vorbei, weil er ein Geheimdienstagent ist und die Hausbewohner ausspioniert). Solch falsche Schlussfolgerungen nennt man eine **Wahnwahrnehmung**. Patienten entwickeln eine Wahrnehmungsebene, die **parallel** zur **Realität** verläuft. Dabei erleben sie ihre Wahrnehmung als absolut real und sind von der Richtigkeit der Wahninhalte genauso felsenfest überzeugt, wie psychisch gesunde Menschen von der Wahrnehmung der realen Welt.

Formale Denkstörungen. Neben den inhaltlichen Denkstörungen kommt es zu Störungen des formalen Denkens. Dabei ist die Denkfähigkeit gestört (▶ **Tab. 3.2**), sodass die Art und Weise, wie Patienten denken, im Hinblick auf:

- die Geschwindigkeit,
- die Ausdrucksfähigkeit,
- die logischen Zusammenhänge und
- die Folgerichtigkeit der Gedanken

verändert ist.

Abb. 3.12 Positiv- und Negativsymptome bei akut psychotischen Zuständen.

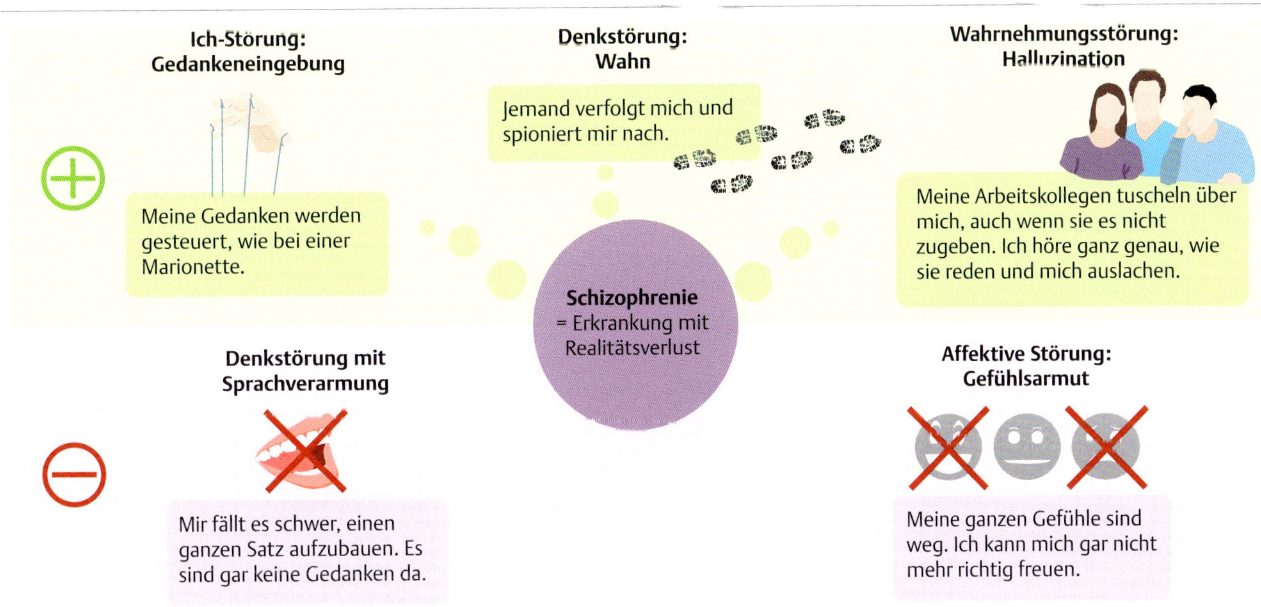

Beim Störungsbild Schizophrenie können alle typischen Symptome eines akut psychotischen Zustands auftreten. *Quelle: I care Krankheitslehre. 2. Aufl. Stuttgart: Thieme; 2020*

Tab. 3.2 Inhaltliche und formale Störungen des Denkens.

inhaltliche Denkstörungen	formale Denkstörungen
Beispiele für Wahnvorstellungen (falsche Annahmen, Schlussfolgerungen): • Verfolgungswahn (Betroffene sind überzeugt, dass sie ausspioniert, verleumdet und schikaniert werden.) • Beziehungswahn (Betroffene beziehen äußere Gegebenheiten in nicht realer Weise auf sich selbst, andere oder künftige Ereignisse.) • Größenwahn (Betroffene überschätzen ihre Kompetenzen und haben einen übersteigerten Geltungsdrang.) • religiöser Wahn (Betroffene haben religiöse Wahnvorstellungen.) • Abstammungswahn (Betroffene sind überzeugt, dass sie von einer berühmten Persönlichkeit abstammen.)	**Beispiele für formale Denkstörungen:** • Gedankenabbruch • gehemmtes Denken • umständliches Denken • verlangsamtes Denken • beschleunigtes Denken (Ideenflucht, sprunghaftes Denken) • fehlende Zusammenhänge der Gedanken („Zerfahrenheit") • Einengung der Gedanken auf wenige Inhalte • Gedankenschleifen/-kreisen (Patienten können sich von einem Gedanken nicht lösen und kommen immer wieder auf ihn zurück, auch wenn er nicht mehr zur ursprünglich auslösenden Situation passt.)

Sprachstörungen

Eng verbunden mit einem gestörten Denken sind Störungen der Sprache. Patienten verwenden Wörter in einem falschen Zusammenhang oder erfinden Begriffe neu (Wortneubildungen). Der **Satzaufbau** kann grammatikalisch deutlich verändert sein. Die **Ausdrucksweise** wirkt insgesamt umständlich bzw. gekünstelt. Die **Sprechgeschwindigkeit** kann beschleunigt oder verlangsamt sein.

Halluzinationen

Halluzinationen sind Sinneseindrücke, die **ohne** eine physikalische Reizquelle bzw. einen **Sinneseindruck** von Patienten wahrgenommen werden. Eine halluzinatorische Wahrnehmung kann für jedes Sinnesgebiet auftreten, d. h., in Form von akustischen, optischen (▶ **Abb. 3.13**), gustatorischen, olfaktorischen, haptischen bzw. zönästhetischen Wahrnehmungserlebnissen.

Bei Psychosen treten häufig akustische Halluzinationen auf. Patienten hören Stimmen, die ihnen Befehle erteilen, sie beschimpfen oder zu Taten drängen. Das Sehen von Personen oder Bildern kommen ebenso vor, wie das Gefühl, berührt zu werden, sog. Leibeshalluzinationen.

Abb. 3.13 Optische Halluzinationen.

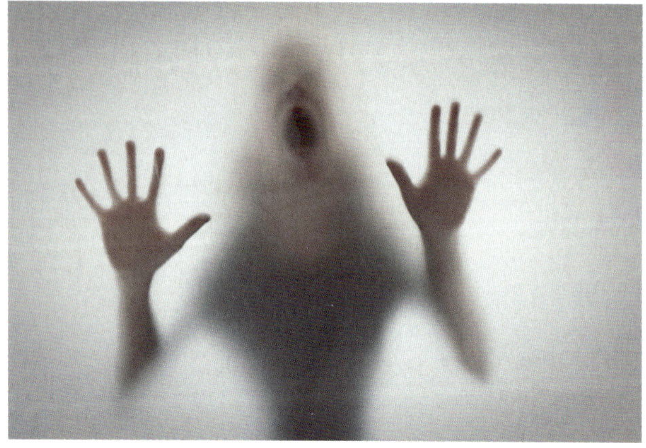

Bei Psychosen können verschiedene Arten von Halluzinationen auftreten, z. B. das Sehen von Bildern oder Menschen. *Quelle: © K. Oborny/Thieme*

Ich-Störungen

Patienten haben das Gefühl, ihr eigenes Ich zu verlieren.

- Sie erleben sich selbst und ihre Handlungen als **nicht zu** sich **gehörig** (Fremdbeeinflussungserlebnisse).
- Es entsteht bei Patienten der Eindruck, von **fremden Mächten** verfolgt und kontrolliert zu werden (Willensbeeinflussung).
- Häufig berichten Patienten davon, dass jemand von außen auf ihre **Gedanken zugreift**, sie entwendet (Gedankenentzug) oder
- fremde Gedanken in ihren Kopf **einpflanzt** (▶ **Abb. 3.14** Gedankeneingebung).
- Patienten sind sich unbeirrbar sicher, dass Außenstehende in ihrer Umgebung, z. B. eine Vorgesetzte, die eigenen Gedanken hören oder lesen können (▶ **Abb. 3.15** Gedankenausbreitung bzw. Gedankenlautwerden).

Das Gefühl, schutzlos dieser Einflussname ausgesetzt zu sein, erzeugt Angst. Die Patienten begegnen ihrer Umwelt daher mit Misstrauen.

Abb. 3.14 Gedankeneingebung.

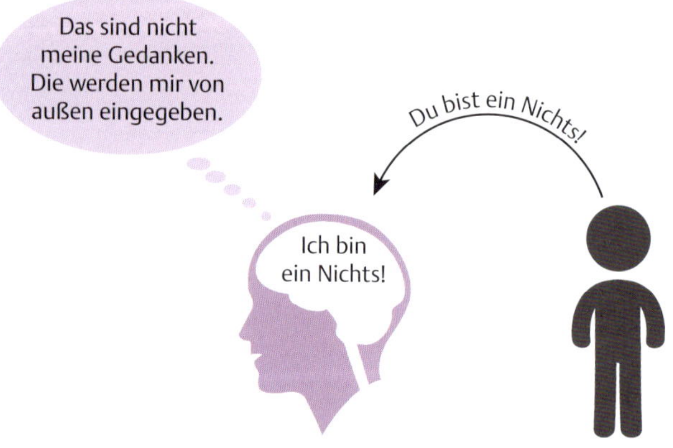

Gedankeneingebung: Psychotische Patienten sind davon überzeugt, dass ihnen Gedanken von außen eingegeben werden. *Quelle: © E. Stangler-Alpers/Thieme*

Abb. 3.15 Gedankenausbreitung bzw. Gedankenlautwerden.

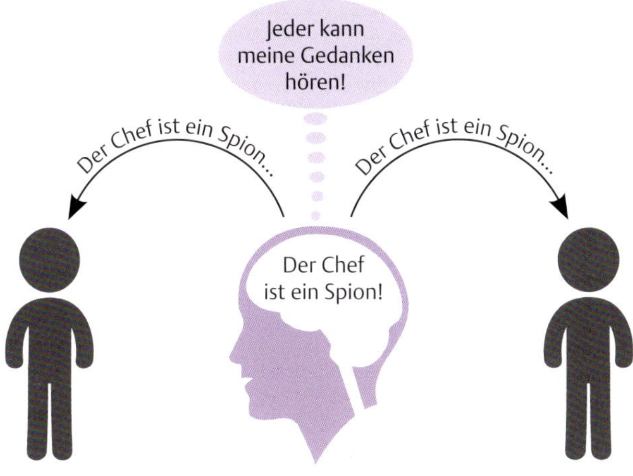

Gedankenausbreitung bzw. Gedankenlautwerden: Psychotische Patienten sind davon überzeugt, dass ihre Umgebung ihre Gedanken lesen bzw. hören kann. *Quelle: © E. Stangler-Alpers/Thieme*

Weitere Symptome

Im akuten psychotischen Geschehen sind Patienten **psychomotorisch** stark **erregt**.

Es treten bisweilen auch **katatone** Symptome auf (katatone Schizophrenie) (siehe auch Kap. 3.8). Dem Patienten fehlt die Einsicht in seinen krankhaften Zustand. Er ist unverrückbar und zweifelsfrei von der Richtigkeit seiner Sichtweise überzeugt.

Zusatzinfo

Spezialfall: drogeninduzierte Psychosen

Drogen, die hauptsächlich Halluzinationen und Wahn verursachen (z. B. LSD, Fliegenpilz, magic mushrooms, Mescalin) sind in ihrer Wirkung **schwer** kalkulierbar. Dies liegt daran, dass es große Unterschiede hinsichtlich der Qualität der Drogen (Wirkstoffgehalt, Reinheit) und der individuellen Empfindlichkeit der Konsumenten gibt.

Bei den meisten Konsumenten lässt die berauschende Wirkung nach ein paar Stunden nach. In Einzelfällen hält die Wirkung jedoch über viele Monate an, was schwerwiegende Folgen für die Schul- und Berufsausbildung hat und sich letztlich im Lebenslauf niederschlägt (siehe Patient im Fallbeispiel 2 (S. 83)).

Gefährlich sind sogenannte „Flashbacks“: Die akute psychotrope Wirkung einer Droge klingt zunächst ab, kommt jedoch zu einem späteren Zeitpunkt (nach Tagen oder Wochen) **unerwartet** wieder. Konsumenten erleben Halluzinationen und Wahnzustände **plötzlich** und ohne Vorankündigung in **hoher** Intensität (Patienten „schieben einen Film“).

Flashbacks können schwere Angstzustände und Panikreaktionen („Horrortrips“, „Bad Trips“) auslösen. Die Folgen sind katastrophal, wenn Flashbacks beim Lenken eines Autos oder beim Bedienen von Werkzeugen auftreten. In dieser Notlage besteht eine hohe Unfallgefahr. Darüber hinaus ist die **Suizidgefahr** erhöht.

3.3.3 Maßnahmen bei einem psychotischen Notfall

Patientenreaktion: Flucht oder Angriff

Im Zustand der akuten Psychose sind Halluzinationen und Wahnvorstellungen für Patienten absolut **real**. Sie lösen in ihm heftige Gefühle wie Angst oder Wut aus. Durch rationale Argumente und gutes Zureden lässt sich diese Situation nicht auflösen. Die Betroffenen empfinden sich häufig von ihrem Umfeld als nicht ernst genommen oder gar abgelehnt.

In der unumstößlichen Gewissheit, verfolgt und bedroht zu werden, reagieren Patienten wie jeder andere, nicht psychotische Mensch, wenn er um sein Leben fürchtet: mit Flucht oder Angriff! Beide Optionen stellen eine unmittelbare Gefahr für den Patienten und seine Umwelt dar.

- Entscheiden sich Patienten für die **Flucht,** ist die **Unfallgefahr** groß. In Panik fliehen Patienten beispielsweise mit einem Sprung vom Balkon oder rennen Hals über Kopf auf eine stark befahrene Straße. Eine besonders dramatische Situation tritt ein, wenn Patienten den Suizid als letztmöglichen Rückzug in Betracht ziehen. Auch das Hören von Stimmen, die Patienten zum Selbstmord auffordern („Bring dich doch um!“), können dazu führen, dass Patienten tatsächlich einen Suizidversuch unternehmen.
- Entscheiden sich Patienten für den **Angriff**, so tun sie dies in der festen Überzeugung, sich auf legitime Weise gegen eine subjektiv empfundene Bedrohung zu wehren. Patienten **zerstören** möglicherweise fremdes Eigentum und **verletzen** Menschen. Ein gewaltsames Verhalten akut psychotischer Patienten kann von ihrer Umwelt nicht automatisch als psychische Erkrankung erkannt werden und provoziert schnell **Gegengewalt**.

HP/HPP: Was tun?

Richtiges Handeln in einem Notfall setzt voraus, dass man sich hinsichtlich der **inneren Verfasstheit** eines psychotischen Patienten **bewusst** ist und dies als Grundlage für alle weiteren Schritte nimmt.

Man muss sich vor Augen führen, dass

- Wahn und Halluzinationen von Patienten als **absolut real** empfunden werden;
- Patienten sich selbst meist **nicht** als krank empfinden und
- Patienten zweifelsfrei und **unverrückbar** von der Richtigkeit ihrer Wahrnehmung und Sichtweise überzeugt sind.

Ohne die medikamentöse Intervention durch die **Psychiatrie** kann an dieser Situation substanziell nichts geändert werden.

HP/HPP müssen bei jeder **akuten Psychose** ihrer Patienten den **Notarzt** rufen, weil sie

- keine Krankenhauseinweisungen vornehmen dürfen,
- keine verschreibungspflichtigen Medikamente (z. B. Antipsychotika) verordnen dürfen und
- möglicherweise selbst gefährdet sind.

Entschärfung Notsituation

HP/HPP dürfen allerdings (und sollen) wichtige Maßnahmen zur **ersten Entschärfung** einer Notfallsituation ergreifen. Dazu gehören

- die Beruhigung des Patienten,
- Vorkehrungen zum Schutz des Patienten vor einem Unfall oder Suizidversuch treffen und
- auf den Selbstschutz achten.

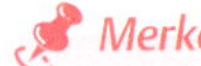

Selbstschutz und Notarzt

Selbstschutz geht vor! Es gilt, dass Sie sich und Ihre Angestellten durch einen akut psychotischen Patienten **nicht** in Gefahr bringen. Unabhängig von der möglichen Ursache ist in allen Fällen der akuten Psychose immer der **Notarzt** zu rufen.

Eine Situation kann beruhigt werden, indem man

- die **Sichtweise** des **Patienten** als gegeben akzeptiert und in der Richtigkeit nicht anzweifelt (auch wenn sie offensichtlich falsch ist), den Patienten aber auch nicht bestätigt oder bestärkt;
- auf die Wahrnehmung des Patienten eingeht und sich schildern lässt, was er gerade sieht, hört und erlebt;
- ihm erläutert, dass man ihm aus seiner Situation heraushelfen will.

Patienten können eine Anforderung des Notarztes als Maßnahme gegen ihre eigene Person werten und sich aktiv dagegen wehren. Es ist daher wichtig, den Patienten die Schritte des Vorgehens zu erläutern. Entsteht der Eindruck, dass über den eigenen Kopf hinweg entschieden wird, würde dies Patienten in ihrer wahnhaften Sichtweise bestärken und die Zusammenarbeit erschweren. Ziel ist es, dass Patienten möglichst freiwillig den Vorschlägen von HP/HPP folgen.

3.3.4 Medikamentöse Intervention (Notarzt/Klinik)

Akut psychotische Patienten werden von Notärzten und Ärzten in einer Fachklinik – je nach Symptomatik – folgendermaßen behandelt:

- Mittel der Wahl bei akuten Psychosen sind **Antipsychotika** (siehe Kap. 1.4.3). Sehr häufig kommt in der ersten Phase der Behandlung Haloperidol zum Einsatz. Dieser Wirkstoff gehört zu den Vertretern der alten Generation und ist besonders wirksam gegen Wahn und Halluzinationen. Haloperidol besitzt zusätzlich sedierende und vegetativ dämpfende Eigenschaften.
- Im Verlauf der weiteren Therapie erfolgt dann die Umstellung auf einen Wirkstoff aus der Gruppe der **moderneren Antipsychotika**, z. B. auf Olanzapin, Risperidon oder Aripiprazol.
- Bei sehr starken Erregungszuständen, wie bei einem akut psychotischen Notfall, werden **Antipsychotika** mit **Benzodiazepinen** kombiniert (S. 41).

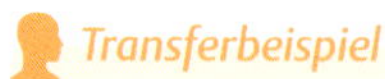

Fallbeispiel 1: junger Mann mit akuter Psychose*

Fallkonstellation

Ein junger Mann, 20 Jahre, kommt zu Ihnen in die Praxis. Der Patient ist sehr aufgeregt und sagt: „Man muss doch allen zeigen, was da vor sich geht." Er berichtet, dass er ständig beim Denken gestört wird. Aber das sei ja auch die Absicht von den Leuten, die ihn beobachten. Dem jungen Mann fällt es sichtlich schwer, die gesprochenen Sätze zu Ende zu bringen. Er bittet Sie um Papier und Stift, um aufzuschreiben, was er mündlich nicht ausdrücken kann oder will. Beim Schreiben, so sagt er in flüsterndem Ton, können „die" ihm nicht dazwischenfunken und seine Gedanken bleiben bei ihm. Überhaupt schreibe er jetzt alles auf, denn so könne niemand mithören, was er sagt. Mit dem Stift zeichnet er Kreise und Dreiecke, schreibt Abkürzungen und Namen von Politikern und Ländern in die Formen und verbindet einige Symbole mit Pfeilen. Unter die Zeichnung schreibt er den Satz „Erkenntnis entsteht nur durch Handeln, nicht durch …". Der Satz bleibt unvollendet. Auf Ihre Frage, wer „die" seien, antwortet er, dass er es nicht so genau wisse. Er sei sich aber sicher, dass „sie" immer da seien, und das mache ihm wirklich große Angst. Er steht auf und sieht vorsichtig durch das Fenster auf die Straße.
Der junge Mann ist Auszubildender im zweiten Lehrjahr. Er ist kürzlich im Streit mit seinen Eltern von zu Hause ausgezogen und lebt jetzt allein in einer Zweizimmerwohnung. Dreimal in der Woche jobbt er nachts an einer Tankstelle. Manchmal macht er aber auch die Nächte durch und spielt stundenlang auf der Spielekonsole. Seine Leistungen in der Berufsschule und im Betrieb haben sich stark verschlechtert. Die Weiterführung der Ausbildung ist gefährdet. Auf die Frage, ob er Drogen konsumiert, gibt er an, hin und wieder „Gras" zu rauchen.

Diagnostische Einordnung

Der Patient zeigt eine Reihe psychotischer Symptome.

- Inhaltliche Denkstörungen:
  - Der Gedanke, abgehört zu werden,
  - Gefühl, unter ständiger Beobachtung zu stehen.
- Formale Denkstörung und Sprachstörungen:
  - Abriss gesprochener als auch geschriebener Sätze,
  - Zerfahrenheit der Gedanken.
- Ich-Störungen:
  - Von außen im Denkprozess absichtlich und systematisch gestört zu werden,
  - Entwendung von Gedanken: „… seine Gedanken bleiben bei ihm".

Maßnahmen/Interventionen

Es ist davon auszugehen, dass der Patient unbeirrbar auf seiner Sichtweise beharrt: „Ich weiß genau, dass die immer da sind." Der Patient äußert große Angst. Es besteht die Gefahr, dass er beim Versuch, vor der vermeintlichen Gefahr zu fliehen, sich selbst und andere in Gefahr bringt. Es besteht erhöhte Suizidgefahr! In die Betrachtung des Falls müssen auch die aktuellen Veränderungen im Leben des Patienten einfließen. Der Konflikt mit den Eltern, Druck aus Betrieb und Berufsschule, Einsamkeit, Schlafmangel, das Fehlen von ordnenden Strukturen im Alltag, Hilflosigkeit im Umgang mit der eigenen Situation und der Gebrauch von Marihuana müssen als mögliche Auslöser der akuten Psychose berücksichtigt werden.

Grundsätzlich sprechen viele Anhaltspunkte dafür, dass eine Unterbringung in der **Psychiatrie** notwendig ist.

**Eventuelle personenbezogene Daten fiktiv, Fallbeispiel frei erfunden.*

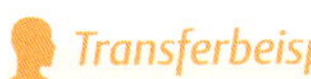
Transferbeispiel

Fallbeispiel 2: akute Psychose infolge von Rauschmittelkonsum*

Fallkonstellation

Ein Schüler des Abiturjahrgangs jobbt als Verkäufer in einem Möbelgeschäft. Er erscheint zur Arbeit mit stark geweiteten Pupillen. Sein Blick ist starr und die Augen weit geöffnet. Ein Kunde bittet ihn um Beratung beim Kauf eines Möbelstücks. Der junge Mann legt dem Kunden seine Hand auf die Schulter und sagt: „Ich bin Dein Gott!" Er zeigt mit dem Finger auf eine Stelle in der Decke des Verkaufsraumes: „Ich führe Dich zum Licht." Er fordert den Kunden auf, sich vor ihm niederzuknien und seine Sünden zu bekennen. Als sich der Kunde weigert, wird der junge Mann zornig und droht mit Gewalt. Der Filialleiter reagiert geistesgegenwärtig und ruft die Polizei, die kurz darauf eintrifft und den jungen Mann in Gewahrsam nimmt. Es folgt die Unterbringung auf der geschlossenen Station in der Psychiatrie.

Diagnostische Einordnung

Der Patient hat sowohl inhaltliche Denkstörungen (Wahnvorstellung: „Ich bin Dein Gott!") als auch Halluzinationen (er sieht ein Licht in der Decke).

Maßnahmen/Interventionen

In der Psychiatrie stellt sich heraus, dass der junge Mann die Samen der Hawaiianischen Holzrose (Argyreia nervosa) konsumiert hat. Es handelt sich um eine Droge mit psychoaktiven Inhaltsstoffen. Wahn und Halluzinationen halten bei ihm über ein halbes Jahr lang an. Er verbringt den größten Teil dieser Zeit auf der geschlossenen Station. Sein Abitur kann er erst ein Jahr später ablegen.

**Eventuelle personenbezogene Daten fiktiv, Fallbeispiel frei erfunden.*

Fazit – Das müssen Sie wissen

Akute Psychosen

- **Symptome** eines psychotischen Notfalls sind Störungen des Denkens und der Sprache, z. B.: Wahnvorstellungen, Halluzinationen, Ich-Störungen, Realitätsverlust, starke psychomotorische Erregung, fehlende Krankheitseinsicht und die unverrückbare und zweifelsfreie Gewissheit über die Richtigkeit der eigenen Sichtweise.
- Halluzinationen und Wahnvorstellungen werden von Patienten als **Realität** erlebt und lösen heftige Gefühle wie Angst oder Wut aus. Es besteht akute Gefahr für Unfälle und Gewalt!
- Psychotische Notfälle können eine **organische Ursache** haben (hirnorganisch, kardiovaskulär, hormonell) oder durch **Arzneimittel** bzw. **Drogen** provoziert werden. Halluzinogene Drogen können lange anhaltende Psychosen und Flashbacks auslösen.

Maßnahmen, die HP/HPP ergreifen sollen:

- Die **Wahrnehmung** und emotionale **Verfassung** von Patienten als gegeben **akzeptieren** und deren Richtigkeit nicht anzweifeln.
- Jedoch die Patienten in ihrer Wahrnehmung nicht bestätigen oder bestärken.
- Auf die Wahrnehmung des Patienten eingehen, dem Patienten erläutern, dass man ihm helfen will, den **Notarzt** rufen.

3.3.5 Vertiefungsfragen „Akute Psychosen"

Vertiefungsfragen

Frage 1

Zählen Sie die Symptome auf, an denen Sie eine akute Psychose erkennen.

Musterlösung:

Wahnvorstellungen und Halluzinationen (v. a. Stimmen hören), Ich-Störungen, starke psychomotorische Erregung, Katatonie, Störungen der Sprache, fehlende Krankheitseinsicht, Unkorrigierbarkeit der Wahrnehmung und Sichtweise.

Frage 2

Wie unterscheiden sich Halluzinationen von Wahnwahrnehmungen?

Musterlösung:

Bei einer Halluzination nehmen die Betroffenen etwas wahr, was nicht auf einem physikalisch nachweisbaren Reiz beruht (Wahrnehmung mit den Sinnen). Bei einer Wahnwahrnehmung liegen Sinnesreize vor, die jedoch falsch wahrgenommen und wahnhaft umgedeutet werden.

Frage 3

Welche der folgenden Faktoren können eine akute Psychose auslösen? Begründen Sie bitte jeweils Ihre Antwort in einem Satz.

a) Konsum von Kokain
b) Borreliose
c) Schlaganfall
d) Einnahme von Risperidon
e) Kortison aus dem Asthmaspray

Musterlösung:

a) Ja, die Droge Kokain kann wahnhafte Zustände hervorrufen.
b) Ja, eine Infektion des Gehirns, wie beispielsweise mit Bakterien der Gattung Borrelia (Borrelien), können eine akute Psychose auslösen.
c) Ja, Verschlüsse der Blutgefäße im Gehirn (= ischämischer Schlaganfall) können eine akute Psychose auslösen.
d) Nein, Risperidon ist ein Antipsychotikum, das langfristig verabreicht wird. Es wirkt gegen psychotisches Erleben.
e) Nein, Kortison kann nur dann eine Psychose verursachen, wenn es in hoher Dosierung systemisch, also als Tablette oder Infusion, appliziert wird. Die Anwendung von Kortison als Asthmaspray hingegen stellt eine lokale (örtliche) Anwendung in sehr geringer Dosierung in den Bronchien dar und kommt als Ursache für eine Psychose nicht infrage.

Frage 4

Welche psychotischen Symptome liegen bei den folgenden Beispielen vor?

a) Einem Patienten erscheint ein Gesicht auf einer weiß angestrichenen Hauswand.

b) Ein Patient spricht davon, dass er ein Außerirdischer vom Stern Sirius ist.

c) Ein Patient ist unbeirrbar überzeugt, dass der Moderator einer Radiosendung gezielt zu ihm spricht und ihm mit seinem Redebeitrag eine verschlüsselte Botschaft zukommen lassen will.

Musterlösung:

a) Es handelt sich um eine Halluzination, also eine Wahrnehmungsstörung, da kein Gesicht auf der weißen Wand ist.

b) Sind Patienten davon überzeugt, von außerirdischer Herkunft zu sein, handelt es sich um eine inhaltliche Denkstörung.

c) Wenn beim Patienten der Eindruck entsteht, dass der Moderator einer Radiosendung gezielt zu ihm spricht und ihm mit seinem Redebeitrag eine verschlüsselte Botschaft zukommen lassen will, handelt es sich um eine inhaltliche Denkstörung. Die Worte des Radiomoderators sind real und keine Halluzination. Der Eindruck, dass die Worte des Moderators an den Patienten gerichtet sind, stellen eine Form des Wahns dar (Beziehungswahn).

Frage 5

Wodurch können Flashbacks hervorgerufen werden und was können diese auslösen?

Musterlösung:

Flashbacks entstehen durch halluzinogene Drogen, unter anderem durch LSD. Flashbacks können sehr intensive Angstgefühle auslösen („Horrortrips" bzw. „Bad Trips"), die zu panischen Kurschlusshandlungen führen, wie beispielsweise die Flucht über den Balkon aus dem 10. Stockwerk eines Hochhauses.

Frage 6

Wie handeln Sie als HP/HPP, wenn einer Ihrer Patienten felsenfest davon überzeugt ist, dass er von einem Mann verfolgt wird, der vor dem Gebäude der Praxis lauert, um ihn nach der Sitzung umzubringen, wenn er das Gebäude wieder verlässt. Nachdem der Patient Ihnen alles geschildert hat, schreit er ganz laut um Hilfe.

Musterlösung:

Da ein psychotischer Patient keine Krankheitseinsicht hat, ist eine sachliche Argumentation nicht zielführend. Es genügt nicht, nur den Notarzt zu rufen. Aufgabe des HP ist es, den Patienten zu beruhigen, Vorkehrungen zum Schutz des Patienten vor einem Unfall oder Suizidversuch zu treffen und auf den Selbstschutz zu achten.

Patienten empfinden ihre Situation in der Psychose als absolut real. Angst, Panik oder Wut treten in hoher Intensität auf. Es kann dazu führen, dass Patienten in ihrer Not um Hilfe schreien.

Frage 7

Wie wird eine akute Psychose medikamentös therapiert?

Musterlösung:

Mittel der Wahl ist zunächst das klassische Antipsychotikum Haloperidol. Zur Langzeitbehandlung werden die Patienten auf Wirkstoffe anderer Antipsychotikagruppen eingestellt (Olanzapin, Risperidon usw.). Zur Dämpfung sehr starker Erregungszustände werden zusätzlich Benzodiazepine eingesetzt.

3.4 Manische Zustände

Definion

Manie

Als Manie bezeichnet man eine stark **gehobene** bis **euphorische Stimmungslage**, für die es objektiv **keinen** Anlass gibt. Das Stimmungshoch kann schnell in Gereiztheit und Aggression umschlagen (dysphorische Manie).

Formen der Manie. **Manien** treten am häufigsten bei Patienten auf, die **phasenweise** unter schweren **Depressionen** leiden (▶ **Abb. 3.16** bipolar-affektive Störungen), können aber auch ohne depressive Episoden auftreten (isolierte Manie).

Ursache: multifaktoriell. In der Fachdiskussion wird angenommen, dass die bipolar-affektive-Störung multifaktoriell bedingt ist, nämlich durch genetische, neurobiologische und psychosoziale Faktoren.

Ursache: körperlich-organisch. Als Ursache für eine Manie kommen auch rein körperlich-organische Erkrankungen infrage, wie beispielsweise

- Epilepsie
- Hirntumoren
- Morbus Cushing
- Drogenkonsum (▶ **Abb. 3.17**)
- Neurosyphilis
- thyreotoxische Krise
- Multiple Sklerose (MS)
- Arzneimitteleinnahme
- Eine **akute** Manie kann auch durch Schlafmangel entstehen.

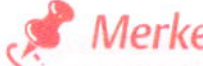

Merke

Arzneimittel und Drogen als Ursache im Blick behalten!

Drogen, die Manien auslösen sind beispielsweise:

- MDMA
- Kokain
- Opiate (z. B. Heroin)

Zu den **Arzneimitteln**, die als Nebenwirkung Manien verursachen, gehören in erster Linie solche Präparate, die mit therapeutischer Absicht in den **Neurotransmitterhaushalt** des Gehirns eingreifen. Dazu zählen beispielsweise:

- Antiepileptika
- Antidepressiva
- Anti-Parkinson-Mittel
- opioide Analgetika (Opiate)

Abb. 3.16 Symptome der bipolaren affektiven Störung.

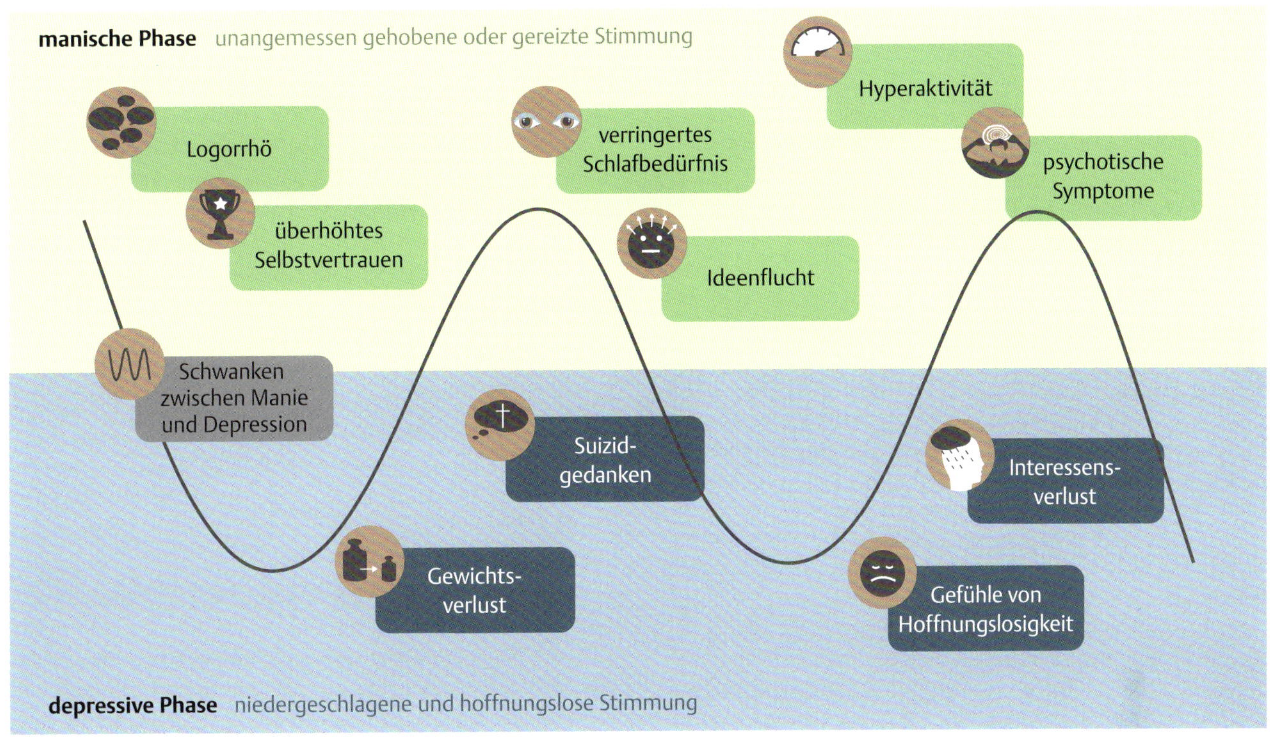

Quelle: Thomas M, Thiel C, Koch S. Symptome. In: retten – Notfallsanitäter. Stuttgart: Thieme; 2023

Andere Arzneimittelgruppen, die keinen beabsichtigten Einfluss auf die Neurotransmitterverhältnisse im Gehirn haben und ebenfalls Manien auslösen, sind z. B.

- Schilddrüsenhormone
- Interferone (Therapie von MS)
- Kortison (systemisch in hohen Dosen)
- Blutdrucksenker aus der Gruppe der ACE-Hemmer

Abb. 3.17 Mögliche Ursache für eine Manie: Drogenkonsum.

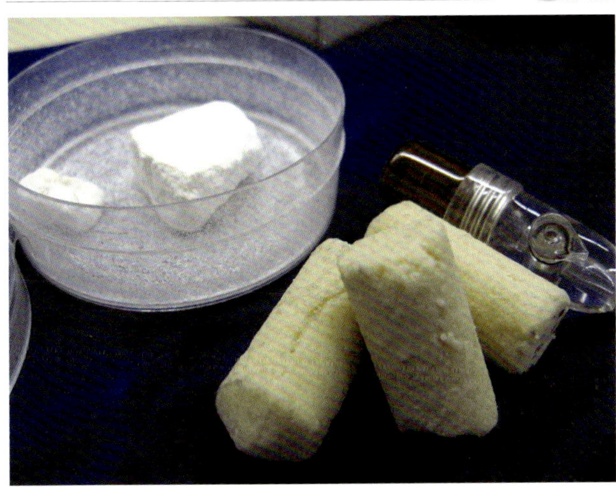

Kokain „vom Stein", d. h., ein solides Stück Kokain im Gegensatz zu Pulver, sog. Bodypacks und ein Portionierer aus Glas für Kokainpulver.

3.4.1 Den manischen Notfall erkennen

Symptome

Symptome, an denen man eine akut manische Phase erkennt, sind:

- Rededrang (Logorrhö)
- Gereiztheit
- ein gesteigerter Antrieb
- ein verringertes Schlafbedürfnis
- eine übersteigerte Selbsteinschätzung
- eine unangemessene euphorische Stimmung
- verminderte Impulskontrolle und Fehlhandlungen
- eine gesteigerte Libido und sexuelle Anspielungen (v. a. bei Männern)
- Die Flut an gesprochenen Worten und das Hin-und-her-Springen zwischen den Gedanken macht es schwer, dem Gedanken der Patienten zu folgen (Logorrhö). Aus einer übersteigerten Selbsteinschätzung resultieren riskante Verhaltensweisen, beispielsweise beim Autofahren oder Geldausgeben. Auch die Konfliktbereitschaft nimmt zu und führt dazu, dass manische Patienten gegenüber Ihren Mitmenschen anspruchsvoll, fordernd und provokant auftreten.

Folgeerscheinungen

Folgen der psychischen Veränderung durch eine Manie sind unter anderem:

- Unfälle
- Verlust des Arbeitsplatzes
- finanzielle Überschuldung
- Auseinandersetzungen mit körperlicher Gewalt
- Verlust von sozialen Bindungen (Freundschaften, Ehe)

Diagnosestellung

Bevor eine Manie diagnostiziert werden kann, müssen die Symptome über einen Zeitraum von **mindestens 1** Woche andauern.

Schwere Formen

Schwere Formen der Manie sind zusätzlich von **psychotischen** Symptomen geprägt:

- Wahnvorstellungen (v. a. Größenwahn)
- Halluzinationen
- fehlende Krankheitseinsicht

Die Veränderung der Stimmungslage wird anfangs meist nicht durch die Betroffenen selbst, sondern von Ihrem sozialen Umfeld wahrgenommen.

Gefahr Phasenwechsel

Die Möglichkeit eines **schnellen** Wechsels von der überschwänglich positiven Stimmung in Gereiztheit und Aggression, birgt die **Gefahr**, dass Patienten sich selbst und andere Personen **verletzen**.

Es muss immer damit gerechnet werden, dass die positiv-euphorische Stimmung **kurzfristig** durch depressive Stimmungstiefs unterbrochen werden kann und dadurch ein gefährlicher affektiver Mischzustand entsteht. Im Zusammenspiel mit der anhaltenden Antriebssteigerung besteht hier **akute** Suizidgefahr!

Manie versus Hypomanie

Die Manie ist abzugrenzen von der Hypomanie. Bei der Hypomanie sind die Symptome **milder** ausgeprägt als bei der Manie:

- Nervosität
- Rastlosigkeit
- gesteigerte Aktivität
- verringertes Schlafbedürfnis
- Konzentrationsschwierigkeiten
- soziale Enthemmung und Distanzlosigkeit
- eine Flut an immer neuen Einfällen mit sehr kreativen Ideen

Patienten können im hypomanischen Zustand ihre Situation noch als krankhaft **erkennen** und sind Hilfsangeboten und Therapievorschlägen zugänglich.

Diagnosestellung Hypomanie

Für die Diagnosestellung einer Hypomanie müssen die genannten Symptome über **mindestens 4** Tage anhalten. Die Hypomanie kann sich zur Manie steigern.

3.4.2 Maßnahmen bei einem manischen Notfall

Herausforderungen

Fehlende Einsicht. Im Zustand der akuten Manie fehlt Patienten die Einsicht in ihren krankhaften Zustand. Es ist praktisch unmöglich, einen Zugang zu ihnen zu finden und sie davon zu überzeugen, dass medizinische Maßnahmen **unbedingt** erforderlich sind. Kommen psychotische Symptome hinzu, wird die Lage zusätzlich erschwert und das Risiko für Verletzungen und Unfälle steigt.

Extreme Selbstüberschätzung. Patienten sind in der akuten Manie von der **Großartigkeit** und **Unfehlbarkeit** ihrer Person und ihrer Pläne zutiefst überzeugt. Versucht man sie in dieser Situation umzustimmen oder zu beruhigen, entsteht bei den Patienten schnell der Eindruck, dass man sie nicht versteht, sie in ihrer Zurechnungsfähigkeit anzweifelt oder lächerlich machen will.

Maßnahmen zur **Beruhigung** oder Beschwichtigung können daher als **Provokation** verstanden werden und die Lage zusätzlich verschärfen. In erster Linie gilt es daher, sich durch verbale Angriffe der Patienten **nicht** aus der Ruhe bringen zu lassen, und sachlich auf das Gesagte einzugehen. Gleichzeitig gestehen Sie den Patienten einen gewissen Handlungsspielraum zu, zumindest so lange, bis Unterstützung eingetroffen ist.

Erforderliche Maßnahmen

Im Vordergrund des Notfallmanagements stehen daher Maßnahmen zur **Deeskalation** und zur **Vermeidung** von Eigen- und Fremdgefährdung:

- Fluchtwege offenhalten,
- gefährliche Gegenstände wegräumen,
- den Notarzt und ggf. die Polizei rufen und
- durch Provokationen des Patienten nicht aus der Ruhe bringen lassen.

3.4.3 Medikamentöse Intervention (Notarzt/Klinik)

Akut manische Patienten werden von Notärzten und Ärzten in einer Fachklinik – je nach Symptomatik – folgendermaßen behandelt. Tritt die manische Phase zusammen mit psychotischen Anteilen auf, stellt das **klassische Antipsychotikum** Haloperidol in der Notfallsituation das Mittel der Wahl dar (siehe Kap. 1.4.3).

Später erfolgt in der Klinik der Wechsel auf ein besser verträgliches **atypisches Antipsychotikum** der neueren Generation. **Gleichzeitig** beginnt die Einstellung auf ein **Phasenprophylaktikum** (mood-stabilizer, z. B. Lithium).

Da Schlafmangel sowohl ein Symptom als auch begünstigender Faktor für eine akute Manie sein kann, stellt die Behandlung von Schlaflosigkeit einen zentralen Therapieansatzpunkt dar. Mittel der Wahl sind Benzodiazepine (S. 40). Durch ihre stark sedierende Wirkung sorgen sie für ausreichend lange Schlafphasen und stoßen damit direkt den Gesundungsprozess an.

Transferbeispiel

„Es geht mir bombig ...!“ (hypo-)manischer Zustand*

Fallkonstellation

„Es geht mir bombig, aber ich weiß auch, dass das so nicht normal ist.“ Der junge Mann, der sich mit diesen Worten in Ihrer Praxis vorstellt, hatte in der Vergangenheit bereits mehrere Aufenthalte in der Psychiatrie wegen schweren Depressionen. Jetzt sitzt er Ihnen gegenüber und redet ohne Punkt und Komma. Die ganze Zeit über wippen seine Füße in einem schnellen Takt, sein Blick wandert ruhelos umher. Seine Gedanken springen von einem Thema zum nächsten: Eben sprach er noch von der Einführungsveranstaltung an der Uni, jetzt geht es um sein Ausdauertraining. Die dreißig Kilometer von seinem Zuhause zu Ihrer Praxis hat er auf seinem Rennrad zurückgelegt. Er schwitzt stark und verspürt überhaupt keine Müdigkeit. Er sagt, er könne platzen vor Energie und gibt Ihnen die Empfehlung: „Radfahren sollte jeder. Du auch!“

Diagnostische Einordnung

Der Patient zeigt wesentliche Merkmale einer Hypomanie: Ideenflucht, Rasen der Gedanken, Konzentrationsschwierigkeiten, verringertes Schlafbedürfnis, soziale Enthemmung. Letztere findet Ausdruck im Wechsel in die „Du“-Form bei der Anrede.
Der Patient erkennt seinen Zustand selbst als „nicht normal“ (Krankheitseinsicht ist noch vorhanden). Wichtig ist die Frage, ob er zurzeit regelmäßig Arzneimittel einnimmt oder Drogen konsumiert. Falls der Patient die Frage nach Arzneimitteln bejaht, gilt es zu erfragen, ob in letzter Zeit eine Veränderung der Medikation stattgefunden hat, z. B. ein Wechsel auf einen anderen Wirkstoff oder eine Veränderung der Dosierung.

Maßnahmen/Interventionen

Es kann **nicht** ausgeschlossen werden, dass der aktuelle Zustand der Hypomanie in eine voll ausgeprägte Manie mit psychotischer Ausprägung wechselt. Da der Patient bekanntermaßen wegen schweren Depressionen stationär in Behandlung war, muss außerdem mit dem Auftreten von gefährlichen affektiven Mischzuständen und erhöhter Suizidgefahr gerechnet werden. Es ist **ratsam** den Notarzt zu rufen. Dem Patienten **muss** die Notwendigkeit dieser Maßnahme erklärt werden.

**Eventuelle personenbezogene Daten fiktiv, Fallbeispiel frei erfunden.*

Fazit – Das müssen Sie wissen

Akute manische Zustände

Eine Manie ist ein Zustand des **intensiven** Hochgefühls, das **ohne** adäquaten Anlass auftritt.
Manische Phasen treten häufig **im Zusammenhang** mit einer bipolar-affektiven Störung auf, können jedoch auch auf körperlich-organische Erkrankungen, Arzneimittel- oder Rauschdrogenkonsum zurückgeführt werden.
Typische **Symptome** der Manie sind Euphorie, Gereiztheit, gesteigerter Antrieb, verminderte Impulskontrolle, eine übersteigerte Selbsteinschätzung, verringertes Schlafbedürfnis, gesteigerte Libido und Rededrang (Logorrhö).
In der manischen Phase besteht **akute Gefahr** für Gewalttaten und Unfälle!
Affektive **Mischzustände** sind möglich. Durch den schnellen Wechsel aus einem Stimmungshoch in ein Stimmungstief bei anhaltend gesteigertem Antrieb besteht akute Suizidgefahr!
Maßnahmen des **Notfallmanagements** sind: Deeskalation, dem Patienten einen gewissen Handlungsspielraum erlauben, auf Eigensicherung achten, Notarzt und ggf. die Polizei rufen.

3.4.4 Vertiefungsfragen „Akute manische Zustände“

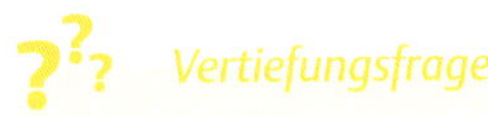

Vertiefungsfragen

Frage 1

Zählen Sie die wesentlichen Symptome auf, an denen Sie eine akute Manie erkennen.

Musterlösung:

Die typischen Symptome einer Manie sind: grundloses Stimmungshoch, Gereiztheit, gesteigerter Antrieb, verminderte Impulskontrolle, übersteigerte Selbsteinschätzung, verringertes Schlafbedürfnis, gesteigerte Libido, Rededrang, ggf. kommen psychotische Symptome hinzu.

Frage 2

Welche Ursachen kommen für manische Zustände infrage?

Musterlösung:

Eine Manie kann unterschiedliche Ursachen haben, z. B. psychische Grunderkrankungen (v. a. bipolar-affektive Störungen), Arzneimittel- und Rauschmittelkonsum, körperlich-organische Erkrankungen des Gehirns (Epilepsie, MS, Hirntumoren), Thyreotoxikose, Morbus Cushing, Neurosyphilis.

Frage 3

Welche der nachfolgenden Reaktionen treffen auf akut manische Patienten zu und sind korrekt? Begründen Sie bitte jeweils Ihre Antwort in einem Satz.

a) Akut manische Patienten lassen sich von guten Therapeuten überzeugen, dass notärztliche Hilfe gerufen wird.
b) Akut manische Patienten können im akuten Zustand einen Suizidversuch unternehmen.
c) Akut suizidale Patienten können sich verbal sehr beleidigend gegenüber Therapeuten verhalten.
d) Plötzliche Schlaganfälle sind ein typisches Symptom für akut manische Patienten.
e) Vor allem männliche Patienten machen häufig im akut manischen Zustand Anspielungen im Hinblick auf ihre eigene sexuelle Leistungsfähigkeit.

Musterlösung:

a) Dies ist nicht korrekt, denn es ist gerade charakteristisch für einen akut manischen Zustand, dass die Einsicht in den eigenen krankhaften Zustand fehlt. Es ist daher nicht damit zu rechnen, dass der Patient plötzlich auf die Argumente des Therapeuten eingeht.
b) Mit einem Suizidversuch muss bei einer akuten Manie grundsätzlich gerechnet werden, wenn ein affektiver Mischzustand vorherrscht. Dies ist gegeben, wenn sich ein schneller Wechsel während der manischen Phase vollzieht, d. h., vom Stimmungshoch in eine depressive Phase bei gleichzeitig gesteigertem Antrieb.
c) Akut manische Patienten können in einen aggressiven Zustand geraten, was sehr oft mit beleidigenden verbalen Salven einhergehen kann.
d) Dies ist kein typisches Symptom, das sich während eines akuten manischen Notfalls zeigt.
e) Während akut manischen Zuständen kommt es hauptsächlich bei Männern vor, dass diese im Zustand des übersteigerten Selbstwertgefühls eine gesteigerte Libido verspüren und damit prahlen.

Frage 4

Welche der folgenden Maßnahmen sollte man bei einem Patienten mit akuter Manie ergreifen?

a) Es gilt das Null-Toleranz-Prinzip: Sie treten dem Patienten energisch entgegen!
b) Sie lassen es zu, dass er Sie als Vollidiot beschimpft und gehen auf diese Äußerung nicht weiter ein.
c) Wenn der Patient Sie duzt, duzen Sie ihn einfach zurück.
d) Zur Vermeidung weiterer Eskalation lassen es zu, dass der Patient sie schlägt.
e) Sie bereiten den Patienten mit ruhigen Worten darauf vor, dass Sie gleich ärztliche Hilfe rufen werden.

Musterlösung:

a) Patienten weisen eine deutlich gesteigerte Konfliktbereitschaft auf. Ein zu energisches Entgegentreten kann daher zur Eskalation führen und Gewalt provozieren.
b) Damit die Situation nicht eskaliert, gilt es, Beschimpfungen auszuhalten (siehe oben Antwort a).
c) Wenn der Patient Sie duzt, verliert er die Distanz zu Ihnen. Sie gehen am besten nicht weiter darauf ein und bleiben selbst bei der Sie-Form.
d) Körperliche Gewalt, z. B. in Form von Schlägen, ist in keinem Fall akzeptabel. Es sind Maßnahmen zum Selbstschutz zu treffen.
e) Diese Vorgehensweise ist für die akute Situation angemessen.

Frage 5

Wie werden manische Zustände medikamentös therapiert?

Musterlösung:

Psychotische Symptome werden mit Antipsychotika therapiert. Gleichzeitig beginnt die Einstellung auf ein Phasenprophylaktikum (mood-stabilizer, z. B. Lithium). Zur Behandlung der Schlaflosigkeit werden Benzodiazepine eingesetzt. Sie stoßen aufgrund ihrer schlafanbahnenden Wirkung direkt den Gesundungsprozess an.

3.5 Delirante Zustände (Delir)

Definition

Delir

Der Begriff Delir beschreibt einen Zustand akut auftretender **Verwirrung** (Bewusstseinseintrübung, vgl. Kap. 3.7) und **Desorientiertheit**. Ein Delir ist eine **organische Hirnfunktionsstörung**, die meist plötzlich auftritt und bei schneller Diagnose und Therapie reversibel ist. Die Symptome sind sehr unspezifisch und wechseln im Verlauf (fluktuierender Verlauf).

3.5.1 Ursachen

Das Störungsbild Delir ist immer eine organische Hirnfunktionsstörung, die als Folge anderer, zahlreicher Grunderkrankungen entsteht (► **Abb. 3.18**). Häufig auftretende Beispiele hierfür sind:

- Fieber
- Sepsis
- Demenz
- Epilepsie
- Hirntumor
- Dehydrierung
- Drogenkonsum
- Infektionen oder Verletzungen des Gehirns
- Operationen bzw. Einsatz von Narkosemitteln
- Stoffwechselentgleisung (z. B. im Glukosehaushalt, des Blut-pH-Wertes)
- Drogenentzug nach langer Rauschmittelabhängigkeit
- Entzugsdelir bei Alkoholabhängigkeit (Delirium tremens)
- Polypharmazie, d. h., die Einnahme von vielen Arzneimitteln
- Arzneimittel, die als Nebenwirkung ein Delir induzieren können (prodelirante Arzneimittel)

3.5.2 Begünstigende Faktoren

Faktoren, die die Entwicklung eines Delirs begünstigen, sind unter anderem:

- Depression
- starke Schmerzen
- Pflegebedürftigkeit
- Wechsel in eine fremde Umgebung
- Durchblutungsstörungen des Gehirns
- ein hohes Lebensalter und das Kleinkindalter
- Mangel an Orientierungshilfen (Uhr, Brille, Hörgerät)

Dem **Wechsel** aus einer bekannten und vertrauten in eine fremde Umgebung kommt eine große Bedeutung zu, da er große **Orientierungsprobleme** mit sich bringt. Schwierige Situationen ergeben sich beispielsweise, wenn Patienten aus der eigenen Wohnung in eine Pflegeeinrichtung umziehen oder in die Notaufnahme kommen. Ungewohnte Geräusche und Lichtverhältnisse, fremde Stimmen und Gesprächsfetzen, die Patienten im Vorbeigehen aufschnappen, fördern ihren Verwirrtheitszustand. In solchen Situationen ist es wichtig, dass man die Patienten nicht allein lässt, sondern die ganze Zeit über eine vertraute Ansprechperson anwesend ist.

Abb. 3.18 Ursachen eines Delirs.

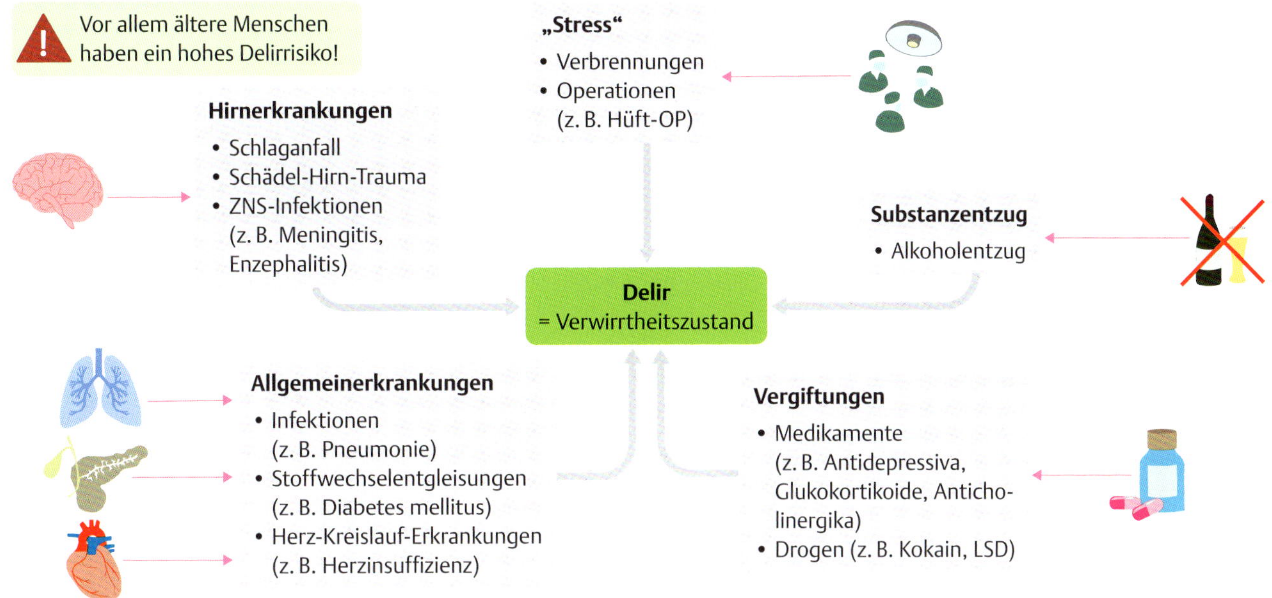

Quelle: I care Krankheitslehre. 2.Aufl. Stuttgart: Thieme; 2020

3.5.3 Wichtig: zügiges Handeln!

Delirante Zustände sind zwar **grundsätzlich** reversibel, führen jedoch schnell zu Komplikationen und müssen daher zügig diagnostiziert und behandelt werden. Wird das Delir zu spät erkannt oder auf inadäquate Weise therapiert, können erhebliche kognitive **Defizite** bestehen **bleiben**. Jedes unbehandelte Delir geht darüber hinaus mit einer erhöhten Sterblichkeit einher. Es drohen unter anderem Atemstillstand und Herzstillstand. Ein Delir ist somit **gleichzeitig** ein psychiatrischer als auch ein somatischer Notfall und muss notärztlich bzw. intensivmedizinisch behandelt werden.

! Cave

Delir: Zügig Notarzt rufen!

Ein Delir ist immer ein lebensbedrohlicher Notfall! Es sollte keine Zeit verloren gehen und schnell der **Notarzt** gerufen werden.

Abb. 3.19 Symptomenkomplex beim Delir.

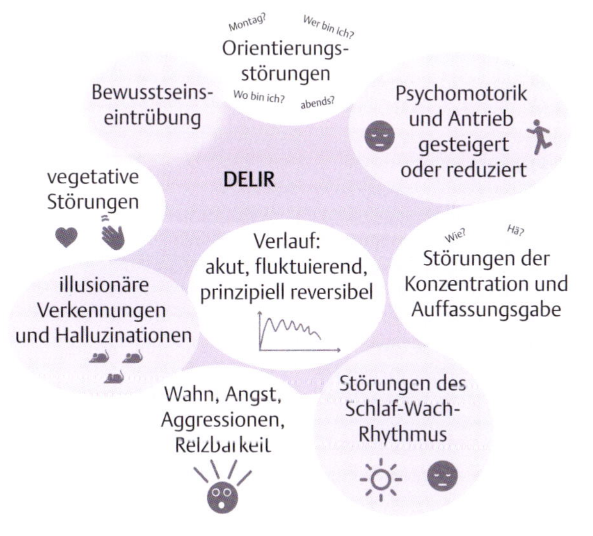

Typisch für ein Delir ist eine Bewusstseinseintrübung, die sich innerhalb weniger Stunden bis Tage entwickelt. *Quelle: © E. Stangler-Alpers/Thieme*

Delirante Zustände erkennen

Psychische Symptome

Wie kann man ein Delir erkennen? Symptome, die auf ein Delir hinweisen, sind unter anderem (▶ **Abb. 3.19**):

- Bewusstseinseintrübung: Die Erkrankten sind in einem wachen Zustand, jedoch verwirrt und nicht fähig, ihre Umweltumgebung sowie sich selbst klar und geordnet wahrzunehmen sowie neue Informationen aufzunehmen (Auffassungsgabe) – siehe auch Kap. 3.7.
- ein plötzlicher Beginn der Symptome (innerhalb von Stunden bis wenigen Tagen)
- Aufmerksamkeitsstörungen (z. B. eingeschränkte Konzentrationsfähigkeit)
- Halluzinationen, überwiegend optisch (Patienten sehen kleinste Tierchen)
- räumliche, situative und zeitliche Desorientierung
- Einschränkung des Gedächtnisses
- Umkehr des Tag-Nacht-Rhythmus
- Psychomotorisch: Möglich sind sowohl ein Stupor als auch starke Agitiertheit (v. a. im Alkoholentzugssyndrom); nestelnde, ungerichtete Bewegungen der Finger (als ob Fusseln auf der Kleidung entfernt werden müssen).
- Erhöhte Suggestibilität, d. h., man kann den Erkrankten leichter etwas einreden.

Körperliche Symptome

Zu den genannten psychischen Symptomen kommen körperliche Symptome hinzu (▶ **Abb. 3.19**), beispielsweise:

- starkes Schwitzen
- Fieber
- Tremor
- ein verringertes Schmerzempfinden

Fluktuierende Symptomatik

Die Symptomatik des Delirs fluktuiert, d. h., die Symptomatik nimmt über 24 Stunden mehrmals phasenweise an Intensität zu und wieder ab. Je nachdem, wie stark die genannten Einzelsymptome beim Patienten ausgeprägt sind, unterteilt man den deliranten Zustand in ein **hyperaktives** oder ein **hypoaktives** Delir. **Mischformen** aus beiden Zuständen sind häufig.

Das **Risiko**, dass der Patient aus dem Zustand der Verwirrung einen **Suizidversuch** unternimmt, ist gegeben und im Notfallmanagement zu berücksichtigen.

Maßnahmen beim Delir

Ursache beseitigen

Ziel aller Maßnahmen ist es, die Ursachen des Delirs schnellstmöglich zu beseitigen. Patienten müssen deshalb **schnellstmöglich** in die **notärztliche** bzw. in die **intensivmedizinische** Betreuung übergeben werden. Bis zum Eintreffen des Rettungswagens leisten Sie als HP/HPP ggf. Erste Hilfe.

! Cave

Aggressive Patienten: Eigenschutz beachten!

Da Erkrankte bei einem Delir aggressiv werden können, ist es wichtig, dass Sie auf Ihren Eigenschutz achten. Rufen Sie bei Eigen- oder Fremdgefährdung sofort den Notarzt und ggf. auch die Polizei.

Vertraute Hilfsmittel

Verwirrung und Desorientierung verstärken sich, wenn Patienten ihre vertrauten Hilfsmittel zur Orientierung fehlen. Es ist deshalb hilfreich, wenn Sie **prüfen**, ob der Patient beispielsweise noch seine Brille oder sein Hörgerät trägt. Auch eine gut sichtbare Uhr oder ein großer Kalender im Raum können dem Patienten helfen, sich zeitlich zurechtzufinden. Sofern eine Vertrauensperson des Patienten bekannt ist, die in Notfällen hinzugezogen werden darf, sollte diese informiert und hinzugebeten werden.

Medikamentöse Intervention (Notarzt/Klinik)

Das Delir hat sowohl eine ausgeprägt somatische als auch eine psychiatrische Komponente. Die **medikamentöse Therapie** ist daher **komplex** und umfasst neben Psychopharmaka auch Arzneimittel zur Behandlung der körperlichen Ursachen und Symptome des Delirs.

Psychopharmaka

Die psychischen Symptome (z. B. Halluzinationen und Unruhezustände) werden mit Antipsychotika (S. 38) (Haloperidol, Risperidon) bzw. Benzodiazepinen (S. 41) behandelt.

Speziell bei der Behandlung des **Alkoholentzugsdelirs** haben sich Benzodiazepine und Clomethiazol als Standardtherapie etabliert.

Spezifische Arzneimittel

Zur Behandlung der körperlichen Ursachen und Symptome eines Delirs kommen **viele** Arzneimittelgruppen infrage. Ist ein deliranter Zustand beispielsweise auf eine Infektion zurückzuführen, werden Antiinfektiva (v. a. Antibiotika) verabreicht. Bei Bluthochdruckkrisen kommen Antihypertensiva zum Einsatz, bei epileptischem Krampfgeschehen stehen Arzneimittel aus der Gruppe der Antiepileptika zur Verfügung.

Transferbeispiel

Kann ich hier einkaufen? – Deliranter Zustand*

Fallkonstellation

Eine Patientin, 82 Jahre, kommt in Begleitung ihrer Tochter zu Ihnen in die Praxis. Die Tochter ist verzweifelt. Sie berichtet, dass ihre Mutter seit 2 Tagen zunehmend wirr spricht und zeitweilig ihre Familienmitglieder nicht erkennt.
Gestern Nacht war die alte Dame unterwegs, um Einkäufe zu erledigen. Eine Polizeistreife hat sie schließlich aufgegriffen und die Tochter verständigt.
Die Mutter führt trotz des hohen Alters noch selbst die Geschäfte im eigenen Friseursalon. Vom vielen Stehen leidet sie an einer schmerzhaften Kniearthrose. Vielleicht kommt das schmerzhafte Knie aber auch vom täglichen Fahrradfahren. Gegen die Schmerzen wird die Patientin seit einigen Tagen mit dem Schmerzmittel Tramadol behandelt. Ansonsten nimmt sie keine weiteren Arzneimittel ein.
Die Psychomotorik der alten Dame ist auf den ersten Blick unauffällig. Sie sitzt ruhig auf ihrem Stuhl und hält ihr Portemonnaie in der Hand. Im Verlauf des Gesprächs fällt Ihnen auf, dass die Patientin abwesend wirkt. Sie beteiligt sich nicht am Gespräch. Erst zum Ende hin stellt Sie eine Frage: „Könnte ich wohl bei Ihnen einkaufen?"

Diagnostische Einordnung

Der **plötzliche** Beginn der Symptome ist ein wichtiger Hinweis für das Vorliegen eines akuten Delirs: Innerhalb von zwei Tagen wandelt sich die körperlich rüstige (tägliches Fahrradfahren) und geschäftstüchtige Seniorin (eigenes Friseurgeschäft) zu einer **verwirrten** und hilfsbedürftigen Frau. Hinsichtlich ihres Aufenthaltsortes und ihrer aktuellen Situation (sie wähnt sich im Einkaufsladen) ist sie **desorientiert**. Das nächtliche Verlassen des Hauses spricht für eine **Umkehr** des **Tag-Nacht-Rhythmus**.
Zusätzlich liegen bei der Patientin Faktoren vor, die ein Delir begünstigen. Dazu zählen das hohe Alter und die Schmerzen im Knie, die offensichtlich so stark sind, dass sich der behandelnde Arzt für das **Opiat** Tramadol (S. 14) entschieden hat. Der Wirkstoff verfügt über ein prodelirantes Potenzial.

Maßnahmen/Interventionen

Sie rufen den Rettungsdienst/Notarzt und bereiten sich darauf vor, dass Sie gegebenenfalls Erste Hilfe leisten. Außerdem befragen Sie die Tochter, ob die Mutter ein Hörgerät oder eine Brille trägt.

**Eventuelle personenbezogene Daten fiktiv, Fallbeispiel frei erfunden.*

Fazit – Das müssen Sie wissen

Delir

Ein Delir ist ein Zustand starker **Verwirrtheit** und **Desorientierung** infolge einer **organischen Hirnfunktionsstörung**. Ein Delir sollte **schnellstmöglich** behandelt werden. Delirante Zustände führen unbehandelt zu dauerhaften kognitiven Defiziten und erhöhen die Sterblichkeit des Patienten.

Delirien können u. a. **ausgelöst** werden durch Infektionen oder Verletzungen des Gehirns, Epilepsie, Stoffwechselentgleisung, Dehydrierung, „kalten" Rauschmittelentzug, Operationen, Arzneimittel, Fieber.

Begünstigende Faktoren für ein Delir sind u. a. ein sehr niedriges bzw. sehr hohes Lebensalter, starke Schmerzen, Hirndurchblutungsstörungen, Mangel an Orientierungshilfen, Depression und der Wechsel in ein fremdes Umfeld.

Typische **Symptome** sind: plötzlicher Beginn (innerhalb von Stunden bis wenigen Tagen), fluktuierender Verlauf; Aufmerksamkeitsstörungen, optische Halluzinationen, räumliche, situative und zeitliche Desorientierung, Einschränkung des Gedächtnisses, Umkehr des Tag-Nacht-Rhythmus, psychomotorische Agitiertheit oder Stupor, nestelnde, ungerichtete Bewegungen der Finger beim Alkoholdelir, erhöhte Suggestibilität; körperliche Symptome: starkes Schwitzen, Fieber, Tremor, verringertes Schmerzempfinden.

Man unterscheidet zwischen dem **hyperaktiven** und dem **hypoaktiven** Delir. Mischformen aus beiden Zuständen sind häufig.

Das Suizidrisiko ist im Delir erhöht. Maßnahmen des **Notfallmanagements** sind: Notarzt rufen, ggf. Erste Hilfe leisten, sicherstellen, dass der Patient seine vertrauten Hilfsmittel verfügbar hat und nutzt, z. B. Brille, Hörgerät, Uhr. Wenn es möglich ist, sollte eine Vertrauensperson des Patienten hinzugezogen werden.

Vertiefungsfragen „Akute delirante Zustände"

Vertiefungsfragen

Frage 1

Nennen Sie die typischen Symptome eines Delirs und jeweils ein Beispiel, wie sich das Symptom im Alltag von Betroffenen zeigen kann.

Musterlösung:

Die charakteristischen Symptome eines Delirs sind u. a.:

- *Ein plötzlicher Beginn der Hauptsymptome (Bewusstseinseintrübung und Desorientiertheit), d. h., innerhalb von Stunden bis zu wenigen Tagen. Beispiel: Ein Betroffener arbeitet im Familienbetrieb mit und fährt jeden Morgen mit seinem Auto zum Betrieb. Von einem Tag auf den anderen findet er den Weg nicht mehr und ist nicht mehr fähig, Passanten auf der Straße nach dem Weg zu fragen.*
- *Konzentrationsschwierigkeiten beim Gespräch (verliert schnell den roten Faden). Beispiel: Im Gespräch beginnt eine delirante Frau zu beschreiben, was die letzten beiden Tage geschehen ist. Sie stockt permanent und setzt an einem völlig anderen Punkt ihre Ausführungen fort.*
- *Optische Halluzinationen wie das Sehen von kleinen Tierchen. Beispiel: Ein Mann sieht nach einem Alkoholentzug viele Fliegen an der Zimmerwand (was nicht der Fall ist).*
- *Delirante Patienten sind oft räumlich, situativ und zeitlich desorientiert. Daraus resultiert das Verwechseln von Türen (räumliche Desorientierung). Beispiel: Ein normalerweise völlig orientierter Mann wohnt in einer Reihenhauszeile in der Mitte von 9 Reihenhäusern. Er kommt vom Einkaufen zurück und findet seine Hauseingangstüre nicht mehr. Er versucht permanent, bei den Nachbarn seinen Hausschlüssel in das Schloss zu stecken.*
- *Gestörter Tag-Nacht-Rhythmus, Wechsel des normalen Rhythmus. Beispiel: Ein Mann beginnt um Mitternacht, seine gesamte Wohnung (5 Zimmer) zu saugen und seinen Altwäscheberg zu waschen, die Nacht ist zum Tag geworden.*

Frage 2

Welche Situationen müssen Sie als Ursache für ein Delir in Betracht ziehen:

a) Starkes Erbrechen und Durchfall?
b) Ständig verfügbarer Vorrat an Spirituosen bei starker Alkoholabhängigkeit?
c) Diabetes mellitus, der seit einigen Tage nicht mehr ausreichend mit Insulin therapiert wird?
d) Eine Körpertemperatur von 39,1 °C?

Musterlösung:

a) Starkes Erbrechen und Durchfall bergen das Risiko der Dehydrierung und kommen somit als Ursache eines Delirs infrage.
b) Bei alkoholabhängigen Personen entstehen delirante Zustände durch das plötzliche Absetzen von Alkohol. Solange Alkohol verfügbar ist, ist das Risiko für ein Delir gering.
c) Diabetiker regulieren durch Spritzen von Insulin ihren Blutzucker. Ist Insulin nicht verfügbar, steigt der Blutzucker stark an. Dieser Zustand, der als Hyperglykämie bezeichnet wird, ist eine Ursache für ein Delir.
d) Bei einer Körpertemperatur von 39,1 °C spricht man von Fieber, das sowohl mögliche Ursache als auch Symptom eines Delirs sein kann.

Frage 3

Welche der folgenden Umstände können die Entwicklung eines Delirs im hohen Seniorenalter begünstigen:

a) Die Teilnahme an einem Leichtathletikwettkampf der Seniorensportgruppe?
b) Enkel schenken ihrem hochbetagten Großvater Tickets für eine Kreuzfahrt durch das Mittelmeer?
c) Das nächtliche Ticken der Kuckucksuhr im heimischen Wohnzimmer?
d) Die regelmäßige Einnahme von Tabletten aus Ginkgoblätterextrakt?

Musterlösung:

a) Die Teilnahme an einem sportlichen Wettkampf spricht für ein hohes Maß an körperlicher Fitness und kommt als Risikofaktor für ein Delir nicht in Betracht.
b) Die Fahrt mit einem Kreuzfahrtschiff bedeutet in jedem Fall einen Wechsel in eine fremde Umgebung und bringt den zeitweiligen Verlust an vertrauten Orientierungshilfen mit sich. So spannend eine Kreuzfahrt ist, birgt sie für den hochbetagten Großvater die Gefahr eines Delirs.
c) Das Ticken der Kuckucksuhr ist ein vertrautes Geräusch und hilft dem Patienten, bei nächtlichem Erwachen einzuordnen, wo er sich aktuell befindet.
d) Die Einnahme von Tabletten aus Ginkgoblätterextrakt weist darauf hin, dass beim Patienten Durchblutungsstörungen im Gehirn vorliegen und das Risiko deshalb für ein Delir erhöht ist.

Frage 4

Worauf zielen medizinische Maßnahmen bei einem Delir ab, worauf kommt es an?

Musterlösung:

Bei einem Delir kommt es v. a. darauf an, dass die Ursache für das Delir schnellstmöglich behandelt wird, z. B. der Beginn einer Antibiotikatherapie bei einer bakteriellen Hirninfektion. Es müssen sowohl die körperlichen Symptome (z. B. Bluthochdruck) als auch die psychischen Symptome (z. B. Halluzinationen) behandelt werden. Eine schnelle medizinische Hilfe senkt das Risiko für irreversible kognitive Einschränkungen und das Sterberisiko im Delir.

Frage 5

Für den Begriff „Delir“ werden mehrere Synonyme in der Fachliteratur genannt. Recherchieren Sie!

Musterlösung:

Synonyme Begriffe für „Delir“ sind: akute organische Psychose, akutes organisches Psychosyndrom, Verwirrtheitszustand, delirantes Syndrom.
Es ist möglich, dass Sie auf folgende veraltete und unpräzise Begriffe bei Ihrer Recherche gestoßen sind: hirnorganisches Psychosyndrom (HOPS), Intensive-Care-Unit-Psychose (ICU-Psychose) oder akuter Verwirrtheitszustand. Diese sind nur der Vollständigkeit wegen hier mit aufgezählt.

3.6 Akute Erregungszustände

Definition

Akute Erregungszustände

Als akuten Erregungszustand bezeichnet man einen Zustand **größter** innerer Unruhe und Anspannung. Die Patienten sind emotional aufgewühlt, enthemmt, psychomotorisch stark agitiert und reagieren verbal und körperlich gereizt und aggressiv.

Ursachen. Ursachen für akute Erregungszustände sind unter anderem:

- psychiatrische Erkrankungen, vor allem Psychosen, Manien oder Panikattacken
- hirnorganische Erkrankungen, z. B. Verletzungen des Gehirns, Hirntumoren, Enzephalitis, Epilepsien, Demenzen, Schlaganfälle
- hormonelle Störungen, z. B. eine Hyperthyreose
- Entgleisungen des Glukosestoffwechsels
- Angina pectoris
- Nebenwirkungen einer Arzneimitteltherapie

3.6.1 Akute Erregungszustände erkennen und einordnen

Psychomotorische Symptome

Die Patienten fallen **vor allem** durch starke, **psychomotorische Aktivität** auf. Eine große innere Unruhe treibt sie zu ziellosen Bewegungen. Wahrnehmung und Aufmerksamkeit sind teilweise stark eingeschränkt.

Psychische Symptome

Auf Ansprache **reagieren** sie nicht bzw. **nicht angemessen**. Die Patienten scheinen verfangen in ihrer eigenen Welt. In vielen Fällen fehlt die Bereitschaft, auf das Gesagte einzugehen. Die Stimmungslage ist gereizt, wütend, aggressiv, misstrauisch oder panisch.

Psychotische Symptome

Psychotische Symptome, wie Halluzinationen und Wahnvorstellungen, sind zusätzlich möglich.

Körperliche Symptome

Zu den körperlichen Symptomen des akuten Erregungszustandes zählen:

- hoher Blutdruck
- hoher Puls
- schwitzen

4 Phasen

Typischerweise **entwickeln** sich akute Erregungszustände **zeitlich** in 4 Phasen (nach Kardels, B., M. Kinn, F.-G. Pajonk, ▸ **Tab. 3.3**). Zur Einschätzung der Situation ist es daher sehr hilfreich, wenn eine außenstehende Person Angaben dazu machen kann, wie sich die Symptome entwickelt haben (▸ **Tab. 3.3**).

Die Phase des Erregungssturmes kann auch plötzlich und ohne erkennbare Vorankündigung einsetzen („Raptus“ (S. 102)).

Tab. 3.3 Die 4 Entwicklungsphasen von Erkrankten in akuten Erregungszuständen.

Phase 1	Phase 2	Phase 3	Phase 4
Phase der Gespanntheit (Prodromalphase) • starke innere Gespanntheit • fehlende Bereitschaft zur Kontaktaufnahme (Patienten wenden sich ab, vermeiden Blickkontakt, beschäftigten sich betont mit etwas anderem) • Patienten reagieren misstrauisch. • Patienten drohen durch ihre Körperhaltung, Mimik und Gestik.	**Phase verbaler Aggression** • lautes, distanzloses, zorniges Schimpfen • beleidigende und provozierende Wortwahl • **keine** Reaktion auf beruhigende Worte	**Phase motorischer Aggression** • Der Patient randaliert und macht Gegenstände kaputt (zerschlägt Möbel, wirft Fensterscheiben ein, schmeißt Dinge um). • offene Drohung von Gewaltanwendung gegen Personen	**Erregungssturm** • zügellose Gewalt gegen Sachen und Personen • Verlust der Selbststeuerung, die unkontrollierte Gewalt bricht sich ungebremst Bahn. • Entwicklung unerwartet großer Körperkräfte, die das normale Maß der Person vielfach übersteigen können (▶ **Abb. 3.20**).

Quelle: Kardels, B., M. Kinn, F.-G. Pajonk: Akute psychiatrische Notfälle, Stuttgart: Thieme; 2007

Abb. 3.20 Fixierung.

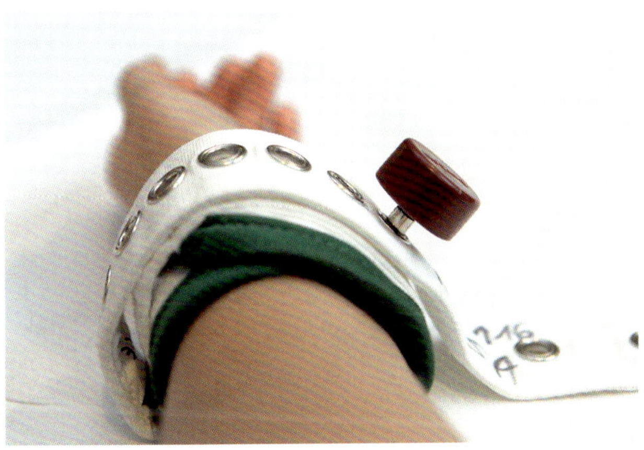

Bei zügellos aggressiven Menschen im Erregungssturm der Phase 4 der Erregungszustände kann eine Fixierung notwendig werden. *Quelle: © K. Oborny/Thieme*

3.6.2 Maßnahmen bei Erregungszuständen

Maßnahmen in Phase 1: Phase der Gespanntheit

Talk down. Grundsätzlich sollte man auf den Patienten beruhigend einwirken, was in der Phase 1 prinzipiell noch möglich ist. Man versucht, die Verbindung mit dem aufgewühlten Innenleben des Patienten aufrechtzuhalten und zu verhindern, dass er vollständig in die Tobsucht abdriftet. Dies geschieht in erster Linie durch eine ruhige und freundliche Ansprache mit Worten, die dem Patienten signalisieren, dass man Verständnis für seine Situation hat und seine Gefühlslage respektiert. Man spricht bei dieser Vorgehensweise vom „Talk down". Auch ein Glas Wasser oder der Wechsel in einen ruhigeren Raum bieten dem Patienten Gelegenheit, in seiner Raserei kurz innezuhalten und sich zu beruhigen.

Schwierig: Notfall erkennen. Bei diesem Vorgehen gesteht man dem Patienten zunächst einen gewissen Aktionsradius zu, in dem er sich verbal und körperlich bewegen darf. Gleichzeitig muss der Patient auch spüren, dass er die Grenzen dieser Zone nicht überschreiten darf. Eine entscheidende Rolle kommt an dieser Stelle dem aufmerksamen Zuhören und Beobachten eines Patienten zu. Hinter einem lauten und kämpferischen Auftreten muss nicht unbedingt die Absicht stecken, tatsächlich etwas zu zerstören oder jemanden zu verletzen. Bleibt der Patient bei seinen Schimpftiraden sitzen, oder dreht er sich weg, ist es unwahrscheinlich, dass er tatsächlich handgreiflich wird. Oft ist es ein kurzes und heftiges Aufbrausen, mit dem der Patient „Dampf ablässt", und seine Erregung anschließend wieder zurückgeht. Hier sind Geduld und ein gewisses Maß an Gelassenheit hilfreich. Die sichere **Unterscheidung** zwischen einer scheinbaren und einer tatsächlichen Bedrohung ist im Notfall jedoch **schwierig**, besonders, wenn man den Patienten nicht kennt.

Unabhängig vom Alter oder der Pflegebedürftigkeit können Patienten ungeahnte Kräfte entwickeln. Auch bei Patienten, die in ihrer Bewegungsfähigkeit eingeschränkt sind, ist Vorsicht geboten. Eine vom Krankenbett aus geschleuderte Schnabeltasse oder ein kräftig geschwungener Gehstock können ordentlich weh tun und schwere Verletzungen verursachen.

Maßnahmen in Phase 2: Phase verbaler Aggression

Rettungsdienst/Notarzt. Gelingt es nicht, Patienten zu beruhigen, oder ist eine weitere **Zuspitzung** der **Lage** erkennbar (Phase 2), muss der Rettungsdienst/Notarzt gerufen werden. Zur Abwendung einer unmittelbaren Gefährdung verlassen alle Personen, deren Anwesenheit zur Beruhigung der Patienten nicht unbedingt erforderlich ist, den Raum. **Vertrauenspersonen** der Patienten können eventuell einen Zugang zu Ihnen aufrechterhalten und sie beruhigen.

Risiko für Anwesende. Das Risiko für anwesende Personen und Vertrauenspersonen in der HP-/HPP-Praxis oder im häuslichen Umfeld der Patienten muss jedoch sorgfältig gegen den möglichen Nutzen in der jeweiligen Situation **abgewogen** werden. Nicht immer muss ein akuter Erregungszustand in körperliche Gewalt umschlagen. **Vorsicht** ist dennoch geboten! Sicherheitshalber sollten alle Beteiligten auf ausreichend körperlichen Abstand achten und sich Fluchtwege freihalten. Zusätzlich zum Notarzt wird die **Polizei** verständigt.

! Cave

Eigenschutz geht vor!

Denken Sie bitte bei Patienten in akuten Erregungszuständen **immer** daran, dass Ihr Eigenschutz, gleich welcher Pathogenese, vorgeht! Patienten können auch plötzlich ohne Vorankündigung gewalttätig werden! Es gilt, dass Sie sich und Ihre Angestellten durch akut erregte Patienten nicht in Gefahr bringen. Speziell in **Situationen**, in denen **unklar** ist, ob Patienten gewaltbereit sind, rufen Sie bei Verdacht **schnell** den Rettungsdienst/Notarzt und ggf. zusätzlich die Polizei.

Maßnahmen in den Phasen 3 (motorische Aggression) und 4 (Erregungssturm)

Da es möglich ist, dass die Symptome der Phase 3 und Phase 4, d. h., eines akuten Erregungszustands, plötzlich und heftig auftreten, ist es wichtig, dass Sie sich und alle Anwesenden in Sicherheit bringen (S. 94), da Eigenschutz vorgeht. Sehr effektiv ist es, dass alle Anwesenden möglichst viel Abstand zu akut erregten Patienten der Stufen 3 und 4 halten und die Fluchtwege offen halten. Sofern der Rettungsdienst/Notarzt noch nicht gerufen wurde, sollten Sie dies schnellstmöglich tun (▶ **Abb. 3.21**). Je nach Situation ist es zusätzlich notwendig, die Polizei zur Unterstützung zu rufen.

Abb. 3.21 Akute Erregungszustände in den Phasen 3 und 4: Notarzt rufen!

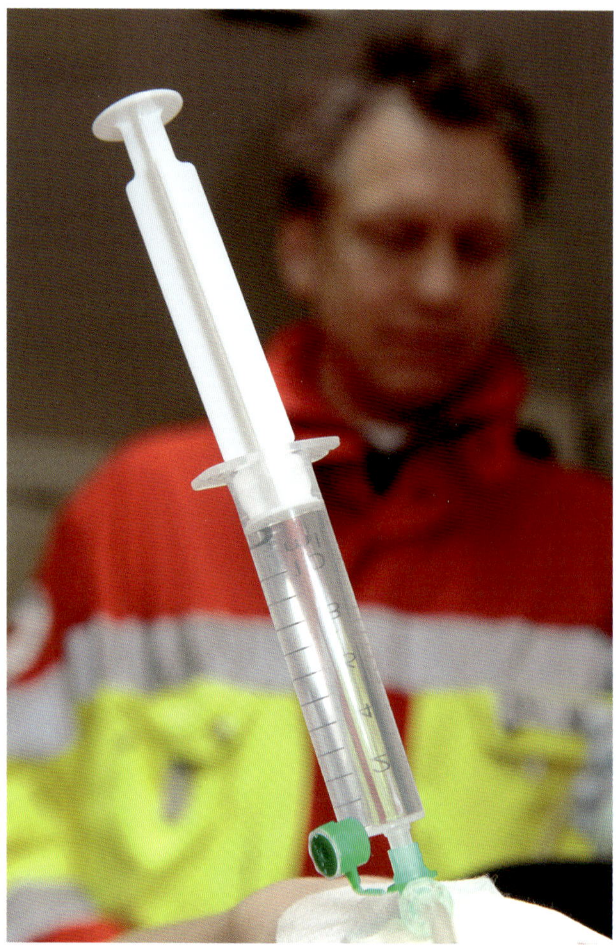

(nachgestellte Situation) *Quelle: © K. Oborny/Thieme*

3.6.3 Medikamentöse Intervention (Notarzt/Klinik)

Patienten in akuten Erregungszuständen werden von Notärzten und Ärzten in einer Fachklinik – je nach Symptomatik – folgendermaßen behandelt. Zur Beruhigung und Minderung der inneren Anspannung werden **Antipsychotika** (siehe Kap. 1.4.3) oder Benzodiazepine (S. 40) eingesetzt. Die **Kombination** aus beiden ist möglich.

 *Transferbeispiel*

Junger Mann tritt Mülleimer um! – Akuter Erregungszustand*

Fallkonstellation

Ein Patient, 26 Jahre, kommt in Begleitung seiner Freundin in Ihre Praxis. Beide nehmen für ein paar Minuten im Wartezimmer Platz. Die junge Frau legt den Arm um ihren Freund und spricht in leisem Tonfall auf ihn ein. Der junge Mann scheint seiner Freundin nicht zuzuhören, wirkt abwesend und schiebt sie mürrisch von sich. Mehrmals steht er ruckartig vom Stuhl auf und wirft mit **derben Schimpfwörtern** um sich. Es ist zunächst nicht klar, gegen wen sich seine Verbalattacken richten.

Erst als sich die Tür öffnet und ein weiterer Patient das Wartezimmer betritt, schreit der Patient: „Und was glotzt du so? Komm doch her, du Penner! Ich verpass dir 'ne Abreibung.“ Er vollführt mit seinen Armen eine einladende Bewegung und schlägt in die Luft. Nur mühsam gelingt es der Freundin, den aufgebrachten Freund dazu zu bewegen, sich wieder hinzusetzen. Ihnen gegenüber äußert sich die Freundin so: „Auf dem Weg zu Ihnen hat mein Freund an der Bushaltestelle schon einen Mülleimer umgetreten. Ich weiß nicht, was ich jetzt noch machen soll.“

Diagnostische Einordnung

Der Patient ist **psychomotorisch** stark agitiert: Er springt vom Stuhl auf, zeigt körperliche Drohgebärden gegen einen zweiten Patienten und schiebt die Freundin unsanft beiseite. Wie man von ihr erfährt, ist der junge Mann bereits kurz zuvor **gewalttätig** geworden, als er einen Mülleimer beschädigt hat. Der Patient befindet sich jetzt in der Phase der **motorischen Aggression** (Phase 3).

Maßnahmen/Interventionen

Der zweite Patient sollte daher das Wartezimmer zügig verlassen. Als nächste Maßnahme sind zur Gefahrenabwehr die Polizei und der Rettungsdienst zu verständigen.

**Eventuelle personenbezogene Daten fiktiv, Fallbeispiel frei erfunden.*

Fazit – Das müssen Sie wissen

Akute Erregungszustände

Akute Erregungszustände sind geprägt von größter **innerer Unruhe** und **Anspannung**. Sie führen zu starker psychomotorischer Aktivität, eingeschränkter Wahrnehmung, fehlender Reaktion auf Ansprache, gereizter Stimmungslage und Aggressionen. Halluzinationen und Wahnvorstellungen sind möglich.

Die **vielfältigen** Ursachen für Erregungszustände reichen von psychiatrischen Störungen über hirnorganische Erkrankungen bis hin zu Stoffwechselentgleisungen und Arzneimittelkonsum.

Akute Erregungszustände entwickeln sich oft in **4 Phasen**. In der letzten Phase (Erregungssturm) wird der Patient gewalttätig gegen Personen und Gegenstände. Der Erregungssturm kann auch plötzlich (raptusartig) eintreten, ohne dass andere Phasen vorangegangen sind. Ein akuter Erregungszustand schlägt nicht automatisch in körperliche Gewalt um. **Vorsicht** ist dennoch geboten!

Zu ergreifende **Maßnahmen** sind: „Talk down", Unterbrechung der Situation durch Ablenkung, z. B. ein Glas Wasser oder Wechsel in einen anderen Raum. Es ist wichtig, auf jeden Fall den Betroffenen aufmerksam zuzuhören und sie zu beobachten. Wenn diese Maßnahmen nicht greifen, sollten Sie die Sicherheit für alle Beteiligten herstellen, den Rettungsdienst/Notarzt rufen und zusätzlich bei Gewaltausbrüchen zusätzlich die Polizei zu Hilfe bitten.

3.6.4 Vertiefungsfragen „Akute Erregungszustände"

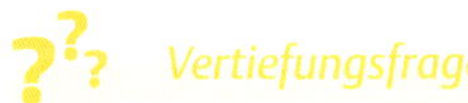

Vertiefungsfragen

Frage 1

Welche Aussagen treffen auf akute Erregungszustände zu?

a) Die Hemmschwelle für aggressive Wortwahl ist deutlich gesenkt.
b) Die Anwesenheit von Bezugspersonen des Patienten stellen immer einen Störfaktor und ein vermeidbares, zusätzliches Sicherheitsrisiko dar.
c) Die Abfolge der typischen Phasen von Erregungszuständen ist immer klar erkennbar.
d) Jeder akute Erregungszustand führt zwangsläufig zu körperlicher Gewalt.

Musterlösung:

a) Die Aussage ist korrekt.
b) Die Aussage ist nicht korrekt: Bezugspersonen des Patienten sind prinzipiell keine Störfaktoren, sondern eine wertvolle Hilfe für die Beurteilung der Situation (Fremdanamnese). Sie wirken unterstützend beim Versuch, den Patienten zu beruhigen. Dieser Nutzen muss jedoch immer individuell gegen das gesundheitliche Risiko für die Bezugsperson abgewogen werden.
c) Die Aussage ist nicht korrekt: Akute Erregungszustände laufen nicht immer in der typischen zeitlichen Reihenfolge ab. Es kann auch sofort und recht unvermittelt zum Erregungssturm kommen (Raptus).
d) Die Aussage ist nicht korrekt: Erregungszustände müssen nicht in jeder Situation zu körperlicher Gewalt führen.

Frage 2

Welcher Aussage zur Symptomatik des akuten Erregungszustandes stimmen Sie zu?

a) Ein Patient äußert die Befürchtung, dass ihm seine Gedanken aus dem Kopf gestohlen werden.
b) Ein Patient hat Schweißränder unter den Achseln.
c) Beim Versuch, einen Patienten zu beruhigen, kann es passieren, dass dieser plötzlich damit beginnt, Lieder zu pfeifen.
d) Pflegebedürftige alte Menschen stellen in der Phase des Erregungssturms kein wesentliches Sicherheitsrisiko dar.

Musterlösung:

a) Die Antwort stimmt nicht: Die Angst vor dem Diebstahl eigener Gedanken (Gedankenentzug) tritt bei akuten Erregungszuständen im Zusammenhang mit Psychosen auf.
b) Die Aussage ist zutreffend: Eine körperliche Reaktion bei akuten Erregungszuständen ist starkes Schwitzen, daher sind Schweißränder unter den Achseln ein mögliches Symptom.
c) Die Aussage ist zutreffend: Das Pfeifen beim Versuch, einen Patienten zu beruhigen, kann als Reaktion des Patienten gewertet werden. Der Patient ignoriert betont die Beruhigungsversuche.
d) Die Aussage stimmt nicht: Patienten können grundsätzlich und weitgehend unabhängig von ihrem Alter und ihrem allgemeinen Zustand in der Phase des Erregungssturms ungeahnte körperliche Kräfte mobilisieren. Im Zweifel ist daher immer auf Abstand zu achten, auch wenn die Patienten auf den ersten Blick nicht dazu in der Lage scheinen.

Frage 3

Nennen Sie körperliche bzw. organische Funktionsstörungen, die als Ursachen für einen Erregungszustand infrage kommen?

Musterlösung:

Mögliche Ursachen eines akuten Erregungszustands sind:

- *hirnorganische Erkrankungen (u. a. Verletzungen des Gehirns, Hirntumoren, Enzephalitis, Epilepsien, Demenzen, Schlaganfälle)*
- *hormonelle Störungen (u. a. Hyperthyreose)*
- *Entgleisungen des Glukosestoffwechsels*
- *Angina pectoris*
- *Nebenwirkungen von Arzneimitteln*

Frage 4

Welche Maßnahmen und Verhaltensregeln sind bei einem akuten Erregungszustand zu beachten?

Musterlösung:

Sie sollten möglichst gelassen und ruhig reagieren und nicht auf Provokationen von Patienten eingehen, sondern auf der Sachebene bleiben und die betroffenen Patienten ernst nehmen, sorgfältig auf das Gesagte und die Körpersprache achten, körperlichen Abstand wahren und Fluchtwege offen lassen.

3.7 Bewusstseinsstörungen

Definition

Bewusstsein

Mit dem Begriff „Bewusstsein" bezeichnet man allgemein die Fähigkeit des Menschen, sich „seines eigenen Ichs" **bewusst** zu sein **und** sich in zeitliche, räumliche und situative Zusammenhänge **einordnen** zu können (reflektives Bewusstsein). Die vollständige **Wachheit** (Vigilanz) eines Menschen, ist die zentrale Voraussetzung, dass er sich im bewusst klaren Zustand befindet.

3.7.1 Voraussetzungen für ein klares Bewusstsein

Wichtige Voraussetzungen für ein klares Bewusstsein sind u. a.:

- Wachheit
- Orientiertheit
- ein intaktes Erinnerungsvermögen
- Eigene Gefühle wahrnehmen können.
- Die Fähigkeit, gedankliche Zusammenhänge aus Erinnerungen und aktuellen Sinneseindrücken herzustellen.

Erst durch diese Voraussetzungen ist der Mensch in der Lage, sich als Individuum zu **begreifen**, sich gegen die Umwelt **abzugrenzen** und auf Reize seiner Umwelt zu **reagieren**. Mit einem Bewusstsein gelingt es, die eigene Position aus verschiedenen Perspektiven heraus zu betrachten, sich selbst einzuschätzen und in Bezug auf die Gegenwart, Zukunft und Vergangenheit einzuordnen.

3.7.2 Leitsymptom und Notfall

Definition

Bewusstseinsstörungen

Fallen Voraussetzungen (s. o.) für ein intaktes Bewusstsein weg, beispielsweise das erforderliche Maß an Wachheit oder die klare gedankliche Auseinandersetzung mit der Umwelt, kommt es zu Bewusstseinsstörungen.

Bewusstseinsstörungen sind ein wichtiges **Leitsymptom** für die Notfalldiagnostik.

Bei **gravierenden** Bewusstseinsstörungen muss sofort der **Rettungsdienst und der Notarzt** gerufen werden. Es gilt, keine Zeit zu verlieren, da es für die Einsatzkräfte oft sehr schwierig ist, das Verhalten von Patienten eindeutig als pathologisch zu diagnostizieren. Je früher die Einsatzkräfte vor Ort sind, desto mehr **Zeit** bleibt im Notfall für die ohnehin sehr schnell vorzunehmende **Notfallanamnese.**

3.7.3 Körperlich bedingte Ursachen

Störungen des Bewusstseins sind häufig körperlich bedingt, d. h., sie werden in vielen Fällen durch **somatische** (organische) **Erkrankungen** oder **hirnorganische Funktionsstörungen** verursacht. Es handelt sich in diesen Fällen um „körperlich begründbare psychische Störungen". Zu den möglichen Ursachen zählen beispielsweise:

- Sepsis
- Vergiftungen
- Drogenkonsum
- Herzerkrankungen
- Stoffwechselstörungen
- neurodegenerative Erkrankungen (z. B. Morbus Parkinson, Alzheimer-Demenz, Multiple Sklerose)
- hirnorganische Störungen, z. B. Hirntumor, ischämischer Schlaganfall, Hirnblutungen, Schädel-Hirn-Trauma, Epilepsie, Morbus Parkinson

Bei allen genannten Beispielen handelt es sich um **schwerwiegende** und unter Umständen akut lebensgefährliche **Situationen**. Patienten mit Bewusstseinsstörungen müssen daher schnell einer **gezielten** ärztlichen **Diagnostik** zugeführt werden.

3.7.4 Wichtige Hinweise: Begleitsymptome

Körperlich begründbare Bewusstseinsstörungen weisen häufig Begleitsymptome auf, wie beispielsweise:

- Krämpfe
- Schwindel
- Lähmungen
- Bauchschmerzen
- auffällig tiefe Atmung
- starke Kopfschmerzen
- Übelkeit und Erbrechen
- erhöhte Körpertemperatur
- Missempfindungen (Parästhesien)
- Hautkolorit (z. B. auffällige Rötung, Gelbfärbung)
- Störungen des Hörens, Sehens und Sprechens

Es ist daher sehr wichtig, auf diese Symptome zu achten! Begleitsymptome können wichtige **Hinweise** auf die **Ursache** einer **Bewusstseinsstörung** geben und sind wertvolle Informationen für den Notarzt. Dies trifft v. a. dann zu, wenn sich ein Patient bei dessen Eintreffen nicht mehr adäquat mitteilen kann. Wenn ein Patient von selbst keine Begleitsymptome erwähnt, müssen Sie als HP/HPP **aktiv** nachfragen.

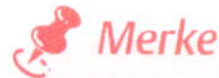

Körperliche Ursachen immer im Blick haben

Hinter Störungen des Bewusstseins stecken oft körperliche Ursachen, die unter Umständen **lebensgefährlich** sind und schnell ärztlich behandelt werden müssen. **Begleitsymptome** müssen **beachtet** bzw. **erfragt** werden, um differenzialdiagnostisch Ursachen ausschließen zu können. Beim Auftreten von Bewusstseinsstörungen ist **sicherheitshalber** der Rettungsdienst/Notarzt zu verständigen, um im Ernstfall keine Zeit zu verlieren.

3.7.5 Akute Bewusstseinsstörungen erkennen

Der Bewusstseinszustand eines Patienten kann sowohl **quantitativ** als auch **qualitativ** verändert sein.

Das quantitative Bewusstsein beschreibt den Grad an Wachheit des Patienten, also seine **Vigilanz**. Das qualitative Bewusstsein hingegen umfasst Bewusstseinsinhalte und sagt etwas über die Klarheit der Wahrnehmung und Gedanken der Patienten aus (▶ **Abb. 3.22**).

Quantitative Bewusstseinsstörungen

Man unterscheidet mehrere **Grade** von quantitativen Bewusstseinsstörungen (▶ **Tab. 3.4**).

Sonderfall: apallisches Syndrom

Ein Sonderfall des **komatösen** Zustandes ist das „apallische Syndrom". In diesem Zustand hat der Patient **offene Augen**, zeigt aber keine Reaktionen auf Ansprache oder andere Reize. Die Regulierung der wichtigen Lebensfunktionen, wie beispielsweise Atmung, Herzschlag und Körpertemperatur, funktionieren.

Hypervigilanz

Zu den Bewusstseinsstörungen zählen ferner Zustände, in denen eine **übersteigerte Wachheit** des Patienten vorliegt. Man spricht von Hypervigilanz. Der Patient zeigt eine erhöhte Aufmerksamkeit und Wachsamkeit gegenüber seiner Umwelt. Man kann diesen Zustand vergleichen mit einer erhöhten **Alarmbereitschaft**. Hypervigilanz ist daher auch ein typisches Merkmal bei

- Angsterkrankungen,
- Zwangsstörungen und
- posttraumatischen Belastungsstörungen.

Abb. 3.22 **Quantitative Bewusstseinsstörungen.**

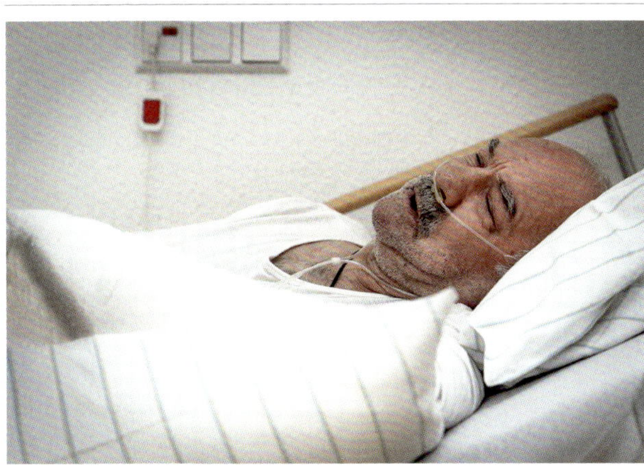

Die Stufen der quantitativen Bewusstseinsstörungen unterscheiden sich im Grad der reduzierten Vigilanz (Wachheitszustand). (nachgestellte Situation) *Quelle: © K. Oborny/Thieme*

Eine weitere häufige Ursache für hypervigilante Zustände ist der Gebrauch von **psychostimulierenden** Arzneimitteln und Drogen. Eine genaue Befragung zum Konsumverhalten des Patienten ist in der Anamnese daher wichtig.

Qualitative Bewusstseinsstörungen

Unter qualitativen Bewusstseinsstörungen versteht man die Störungen von **Bewusstseinsinhalten**, also Veränderungen in der Wahrnehmung und im Denken (▶ **Abb. 3.23**). Man unterscheidet verschiedene **Formen** qualitativer Bewusstseinsstörungen (▶ **Tab. 3.5**).

Tab. 3.4 Stufen der reduzierten Vigilanz bei quantitativen Bewusstseinsstörungen.

Grad der quantitativen Bewusstseinsstörung	Merkmale	mögliche Ursachen (Beispiele)
Benommenheit	• Patienten sind schläfrig, wirken apathisch und teilnahmslos; die Reaktionen auf Ansprache oder leichte Berührung sind verlangsamt • Patienten können Informationen nur noch eingeschränkt aufnehmen und verarbeiten.	• Schädel-Hirn-Traumata • Hirninfarkt („Schlaganfall") • Neurodegeneration des Gehirns • Anstieg des Hirndrucks • Entzündungen des Gehirns • Intoxikationen • Drogenkonsum • Arzneimitteleinnahme • Hyper- und Hypoglykämie • Hypothyreose • Dehydrierung
Somnolenz	• Patienten sind enorm schläfrig, jedoch durch lautes Ansprechen und leichtes Schütteln aufweckbar. • Gezielte Abwehrreflexe sind vorhanden.	
Sopor	• Patienten sind nur durch starke (Schmerz-)Reize aufweckbar, der Wachzustand hält nur kurz an. • Abwehrreflexe sind ungezielt.	
Koma	• Patienten sind auch mit starken (Schmerz-)Reizen nicht aufweckbar. • Lebenswichtige Funktionen (z. B. Atmung, Körpertemperatur, Herzkreislauf) sind möglicherweise eingeschränkt. • Abwehrreflexe (v. a. Hustenreflex) sind gestört oder fehlen ganz.	

Tab. 3.5 Störungen von Bewusstseinsinhalten bei qualitativen Bewusstseinsstörungen.

Form	Merkmale	mögliche Ursachen (Beispiele)
Bewusstseinstrübung	• Die Gegenwart wird nicht klar und zusammenhängend erlebt. • Gedanken können nicht mehr klar gefasst werden. • Halluzinationen treten auf. • Es herrscht Desorientiertheit. • Den Gedanken fehlt der inhaltliche Zusammenhang (inkohärentes Denken). • Trübung und Desorientiertheit verursachen einen Zustand starker Verwirrung.	• Durchblutungsstörungen des Gehirns, z. B. infolge eines Hirninfarktes („Schlaganfall") oder arteriosklerotischer Verengung von Hirngefäßen • Entzündungen des Gehirns • Neurodegeneration des Gehirns • Delir • Schädel-Hirn-Traumata • Alkohol-/Drogenkonsum • Arzneimitteleinnahme • Dehydrierung
Bewusstseinseinengung	• Das Denken, Fühlen und Handeln des Patienten ist auf wenige Inhalte beschränkt (Zustand wie beim Tunnelblick). • Die Ansprechbarkeit auf äußere Reize ist deutlich verringert, ist vergleichbar mit dem Zustand der Hypnose.	• akute Traumatisierung • Entzündungen des Gehirns
Bewusstseinsverschiebung bzw. Bewusstseinserweiterung	• intensivierte Wahrnehmung von Erlebnisinhalten, Raum und Zeit („Erleuchtungserlebnisse")	• psychotische Zustände • Schizophrenie • Manie • Drogen (v. a. halluzinogene Rauschmittel, z. B. LSD, MDMA)

Abb. 3.23 Qualitative Bewusstseinsstörung, z. B. Bewusstseineinengung.

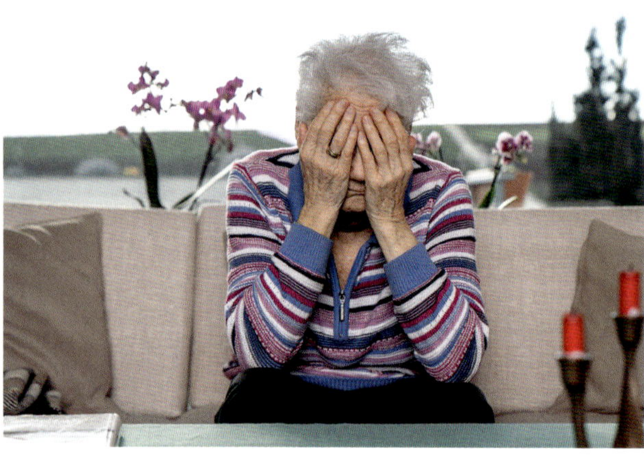

Bei der Bewusstseinseinengung ist das Denken und Handeln von Patienten auf wenige Inhalte beschränkt, wie beispielsweise den Verlust des Ehepartners. Die Patienten sind in diesem Zustand häufig sehr schlecht ansprechbar und desorientiert. (nachgestellte Situation) *Quelle: © K. Oborny/Thieme*

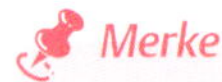

Trüb ist das Gegenteil von klar – Begriff Bewusstseinstrübung

Der Begriff „Bewusstseinstrübung" wird oft im Zusammenhang mit Benommenheit oder Somnolenz verstanden. Dieser Zusammenhang ist jedoch falsch! Denn mit der Trübung des Bewusstseins ist keine quantitative Bewusstseinsstörung, sondern die **fehlende Klarheit** des **Bewusstseins** bzw. eine mangelnde Aufgeräumtheit der Gedanken gemeint. Patienten können durchaus hellwach und gleichzeitig in inhaltlich unklaren und verwirrten Gedanken gefangen sein. „Bewusstseinstrübung" bedeutet also „Verwirrtheit" im Denken, der Selbstwahrnehmung und der Orientierung.

3.7.6 Maßnahmen bei Bewusstseinsstörungen

Bewusstseinsstörungen sind Symptome eines **potenziell gefährlichen** körperlichen oder hirnorganischen Leidens. Deshalb sind Patienten in diesem Zustand zügig in ärztliche Hände zu übergeben. Es sollte der **Notarzt** gerufen werden.

3.7.7 Medikamentöse Intervention Notarzt/Klinik

Patienten mit Bewusstseinsstörungen werden von Notärzten und Ärzten in einer Fachklinik – je nach Symptomatik – folgendermaßen behandelt. **Vorrangiges Ziel** der ärztlichen Maßnahmen ist es zunächst, die **Ursache** zu finden, wodurch die Bewusstseinsstörungen ausgelöst wurden.

Zum Ausschluss einer hirnorganischen Ursache wird beispielsweise ein CT des Schädels durchgeführt. Eine Blutuntersuchung gibt Hinweise auf eine mögliche Stoffwechselentgleisung. Die Wahl der medikamentösen Therapie richtet sich nach den Ergebnissen dieser Diagnostik. Da das **Spektrum** möglicher körperlicher **Ursachen groß** ist, kommt auch eine **große Bandbreite** an **Arzneimitteln** zum Einsatz.

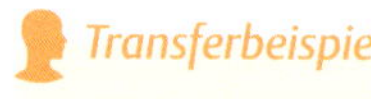

Sturz von der Leiter*

Fallkonstellation

Ein älterer Patient kommt in Begleitung seiner ebenfalls betagten Frau in Ihre Praxis. Der Mann wirkt abgeschlagen. Es dauert ein paar Augenblicke, bis er Ihre Begrüßung erwidert. Als er sitzt, stützt er den Kopf auf die Hand. Seine Augen sind halb geschlossen.

Die Frau berichtet davon, dass ihr Mann von der Leiter gefallen sei. „Hat sich glücklicherweise nichts getan." Sie stößt ihn mit dem Ellenbogen an und sagt: „Mensch, Harald, jetzt erzähl´ doch mal, wie das mit der Leiter vorgestern war." Der Mann sieht auf, braucht einen Moment, um sich zurechtzufinden und sagt „Ich hatte da die Leiter. Ja." Die weiteren Sätze nuschelt der Patient unverständlich vor sich hin. An den Unterarmen entdecken Sie blaue Flecken.

Diagnostische Einordnung

Der Wachheitsgrad des Patienten ist benommen bis somnolent. Auf die Begrüßung reagiert er verzögert. Am Gespräch nimmt der Patient erst teil, als ihn seine Frau mit dem Ellbogenstoß aufrüttelt. Er kann die Geschehnisse im Zusammenhang mit dem Unfall nicht wiedergeben. Offensichtlich hat er Schwierigkeiten, seine Gedanken zu ordnen bzw. sich zu erinnern. Neben dem **eingeschränkten Wachheitsgrad** liegt also zusätzlich eine **Trübung** des **Bewusstseins** vor.

Die teilweise verwaschene und unverständliche Sprache des Patienten ist als wichtige **Begleitsymptomatik** zu werten (Sprachstörung). Man muss zunächst davon ausgehen, dass sich der Patient beim Sturz von der Leiter eine Kopfverletzung zugezogen hat, in deren Folge es möglicherweise zu einer Blutung im Gehirn gekommen ist.

An dieser Stelle müssen daher weitere Begleitsymptome erfragt werden, z. B. Kopfschmerzen oder Übelkeit. Die blauen Flecken an den Armen können als Hinweis auf eine Gerinnungsstörung gewertet werden. Der Heilpraktiker erfragt deshalb sicherheitshalber, ob der Patient gerinnungshemmende Arzneimittel („Blutverdünner") einnimmt (z. B. Marcumar, Acetylsalicylsäure, Heparin in Spritzenform), die die Gefahr innerer Blutungen erhöhen.

Maßnahmen/Interventionen

In dieser Situation ist der **Notarzt** zu verständigen.

**Eventuelle personenbezogene Daten fiktiv, Fallbeispiel frei erfunden.*

Fazit – das müssen Sie wissen

Bewusstseinsstörungen

Bewusstseinsstörungen unterteilt man in:

- Störungen des **Wachheitsgrades** (quantitative Bewusstseinsstörung)
- Störungen von **Bewusstseinsinhalten** (qualitative Bewusstseinsstörungen)

Bewusstseinsstörungen können **gefährliche körperliche Ursachen** haben. Daher sollte **zügig** eine **ärztliche Untersuchung** erfolgen, ggf. durch einen Notarzt.

Bei Bewusstseinsstörungen sind **Begleitsymptome** abzufragen (z. B. starke Kopfschmerzen, Schwindel, Übelkeit). Sie liefern **wertvolle Hinweise** auf die möglichen Ursachen.

3.7.8 Vertiefungsfragen „Bewusstseinsstörungen"

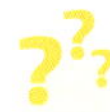

Vertiefungsfragen

Frage 1

Welche Aussagen treffen auf Bewusstseinsstörungen zu?

a) Störungen des Bewusstseins sind sehr häufig Hinweise auf ein somatisches Leiden.
b) Patienten mit eingetrübtem Bewusstsein sind stets benommen und träge in der Reaktion auf Ansprache.
c) Sopor ist eine Form der qualitativen Bewusstseinsstörung.
d) Bewusstseinsstörungen können mit Störungen des Hörens, Sehens und Sprechens einhergehen.
e) Bei Auftreten von Bewusstseinsstörungen sollte der Patient möglichst zeitnah einen Termin mit seinem Hausarzt vereinbaren.

Musterlösung:

a) Die Aussage ist korrekt.
b) Die Aussage ist nicht richtig. Patienten mit eingetrübtem Bewusstsein sind verwirrt und können ihre Gedanken nicht klar fassen. Ihr Wachheitsgrad und die Reaktion auf Ansprache können jedoch normal sein.
c) Die Aussage ist nicht korrekt. Sopor ist eine Form der quantitativen Bewusstseinsstörung.
d) Die Aussage ist korrekt.
*e) Die Antwortoption ist nicht korrekt. Bewusstseinsstörungen müssen **sofort** ärztlich abgeklärt werden, im Zweifel durch einen Notarzt.*

Frage 2

Welche Umstände können zu Bewusstseinsstörungen führen?

a) Morbus Parkinson
b) die Einnahme von LSD
c) ein Schlaganfall
d) ein schlecht eingestellter Diabetes mellitus

Musterlösung:

Alle Antwortoptionen sind richtig.
a) Zu den möglichen Symptomen der neurodegenerativen Erkrankung Morbus Parkinson zählen unter anderem Bewusstseinsstörungen.
b) LSD ist eine halluzinogene Droge, die Störungen in Form von Bewusstseinsverschiebungen bzw. -erweiterungen verursacht.
c) Bei einem Schlaganfall (Hirninfarkt) können sowohl Benommenheit und Somnolenz als auch Bewusstseinstrübungen eintreten.
d) Unter einem „schlecht eingestellten" Diabetes mellitus versteht man einen Blutzuckerspiegel, der mit Insulin (oder einem anderen Antidiabetikum) entweder zu schwach oder zu stark gesenkt wurde. Es handelt sich dabei um eine Stoffwechselstörung und kommt daher ebenfalls als Ursache infrage.

Frage 3

Welche der folgenden Symptome können bei **quantitativen** Bewusstseinsstörungen auftreten?

a) intensivierte Wahrnehmung von Raum und Zeit
b) ungezielte Abwehrreaktionen
c) Lautes Ansprechen und leichtes Schütteln sind für das Wachwerden erforderlich.
d) Atemstillstand
e) apallisches Syndrom

Musterlösung:

a) Dieses Symptom ist keine quantitative Bewusstseinsstörung. Die intensivierte Wahrnehmung von Raum und Zeit ist eine Bewusstseinserweiterung und gehört zur Symptomatik der qualitativen Bewusstseinsstörungen.
b) Das Symptom ungezielter Abwehrreaktionen tritt beim Sopor auf, sodass die Antwort korrekt ist.
c) Lautes Ansprechen und leichtes Schütteln reichen bei einer Somnolenz aus, um Patienten zu erreichen, die Aussage c) ist korrekt.
d) Die Antwortoption ist korrekt. Befinden sich Patienten in der intensivsten Stufe quantitativer Bewusstseinsstörungen, dem Koma, ist ein Atemstillstand möglich. Weitere Symptome sind: der Verlust von lebenswichtigen Funktionen, wie die Regulierung von Atmung, Herzschlag und Körpertemperatur.
e) Das apallische Syndrom ist eine Sonderform des Komas und zählt somit zu den quantitativen Bewusstseinsstörungen.

Frage 4

Welche der folgenden Symptome können bei **qualitativen** Bewusstseinsstörungen auftreten?

a) Die Vigilanz ist immer vermindert.
b) inkohärentes Denken
c) eingeschränktes Orientierungsvermögen
d) Ein Patient behauptet, dass er den Geschmack von Sonnenlicht wahrnehmen kann.

Musterlösung:

*a) Eine Bewusstseinstrübung ist ein Zustand der Verwirrung. Vigilanz hingegen bezeichnet die Wachheit des Patienten und ist das Hauptmerkmal quantitativer Bewusstseinsstörungen. Beides kann, muss aber nicht zwingend zusammen auftreten. Die Antwortoption ist deshalb nicht korrekt, weil dies **nicht immer** so ist.*
b) Die Antwort ist richtig: inkohärentes, also zusammenhangloses Denken ist ein Symptom quantitativer Bewusstseinsstörungen.
c) Ebenso ist die Antwortoption c. korrekt: Eine eingeschränkte Orientiertheit gehört auch zu den qualitativen Bewusstseinsstörungen.
d) Die Wahrnehmung des Geschmacks des Sonnenlichts ist eine intensivierte Wahrnehmung von Erlebnisinhalten und spricht für eine qualitative Bewusstseinsstörung im Sinn einer Bewusstseinserweiterung. Die Antwort ist korrekt.

Frage 5

Welcher Aussage stimmen Sie zu?

a) Bewusstseinseinengung bedeutet, dass Patienten sehr schläfrig sind.
b) Zum Aufwecken von somnolenten Patienten sind starke Reize erforderlich und der Wachzustand hält nur kurz an.
c) Personen mit Bewusstseinstrübung versuchen möglicherweise, Ihre Praxis durch die falsche Tür zu verlassen.
d) Bei quantitativen Bewusstseinsstörungen handelt es sich in jedem Fall um eine Minderung der Wachheit der Patienten.

Musterlösung:

a) Eine Bewusstseinseinengung ist die Einschränkung des Bewusstseins auf wenige Inhalte und somit eine qualitative Bewusstseinsstörung. Schläfrigkeit hingegen ist eine quantitative Bewusstseinsstörung, die nicht zwangsläufig zusammen mit einer Bewusstseinseinengung auftreten muss. Die Antwort a. ist deshalb nicht korrekt.
b) Die Antwort b. ist nicht richtig, weil bei soporösen Patienten starke Reize zum Aufwecken erforderlich sind. Der Wachzustand hält anschließend nur kurz an. Somnolente Patienten hingegen können durch lautes Ansprechen und leichtes Schütteln wach gemacht werden.
c) In der korrekten Antwort c. wird eine Orientierungsstörung beschrieben, was ein typisches Symptom der Bewusstseinseintrübung ist.
d) Der Zustand der Hypervigilanz (übersteigerte Wachheit und Aufmerksamkeit) zählt ebenfalls zu den quantitativen Bewusstseinsstörungen. Deshalb ist Antwort d. nicht ganz korrekt, weil eben nicht „in jedem Fall" der Wachheitsgrad von Patienten eingeschränkt ist.

Frage 6

Welche medizinischen Maßnahmen werden bei Bewusstseinsstörungen durch einen Arzt ergriffen?

Musterlösung:

Zunächst wird die Ursache der Bewusstseinsstörungen festgestellt. Dazu erfolgen beispielsweise Blutuntersuchungen, Organfunktionstests, (z. B. EKG) und die Durchführung eines CT des Schädels. Die Wahl der medikamentösen Therapie richtet sich nach den Ergebnissen dieser Diagnostik. Da das Spektrum möglicher körperlicher Ursachen groß ist, kommt auch eine große Bandbreite an Arzneimitteln zum Einsatz.

3.8 Katatone Zustände

Definition

Katatonie

Der Begriff „Katatonie" bezeichnet ein Syndrom, bei dem **psychische Symptome** zusammen mit charakteristischen Störungen der **Willkürmotorik** auftreten. Die motorischen Störungen betreffen typischerweise: Körperhaltung, Bewegungsabläufe, motorische Aktivitäten und die Reaktivität. Darüber hinaus finden sich Auffälligkeiten in der *Sprache* und der **Affektivität**.
Die bekannten motorischen Störungen der Katatonie sind der Stupor und die Katalepsie.

Definition

Stupor

Beim Krankheitsbild Stupor handelt es sich um einen Zustand der **Starre**, bei dem die Erkrankten **keine** körperlichen und psychischen **Aktivitäten** mehr zeigen, obwohl das **Bewusstsein intakt** ist. Die Erkrankten sind teilnahmslos und reagieren nicht, wenn man sie anspricht. Ihre Mimik ist regungslos. Teilweise tritt eine innere Anspannung mit **erhöhtem Muskeltonus** auf. Der Stupor kann als Symptom der Katatonie auftreten.

Definition

Katalepsie

Bei einer Katalepsie bleiben die Erkrankten in einer **starren Körperhaltung**, die mit einer **maximalen Muskelanspannung** einhergeht. Die Katalepsie kann als Symptom der Katatonie auftreten.

3.8.1 Ursachen

Psychiatrische Erkrankungen

Die Ursachen für katatone Zustände sind vielfältig. Katatonie tritt im Zusammenhang mit psychiatrischen Erkrankungen auf, wie beispielsweise:

- **Schizophrenie** (katatone Schizophrenie) und
- schweren Formen von **affektiven Störungen** (Depressionen, Manien, bipolare Störung).

Körperlich-organische Erkrankungen

Neben psychiatrischen Erkrankungen kommen auch körperlich-organische Leiden als Ursache infrage. Dazu gehören:

- Erkrankungen des **Gehirns** (Entzündungen, Schlaganfall, Infektionen, alkoholbedingte Enzephalopathien, Epilepsie, Tumoren)
- schwere **Stoffwechselstörungen**: diabetische Ketoazidose, thyreotoxische Krise (akuter starker Anstieg des Schilddrüsenhormonspiegels), Hyperparathyreoidismus (zu hoher Parathormonspiegel)
- **Drogenkonsum** (chronischer Alkoholabusus, aufputschende Mittel: Ecstasy, Kokain) und plötzlicher Drogenentzug nach längerer Abhängigkeit
- **Arzneimitteleinnahme** (z. B. malignes neuroleptisches Syndrom bei Einnahme von Antipsychotika, katatone Zustände infolge eine Lithiumtherapie)

3.8.2 Katatone Zustände erkennen

Das Störungsbild umfasst viele **psychische** und **motorische** Symptome, die in sehr unterschiedlicher Ausprägung an Patienten beobachtet werden können.

Symptome bei katatonen Zuständen

Bei manchen Patienten steht eine absolute Regungslosigkeit im Vordergrund. Andere Patienten fallen durch stereotype Bewegungsabfolgen, starke körperliche Unruhe und eine gestörte Sprache auf.

Je nachdem, wie stark die *motorischen Symptome* ausgeprägt sind, unterscheidet man grundsätzlich:

- **hypokinetische** Symptome (▶ **Abb. 3.24**), bei denen eine stark **verringerte** bis vollständig fehlende motorische Aktivität vorliegt (▶ **Tab. 3.6**) und
- **hyperkinetische** Symptome, die sich in einer stark **gesteigerten** motorischen Aktivität zeigen (▶ **Tab. 3.7**).

! Cave

HPP: keine Untersuchung des Muskeltonus!

Bitte beachten Sie an dieser Stelle, dass es HPP (Heilpraktiker für Psychotherapie) untersagt ist, körperliche Untersuchungen an Patienten durchzuführen. Wertvolle Informationen, die man aus der Prüfung des Muskeltonus gewinnen könnte (z. B. das Gegenhalten durch Anspannung, Katalepsie, Flexibilitas cerea), sind dem HPP daher nicht zugänglich, da sie nur mithilfe von direktem Körperkontakt im Rahmen einer körperlichen Untersuchung feststellbar sind.
Die Diagnostik stützt sich also allein auf **Beobachtung** und **Befragung** von Patienten. Weitere Hinweise ergeben sich möglicherweise bei der Befragung von **Angehörigen** bzw. anderen **Bezugspersonen** von Patienten.

Abb. 3.24 Katatonie: hypokinetische Symptome.

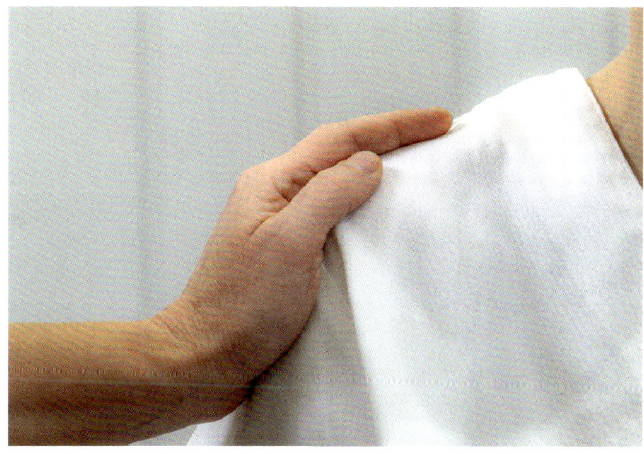

Bei hypokinetischen Patienten kann sich eine stark reduzierte motorische Aktivität einstellen, die sich bis zur absoluten Regungslosigkeit entwickeln kann. (nachgestellte Situation) *Quelle: © K. Oborny/Thieme*

Tab. 3.6 Hypokinetische Symptome der Katatonie.

hypokinetische Symptome	Merkmale
Stupor	Patienten scheinen körperlich und psychisch in sich gekehrt, weltabgewandt oder wirken wie erstarrt, zeigen wenig bis keine Reaktion auf Ansprache und Reize. Bei dem Versuch der Kontaktaufnahme wenden sie sich ab, verweigern den Blickkontakt, bedecken ihr Gesicht mit der Hand oder blicken nur starr geradeaus. Das Bewusstsein der Patienten ist trotz äußerlicher Teilnahmslosigkeit in der Regel klar und wach. Patienten können alles verstehen, haben jedoch keine Möglichkeit, sich mitzuteilen. Das Erinnerungsvermögen ist meist intakt. Man muss davon ausgehen, dass sich Patienten während eines Stupors innerlich im Zustand quälender Unruhe und Angst befinden. Dies kann anhand vegetativer Symptomatik festgestellt werden, wie z. B. Anstieg von Herzfrequenz und Blutdruck, Schweißausbruch. Der Muskeltonus kann während des Stupors erhöht sein.
Katalepsie	Patienten behalten die Körperhaltung bei, in die sie der Untersucher bringt. Beim Versuch, die Körperhaltung zu verändern, setzen Patienten in manchen Fällen großen Widerstand ein, indem sie ihre Muskulatur entgegengesetzt anspannen (starre Katalepsie). Die bizarren und unbequemen Körperhaltungen kann der Patient zum Teil über Stunden und Tage beibehalten.
Posieren	Der Patient nimmt selbstständig (Unterscheid zur Katalepsie) bizarre Körperhaltungen ein, in denen er teilweise über Stunden verharrt. Beispiele: Abwinkeln der Arme zur Seite, Anheben der Beine aus der Sitzposition heraus.
Flexibilitas cerea	„Wächserne Biegsamkeit": Beim Versuch, die Extremitäten des Patienten zu bewegen, setzt der Patient Widerstand entgegen; die Überführung in eine neue Körperhaltung fühlt sich für den Untersucher zäh an (wie Modellieren von halbfestem Wachs).
Mutismus	Patienten sprechen nicht oder nur wenig und wenn, dann erst nach wiederholter Aufforderung.
Negativismus	Patienten reagieren nur widerstrebend auf Ansprache oder führen das Gegenteil von dem aus, wozu man sie aufgefordert hat. Beispiel: Man möchte einen Patienten mit Handschlag begrüßen. Der Patient reagiert auf die ausgestreckte Hand zunächst gar nicht (als ob er nicht verstanden hat) oder reagiert misstrauisch und ablehnend. Manche Patienten lassen es eventuell zu, dass man ihre Hand dennoch nimmt, zeigen jedoch keine Erwiderung des Händedrucks (passiver Widerstand). Fordert man Patienten auf, *nicht* die Hand zu geben, kann man das gleiche widerstrebende Verhalten beobachten: Sie strecken dann die Hand zur Begrüßung aus.
Sperrung	Der Patient unterbricht ohne ersichtlichen Grund seine Handlung oder hält in einer Bewegung inne.

Dauer von katatonen Zuständen

Die Dauer eines katatonen Zustandes kann variieren zwischen wenigen Minuten bis hin zu mehreren Wochen und Monaten.

! Vorsicht

Schnelle Wechsel sind möglich!

Hypokinetische Zustände können schlagartig in heftige Erregungszustände mit starker motorischer Aktivität und aggressivem Verhalten umschlagen. Man spricht bei dieser Veränderung der Symptomlage von einem **Raptus,** einem plötzlich auftretenden Wutanfall. Es besteht akute **Selbst- und Fremdgefährdung!**

Maligne katatone Zustände

Katatone Zustände können entgleisen und akut lebensbedrohlich verlaufen!

2 Formen. Man unterscheidet 2 maligne Formen des katatonen Notfalls:

- die perniziöse Katatonie
- das maligne neuroleptische Syndrom (MNS)

Perniziöse Katatonie. Die perniziöse Katatonie tritt als Folge der katatonen Schizophrenie auf.

Malinges neuroleptisches Syndrom (MNS). Das maligne neuroleptische Syndrom wird durch die hochdosierte Anwendung von Antipsychotika der alten Wirkstoffgeneration verursacht (z. B. Haloperidol). Der Begriff „Neuroleptikum" ist ein alter Begriff aus der Medizin und wird heutzutage synonym für „Antipsychotika" verwendet. Besonders hoch ist das Risiko für ein MNS bei jungen Männern.

Tab. 3.7 Hyperkinetische Symptome der Katatonie.

hyperkinetische Symptome	Merkmale
psychomotorische Erregungszustände	• zielloses Umherwandern, Raserei, Schrei- und Heulattacken, Zerstörung von Gegenständen • Der Zustand kann plötzlich (raptusartig (S. 102)) eintreten. • Achtung: Eigen- und Fremdgefährdung!
stereotype Bewegungsmuster	Patienten wiederholen Körperbewegungen in schneller Folge, die keinem erkennbaren Zweck dienen. Beispiele: • Beklopfen der Brust oder des Bauches • Kopfnicken und -kreisen • Finger reiben, als wollten die Patienten schnipsen • auf den Füßen hin und her wippen • Die Finger werden immer wieder in gleichbleibender Weise zu Mund, Nase oder Ohr geführt.
manierierte Bewegungen	Körperhaltungen und -bewegungen sind verspielt und wirken umständlich und übertrieben.
stereotype Sprachveränderungen	Es treten sprachliche Perseverationen auf: Zunächst sinnhafte und situationsgerechte Äußerungen werden fortlaufend wiederholt und verlieren dadurch ihren Sinn. Verbigeration: Patienten wiederholen Silben, Wörter oder kurze Sätze viele Male hintereinander. Ein Zweck ist nicht erkennbar. Es klingt, als ob „ein Sprung in der Schallplatte" wäre. Neologismus: Patienten erfinden neue Wörter. Sprachliche Manierismen: Patienten drücken sich gekünstelt und umständlich aus, sie sprechen beispielsweise in der Stimmlage eines Kleinkinds oder abgehackt wie ein Roboter.
Befehlsautonomien	Echolalie: Die vom Untersucher gesagten Sätze bzw. Satzteile sprechen Patienten automatisiert nach. Echopraxie: Der Patient nimmt unaufgefordert die Körperhaltung des Untersuchers ein oder ahmt dessen Bewegungen spontan nach. Beim Wechsel der Körperhaltung geht der Patient mit und macht die Bewegungen nach bzw. führt sich selbstständig weiter.
Grimassieren	Patienten verziehen unerwartet und ohne ersichtlichen Grund das Gesicht.

! Vorsicht!

Katatone Zustände können entgleisen!

Bei der perniziösen Katatonie und dem malignen neuroleptischen Syndrom (MNS) ist zu beachten, dass die Situation bei Patienten in diesen Zuständen entgleisen und lebensbedrohlich werden kann.

Gemeinsame Leitsymptome. Die perniziöse Katatonie und das MNS haben einen ähnlichen Verlauf und können im Notfall allein anhand der Symptome **nicht sicher** voneinander **unterschieden** werden. Gemeinsame Leitsymptome sind:

- hohes Fieber
- Bewusstseinseintrübung
- starker Blutdruckanstieg und Tachykardie
- starker Rigor

Rigor. Beim Rigor ist die Grundspannung der **Skelettmuskulatur** gesteigert. Ist der Rigor ausgeprägt, drohen Muskelzellen der Skelettmuskulatur **abzusterben**.

Bei diesem Prozess werden große Mengen von Myoglobin ins Blut freigesetzt, das eine starke Belastung der Nieren bewirkt. Es droht ein **akutes Nierenversagen**.

Weitere lebensbedrohliche Komplikationen ergeben sich aus einer **Elektrolytverschiebung** und **Exsikkose**. Aufgrund der unmittelbaren Lebensgefahr ist der Notarzt zu rufen.

3.8.3 Maßnahmen bei katatonen Zuständen

Körperliche Untersuchung

Ergeben sich bei einem Patienten Hinweise auf einen katatonen Zustand, müssen Patienten körperlich untersucht werden. Das bedeutet, es muss der Muskeltonus überprüft werden (Katalepsie, Flexibilitas cerea). **HP** dürfen den körperlichen Muskeltonus **untersuchen**.

Da den **HPP** körperliche Untersuchungsmethoden nicht erlaubt sind, müssen sie Patienten zügig in ärztliche Hände **übergeben**.

Interventionen durch HPP

HPP können einige Aspekte bei Patienten **erfragen** oder genau **beobachten**, um die individuelle Situation beurteilen zu können.

- Wann hat der Patient zuletzt etwas getrunken oder gegessen? Diese Frage ist wichtig, um sicherzustellen, dass keine Gefahr der Exsikkose (Austrocknung durch abnehmendes Körperwasser) bzw. Mangelernährung droht.
- Gibt es Hinweise auf einen akut malignen Verlauf: Fieber, Bewusstlosigkeit, Muskelstarre, Einnahme von Antipsychotika?

! Cave

Plötzliche Angriffe möglich!

Katatone Patienten mit hyperkinetischen Symptomen können plötzliche Angriffe starten. Hier ist auf die Sicherung vor Eigen- und Fremdgefährdung zu achten.

3.8.4 Medikamentöse Intervention (Notarzt/Klinik)

Die medizinische Intervention richtet sich nach der **individuellen** Ausprägung der **Symptome**.

Stupor. Beim Stupor werden zum Teil aufwendige pflegerische Maßnahmen erforderlich. Es muss auf eine ausreichende Flüssigkeits- und Nahrungszufuhr geachtet werden. Aufgrund der eingeschränkten Mobilität stuporöser Patienten ist das Risiko für ein thromboembolisches Ereignis (Beinvenenthrombose, Herzinfarkt, Schlaganfall, Lungenembolie) erhöht. Patienten erhalten daher **gerinnungshemmende Arzneimittel**. Des Weiteren werden Maßnahmen zur Vermeidung eines **Dekubitus** getroffen.

Spannungs- und Erregungszustände. Spannungs- und Erregungszustände werden mit dem Benzodiazepin (S. 40) Lorazepam behandelt (Kap. 1.4.4). Nach Ausschluss eines malignen neuroleptischen Syndroms (MNS) kann Lorazepam auch mit einem **Antipsychotikum** (siehe Kap. 1.4.3) kombiniert werden.

 *Transferbeispiel*

„Tun kann, tun kann …“*

Fallkonstellation

Eine Patientin (55 Jahre), die schon seit vielen Jahren zu Ihnen in die HPP-Praxis kommt, erscheint heute in Begleitung ihres Ehemanns.
Nach der Begrüßung sagen Sie: „Wollen wir doch mal sehen, was ich heute für Sie tun kann.“ Während Sie weitersprechen, reagiert die Patientin mit den Worten: „Tun kann. Tun kann. Tun kann.“ Sie fragen: „Wie geht es Ihnen?“ Sie denkt einen Moment nach und sagt: „Es geht mir gut. Es geht mir gut. Es geht mir gut.“ Sie fragen, ob sie nicht ihren Mantel ablegen möchte. Sie antwortet: „Es geht mir gut.“
Sie bitten beide, Platz zu nehmen. Der Mann setzt sich, die Frau bleibt stehen. Der Mann schaut kurz zu seiner Frau auf und sagt: „Du kannst auch ruhig stehen bleiben.“ Daraufhin setzt sich die Frau auf ihren Stuhl. Im Gespräch berichtet der Mann, dass seine Frau ihn in letzter Zeit immer häufiger „links liegen“ lässt. Er fühlt sich von ihr zunehmend ignoriert. Oft will sie auf die einfachsten Fragen nicht reagieren. Einmal hat sie ihn sogar plötzlich geschlagen. Der Streit, der daraus entstand, ist nun der Grund für den Besuch Ihrer Praxis.
Die Frau scheint in einem normalen Ernährungszustand, wach und grundsätzlich bei klarem Bewusstsein. Sie kann Fragen zu ihrem Namen, dem Aufenthaltsort und dem aktuellen Datum richtig nennen. Zurzeit sind bei ihr keine Erkrankungen bekannt. Sie nimmt keine Arzneimittel ein. Ihre Körperbewegungen (Gehen, Bewegung der Arme) sehen normal aus.

Diagnostische Einordung

- **Echolalie**: Die Patientin spricht die Worte des Untersuchers nach: „Tun kann. Tun kann.“
- **Verbigeration**: Sie wiederholt die eigenen Worte mehrmals hintereinander: „Es geht mir gut, es geht mir gut, es geht mir gut.“
- **Sprachliche Perseveration**: Es fällt auf, dass sie auf die Frage, ob sie ihren Mantel ausziehen wolle, auf dieselbe Art antwortet, wie auf die zuvor gestellte Frage.
- **Negativismus**: Die Patientin folgt nicht der Aufforderung, sich zu setzen. Sie setzt sich erst, als ihr Mann sagt, dass sie auch stehen bleiben könne. Sie führt das Gegenteil von dem aus, zu dem man sie aufgefordert hat.
- **Stuporöse Phasen**: Der Bericht des Ehemannes gibt Hinweise darauf, dass seine Frau in den zurückliegenden Wochen stuporöse Phasen hatte, indem sie keine Reaktion auf die Ansprachen des Ehemanns zeigte, was er als Ablehnung gedeutet hat.

Maßnahmen/Interventionen

Da körperliche Untersuchungen HPP nicht erlaubt sind, müssen Hinweise auf eine erhöhte Muskelspannung und Katalepsie aus der **Beobachtung** der **Körperbewegungen** geschlossen werden. Die **Feststellung** des **Ernährungszustandes** ist wichtig, um herauszubekommen, ob Phasen des Stupors zur Mangelernährung geführt haben. Über die Frage nach **Arzneimitteln** wird geklärt, ob eventuell eine durch Antipsychotika provozierte maligne Katatonie (MNS) vorliegt. Aus der **Beobachtung** des **Ganges** und der allgemeinen Körperbewegung sowie der Tatsache, dass die Patientin ansonsten gesund ist, d. h., vor allem fieberfrei und klar und wach ist, besteht **keine** unmittelbare Gefährdung. Dennoch sollte sie noch **am selben Tag** bei einem **Arzt** vorstellig werden.

**Eventuelle personenbezogene Daten fiktiv, Fallbeispiel frei erfunden.*

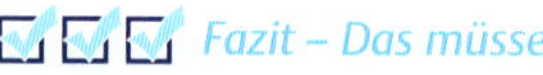

Katatone Zustände

Unter dem Begriff „Katatonie“ versteht man das Auftreten einer **psychischen Störung**, die gleichzeitig mit charakteristischen Veränderungen der **Willkürmotorik** einhergeht.
Ursachen für eine Katatonie können vielfältig sein, z. B. bei psychischen Erkrankungen wie: katatone Schizophrenie, Depressionen, Manien, bipolare Störung. Die Ursachen können auch körperlich-organischer Natur sein: Erkrankungen des Gehirns, (u. a. Entzündungen, Schlaganfall, Tumoren), schwere Stoffwechselstörungen (u. a. diabetische Ketoazidose, thyreotoxische Krise), Drogenkonsum bzw. plötzlicher Drogenentzug, Arzneimitteleinnahme (u. a. Antipsychotika).
Man unterscheidet **hypokinetische** Symptome (z. B. Stupor, Katalepsie, Negativismus) und **hyperkinetische** Symptome (z. B. Unruhezustände, stereotype Bewegungen, sprachliche Stereotypien, Befehlsautonomien).
Hypokinetische Zustände können schnell in heftige Erregungszustände umschlagen („Raptus“). Es besteht akute **Selbst- und Fremdgefährdung!**

3.8.5 Vertiefungsfragen „Katatonie“

Vertiefungsfragen

Frage 1

1. Welche Situation kommt als Ursache für einen katatonen Zustand infrage?

a) Hirntumor
b) starkes Übergewicht
c) Einnahme von Haloperidol
d) Liebeskummer
e) Überdosierung von Tabletten mit Schilddrüsenhormonen

Musterlösung:

a) Diese Antwort ist korrekt. Ein Hirntumor ist eine hirnorganische Erkrankung, die katatone Zustände hervorrufen kann.
b) Diese Antwortoption ist korrekt: Adipositas ist jedoch nur in solchen Fällen ursächlich für eine Katatonie, wenn dadurch schwere Depressionen ausgelöst werden.
c) Diese Antwort ist korrekt: Haloperidol gehört zu den älteren Wirkstoffen aus der Gruppe der Antipsychotika. Die Anwendung ist mit einem erhöhten Risiko für ein malignes neuroleptisches Syndrom (MNS) verbunden und kommt daher als Ursache für eine Katatonie in Betracht.
d) Diese Antwort trifft auf wenige Fälle zu: Liebeskummer ist nur in solchen Fällen ursächlich für eine Katatonie, wenn dadurch schwere Depressionen ausgelöst werden.
e) Die Überdosierung von Tabletten mit Schilddrüsenhormonen führt zu einem starken Anstieg des Schilddrüsenhormonspiegels, was einer Hyperthyreose gleichkommt. Es handelt sich somit ebenfalls um eine mögliche Ursache für einen katatonen Zustand.

Frage 2

Mit welchen Symptomen muss bei katatonen Patienten gerechnet werden?

a) Ein Patient springt unerwartet von seinem Stuhl auf und schlägt den Heilpraktiker.
b) Ein Patient sitzt still auf dem Stuhl, guckt starr geradeaus und schwitzt stark.
c) Ein Patient ahmt die Bewegungen des Nachrichtensprechers im Fernsehen nach.
d) Ein Patient wippt pausenlos mit dem Oberkörper vor und zurück.

Musterlösung:

Alle 4 Antwortoptionen sind richtig.
a) Bei katatonen Zuständen muss grundsätzlich mit plötzlich auftretenden körperlichen Angriffen gerechnet werden, ein sog. Raptus.
b) Das bewegungslose Sitzen auf dem Stuhl und der starre Blick deuten auf einen Stupor hin. Trotz fehlender körperlicher Aktivität ist der Patient in höchster innerer Erregung. Dies macht sich an seiner vegetativen Reaktion bemerkbar, also starkem Schwitzen oder einem erhöhten Puls.
c) Die Nachahmung des Nachrichtensprechers ist eine Echopraxie.
d) Das Vor- und Zurückwippen stellt eine Bewegungsstereotypie dar.

Frage 3

Welchen Aussagen *zum Stupor* stimmen Sie zu?

a) Typisches Merkmal eines Stupors ist eine körperliche Bewegungslosigkeit und eine fehlende Reaktion auf Ansprache.
b) Ein Stupor kann wenige Minuten, Stunden oder auch viele Tage bis Monate andauern.
c) Bei längerem Andauern des stuporösen Zustandes besteht die Gefahr eines Schlaganfalls.
d) Während eines Stupors kann man wertvolle Zeit sparen, weil der Patient sowieso nichts mitbekommt und man ihm deshalb die Maßnahmen, die als Nächstes getroffen werden, nicht noch extra erklären muss.
e) Beim Stupor droht ein Kreislaufzusammenbruch.

Musterlösung:

a) Die Aussage ist korrekt: Es handelt sich um ein typisches Merkmal.
b) Die Aussage ist korrekt: Die Dauer eines Stupors kann sehr breit variieren.
c) Die Aussage ist korrekt: Ein lang anhaltender Stupor kann einen Schlaganfall verursachen.
d) Diese Antwort ist falsch: Stuporöse Patienten erleben die Gegenwart in der Regel klar und können sich im Nachhinein an alles erinnern. Sie spüren während des Stupors teils starke Unruhe, Angespanntheit und Angst. Es ist daher notwendig, auch einem regungslosen Patienten zu erklären, welche Maßnahmen Sie planen.
e) Diese Aussage ist richtig: Ein Kreislaufzusammenbruch kann infolge einer mangelhaften Flüssigkeitszufuhr auftreten.

Frage 4

Welche Personen sind besonders gefährdet, ein malignes neuroleptisches Syndrom (MNS) zu erleiden?

Musterlösung:

Männliche Patienten im jungen Erwachsenenalter sind besonders gefährdet, ein MNS zu erleiden, wenn sie mit einer hohen Dosis eines Antipsychotikums der alten Wirkstoffgeneration therapiert werden.

Frage 5

Was kommt als Ursache für die perniziöse Katatonie infrage?

Musterlösung:

Die perniziöse Katatonie tritt bei einer katatonen Schizophrenie auf.

Frage 6

Welcher Aussage stimmen Sie zu?

a) Streckt ein Patient unerwartet aus der Sitzposition sein rechtes Bein gerade aus, darf ein HPP versuchen, es wieder in seine Ausgangsposition zurückzudrücken.
b) Ein Patient, der unerwartet aus der Sitzposition das rechte Bein gerade ausstreckt, einen verwirrten Eindruck macht und darüber klagt, dass ihm sehr warm ist, sollte durch einen HPP sofort mit einem kalten Wadenwickel und einer Tablette Paracetamol therapiert werden.
c) Bei einem Patienten, der unerwartet aus der Sitzposition das rechte Bein gerade ausstreckt, einen verwirrten Eindruck macht und darüber klagt, dass ihm sehr warm ist, muss der Notarzt gerufen werden.
d) Bei einem Patienten, der unerwartet aus der Sitzposition das rechte Bein gerade ausstreckt, einen verwirrten Eindruck macht und darüber klagt, dass ihm sehr warm ist, kommen Antipsychotika als Ursache infrage.

Musterlösung:

a) Diese Aussage ist nicht richtig. HPP ist es nicht erlaubt, Patienten körperlich zu untersuchen bzw. körperlich-organische Erkrankungen zu therapieren. Ferner dürfen sie keine Arzneimittel verordnen oder am Patienten anwenden. Daher ist ihnen im vorliegenden Beispiel auch nicht erlaubt, das ausgestreckte rechte Bein wieder in die Ausgangsposition zurück zu drücken.
b) Diese Aussage ist nicht korrekt. HPP ist es nicht erlaubt, Patienten körperlich zu untersuchen bzw. körperlich-organische Erkrankungen zu therapieren. Ferner dürfen sie keine Arzneimittel verordnen oder am Patienten anwenden. Daher ist es einem oder einer HPP im vorliegenden Beispiel auch nicht erlaubt, den Patienten mit Paracetamol oder Wadenwickeln zu behandeln.
c) Diese Antwort ist richtig. Das Wärmegefühl des Patienten kann auf Fieber hindeuten. Im Gesamtbild mit der Katalepsie (Ausstrecken des rechten Beins) und dem Verwirrtheitszustand muss von einer malignen Form der Katatonie (MNS) ausgegangen werden. Daher ist sofort der Notarzt zu rufen.
d) Diese Antwort ist korrekt. Antipsychotika können ein malignes neuroleptisches Syndrom (MNS) auslösen, das mit einer hohen Letalität einhergeht.

Sachverzeichnis

A
Abführmittel 18
Abhängigkeit 40
Absorption 27
ACE-Hemmer 8
Acetylsalicylsäure 11, 16, 22
Adhärenz 17
Adherence 17
Agonist 21
Agoraphobie 75
Aktionspotenzial 22
akute Erregungszustände 92
– erkennen 93
– 4 Phasen 92
– Symptome 92
akute Psychose
– Handlungspielraum HP/HPP 81
– katatone Symptome 81
– Maßnahmen 81
akute Suizidgefahr 86
akuter Notfall
– Angst 75
– körperlich-organisch 76
Amlodipin 29
Amtsrichter 57
Anabolika 19
Analgetika 42
Analgetikum 8, 10
Angst 73
– gerichtete 74
– pathologische 74
– ungerichtete 74
Angst- und Panikstörungen 73
Angsterkrankung 73
Angststörung 73
– Erwartungsangst 75
– generalisierte 74
– Panikattacke 75
Antagonist 21
Antazida 16
Antibabypille 28
Antibiotikum 8, 27
Antidepressiva 32
Antidepressivum 8
– Augmentation 36
– Monoaminooxidase-Hemmer 35
– Selektive Serotonin-Wiederaufnahmehemmer (SSRI) 34
– trizyklisches 34
Antidiabetikum 8
Antiepileptikum 28, 37
Antihypertonikum 8
Antikoagulans 8–9
Antikonvulsivum 9
Antimykotikum 9
Antiphlogistikum, nichtsteroidales 10
Antipsychotika 38, 82
Antipsychotikum 37
– atypisches 39
Antisuizidalpakt 69
Anwendungsgebiet 13
Anxiolytikum 9
apallisches Syndrom 97
Apothekenpflicht 12
Applikation 24
– enterale 24
– lokale 24
– parenterale 24
– systemische 24
Applikationsart 23, 25
Arzneimittel 7
– apothekenpflichtiges 12
– flüssiges 26
– freiverkäufliches 12
– nicht rezeptpflichtiges 18
– Psychopharmaka 32
– rezeptpflichtiges 18
– verschreibungspflichtiges 13
Arzneimittelanamnese 17
Arzneimittelfehlgebrauch 18
Arzneimittelmissbrauch 18
Arzneimitteltherapie
– Nebenwirkungen 16
– Sicherheit 29
Arzneimittelwirkung, unerwünschte (UAW) 14
Arzneistoff 8, 11
– Freisetzung 26
– hemmende Wirkung
  – Enzyme 22
  – Transportsystem 22
– Rezeptor-Liganden-Interaktion 20
Arzneistoffgruppe 8
Arzneistoffmetabolit 27
Arzneistoffname 11
AT_1-Rezeptor-Antagonist 9
Atypika 39
Aufmerksamkeitsdefizit-Hyperaktivitätsstörungen (ADHS) 42
Aufputschmittel 42
Augmentation 36

B
Baldrianwurzel 40
Barbiturate 9
Basisvariablen (Rogers) 53
Befehlsautonomien 103
Benommenheit 97
Benzodiazepine 9, 40–41
Beruhigungsmittel 19
Betablocker 9, 19
Betäubungsmittel (BTM) 13
Bewussseinsstörungen, körperlich bedingt 96
Bewusstsein 96
– Voraussetzungen 96
Bewusstseinseinengung 98
Bewusstseinseintrübung 78, 88, 98, 103
Bewusstseinserweiterung 98
Bewusstseinsstörungen 96
– Begleitsymptome 96
– Maßnahmen 98
– qualitative 97
– quantitative 97
Bewusstseinsverschiebung 98
Biotransformation 27
Bioverfügbarkeit 29
bipolar-affektive Störung 84
Bisphosphonat 9
Blutdruckanstieg 103
Blutdrucksenker 8, 29
Blutgerinnungshemmer 9
Blut-Hirn-Schranke 27
Blutspiegelkurve 29
Breite, therapeutische 29
Bronchodilatator 9
Bundesinstitut für Arzneimittel und Medizinprodukte (BfArM) 17

C
Carbamazepin 28
Checkliste
– Patientenbeobachtung 50
– Patientengespräch 51
Cholesterinsenker 30
chronischer Suizid 63
Chronopharmakologie 30
Clopidogrel 27
Compliance 16, 36
Creme 26

D
Darreichungsform 23
Delir 88
– Maßnahmen 90
– Symptome 89
Denkstörungen 79
– formale 79
– inhaltliche 79
depressive Episoden 84
Diclofenac 28
Digitalisglykosid 29
Digitalispräparat 9
Distribution 27
Diuretikum 9
Dosis-Wirkungs-Beziehung 29

E
Echolalie 103
Echopraxie 103
Eigengefährdung 69
Eigenschutz 94
Elimination 28
Enzym 22, 27
Enzyme, Hemmung 22
Enzymhemmung 22, 27
Enzyminduktion 28
Ephedrin 42
E-Rezept 13
Erhaltungsdosis 30
Erkältungsmittel 42
Ersthelfer 45
Euthyrox 11

F
fachärztliches Zeugnis 56
Fertigarzneimittel 7
– Entwicklung 17
– Zulassung 17
Fibrate 9
Fibrinolytikum 9
First-Pass-Effekt 28
Flashbacks 81
Flexibilitas cerea 102
Fremdanamnese 55
Fremdgefährdung 54, 56
Füllstoff 11
Fürsorgepflicht 53

G
Gefahr in Verzug 56
Gegenanzeige 13
Gel 26
Generikum 11
Gerinnungshemmer 36
Gestagen 9
Glukokortikoid 9
Grimassieren 103

H
H_1-Antihistaminika 42
H_2-Rezeptorantagonist 9
Halbwertszeit 28
Halluzinationen 78, 80–81
Handelsmarke 11
Handelsname 11
Heilmittel
– homöopathisches 17
– traditionell pflanzliches 17
Herzglykosid 9
Hilfsstoff 11
Histamin-Rezeptor 21
hyperkinetische Symptome 101
Hypervigilanz 97
Hypnotika 41
Hypnotikum 9
hypokinetische Symptome 101
Hypokinetische Zustände 102
Hypomanie 86–87

I
Ich-Störungen 80
Immunmodulator 9
Immunsuppressivum 9
Indikation 13
Interaktion 16
Iscover 27

J
Johanniskraut 35
– Kontraindikationen 36

K
Kalziumantagonist 9
Kapsel 26
Katalepsie 101–102
Katatone Zustände, lebensbedrohlich 102
katatoner Zustand, Dauer 102
Katatonie 101
– malignes neuroleptisches Syndrom (MNS) 102
– perniziöse 102
– Ursachen 101
Katecholamin 9
klientenzentrierte Gesprächsführung 53
Klinische Prüfung 17
Klinische Studien 17
Koma 97

Kombinationsarzneimittel 8
Kontraindikation 13
Kontrazeptivum 10
Konzentration
– minimal effektive (MEK) 29
– minimal toxische (MTK) 29
Körpersprache 48
Kortikoid 9
Kortisongabe 30
Kreislauf, enterohaptischer 29
Krisenintervention
– akute Suizidalität 67–68
– Atem- und Entspannungsübungen 54
– Einweisung freiwillig 56, 70
– Einweisung fremdbestimmt 56, 70
– Gespräch 54
– Unterbringung Fachklinik 69

L
Lavendelblütenöl 40
Laxans 10
Leber- und Niereninsuffizienz 28
Levothyroxin 11
Liberation 26
Lidocain 22
Ligand 20
Lipidsenker 10
Lithium 37
Loading dose 30
Logorrhö 85
Lösungsmittel 11

M
malignes neuroleptisches Syndrom (MNS) 102
Manie 84
– akut 86
– isolierte 84
manierierte Bewegungen 103
manische Zustände 84
manischer Notfall 85
Marcumar 13
Medikament 7
Medikamentengruppe 8
Medikamentöse Intervention
– aktute Erregungszustände 94
– akute Psychosen 82
– Angst- und Panikstörungen 76
– Bewusstseinsstörungen 98
– Delir 90
– katatone Zustände 104
– manische Zustände 86
– Suizidalität 70
Metabolisierung 27
Mimetika 21
Mirtazapin 35
Monopräparat 8
mood-stabilizer 43
Mutismus 102

N
Nasenspray 18
Nebenwirkung 14
– anticholinerge 34
– Häufigkeitsangaben 14
Negativismus 102
Neologismus 103
Neuroleptikum 10, 38
Neurotransmitter 32
Nitroverbindung 10
Nocebo-Effekt 16
Noncompliance 16
Noradrenalin 21, 33
Norvasc 29
Notfall
– Anlaufstellen 56
– körperlich-organisch 56
– organisch 57
Notfallanamnese 96
Notfallmanagement 53
Notfallplan 69
– Maßnahmen 69
Notfallsituation, Überblick 48
Nutzen-Risiko-Abwägung 13

O
Off-Label-Use 14
Opioid 10
Originalpräparat 12

P
Panikattacke 75
– Maßnahmen 76
– Merkmale 75
Panikstörung 75–76
Paracetamol 13
Passionsblumenkraut 40
Patentschutz 12
Patientenbeobachtung 49
Patientengespräch 49
Perseveration 103
Pflaster, wirkstoffhaltig 26
Pharmakodynamik 20
Pharmakokinetik 22
Pharmakologie 20
Phasenprophylaktika 43
Phenprocoumon 13
Phobie 74–75
Phosphodiesterasehemmer 10
Phytotherapeutikum 10
Placebo 16
Plasmaprotein 27
Plazentaschranke 27
Posieren 102
Präparat, Zusatzbezeichnung 11
Präparatename 11
Prodrug 27
Protonenpumpenhemmer 10
Pseudoephedrin 42
psychiatrische Notfälle, Auslöser 46
Psychiatrische Notfälle
– Formen 47
– Ursachen 45
psychiatrische Notfalleinsätze 45
– Anzahl 45
psychiatrischer Notfall 45, 57
– akute Situation 55–56
– Anlaufstellen 55
– Arzneimittel 55
– Gefährdung 48
– Haltung, Auftreten 53
– Krisenmanagement 54
– Patientensicht 52
– Risikofaktoren 54
– Störungsbilder 56
– Symptome 48
– Vertrauensperson 55
psychische Störung
– äußere Einflüsse 46
– innere Faktoren 46
Psychisch-Kranken-Gesetze der Länder (PsychKG) 56
psychomotorische Erregungszustände 103
Psychopharmaka 32
Psychose
– akute 78
– drogeninduziert 79
– primäre 78
– sekundäre 78
Psychostimulanz 19, 42

R
Ranitidin 21
Rebound-Effekt 40
Resilienz 46
Resorption 27
Retard-Tablette 26
Rezept, Farbe 13
Rezeptor 20
Rezeptor-Liganden-Interaktion 22
Rezepturarzneimittel 7
Rhythmus, zirkadianer 30
Rigor 103
Ringel Symptomkomplex, 3 Symptome 63
Rote Liste 11

S
S 2k-Leitlinie Notfallpsychiatrie 45
Salben 26
Sartane 9
Schlafmittel 18, 41
Schmerzmittel 18–19, 28
Schweigepflicht 55, 68
Sedativum 10, 39
– pflanzliches 40
Selbstgefährdung 54, 56
Serotonin 33
Serotonin-Syndrom 34, 36
Simvastatin 27
Somnolenz 97
Sopor 97
Spasmolytikum 10
Sperrung 102
Sprachliche Manierismen 103
Sprachstörungen 80
Statine 10, 30
Steady State 30
stereotype Bewegungsmuster 103
stereotype Sprachveränderungen 103
Stimmungsstabilisierer 43
Störungen, extrapyramidalmotorische (EPMS) 39
Straftatbestand 18
Stufenplanverfahren 17
Stupor 101–102
Suizid 61
– Formen 62
– harter 62
– Methoden 62
– statistische Daten 62
– weicher 62
Suizidalität 49, 61, 87
– Weitere Risikofaktoren 65
Suizidformen
– Bilanzsuizid 63
– chronischer Suizid 63
– Doppelsuizid 62
– erweiterter Suizid 62
– Gruppen- oder Massensuizid 62
– Parasuizid 63
Suizidimpuls 67
Suizidkriterien
– Präsuizidales Syndrom nach Ringel 63
– versteckte Andeutungen 65
– Zugehörigkeit Risikogruppe 65
Suizidmethoden 62
Suizidprozess, 3 Stadien nach Pöldinger 64
Suizidsignale 63
Suizidversuch 90
Syndrom, malignes neuroleptisches 39
System, transdermales therapeutisches (TTS) 26

T
Tablette 26
Tachykardie 103
Talk down 93
Thrombozytenaggregationshemmer 10
Thyreostatika 10
topisch 25
Tranquilizer 39
Tranquillanzien 39
Transportstruktur 22

U
Urikostatika 10
Urikosurika 10

V
Venlafaxin 35
Verbigeration 103
Verschreibungspflicht 12
Verteilung (Distribution) 27
Verteilungsschranke 27
Vertrauensperson, Zustimmung 55, 68
Vigilanz 96–97
Virostatika 10
Voltaren 28

W
Wachmacher 42
Wahnvorstellungen 78–79, 81
Wahnwahrnehmung 79
Wechselwirkung 16, 28
Wirkdauer 29
Wirkstoff 8
Wirkstoffmenge 8

Z
Zellmembran 22
– Transportmechanismen 22
Z-Substanzen 41
Zwangsunterbringung 56
Zytostatika 10